U0274086

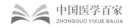

中国医学百家
ZHONGGUO YIXUE BAIJIA

多胎妊娠
临床诊疗与实践

DUOTAI RENSHEN
LINCHUANG ZHENLIAO YU SHIJIAN

主编 张国华 等

上海科学普及出版社

图书在版编目（CIP）数据

多胎妊娠临床诊疗与实践 / 张国华等主编 . -- 上海：
上海科学普及出版社，2024.6
（中国医学百家）
ISBN 978-7-5427-8733-0

Ⅰ．①多… Ⅱ．①张… Ⅲ．①妊娠病－诊疗 Ⅳ．① R714.2

中国国家版本馆 CIP 数据核字（2024）第 099165 号

统　　筹　张善涛
责任编辑　陈星星

多胎妊娠临床诊疗与实践
主　编　张国华　等
上海科学普及出版社出版发行
（上海中山北路 832 号　邮政编码 200070）
http://www.pspsh.com

各地新华书店经销　　廊坊市海涛印刷有限公司
开本 787×1092　1/16　印张 14.5　字数 280 000
2024 年 6 月第 1 版　2024 年 6 月第 1 次印刷
ISBN 978-7-5427-8733-0　定价：128.00 元
本书如有缺页、错装或坏损等严重质量问题
请向工厂联系调换
联系电话：0769-85252189

多胎妊娠临床诊疗与实践

编委会

主　编

张国华（石家庄市第四医院）

薛　洁（邯郸市第一医院）

王晓娟（定兴县医院）

马　景（石家庄市第四医院）

吴凯佳（石家庄市第四医院）

副主编

（按姓氏笔画排序）

王红彬（石家庄市第四医院）

乔　庆（邯郸市中心医院）

吴　莹（石家庄市第四医院）

张　晶（石家庄市第四医院）

张永欣（石家庄市第四医院）

赵　霞（石家庄市第四医院）

贾　燕（石家庄市第四医院）

高亚楠（石家庄市第四医院）

郭凯华（石家庄市第四医院）

序 言

近年来，多胎妊娠的发生率在国内外都呈现出上升的趋势，这一现象可能与女性生育年龄的不断推后及辅助生殖技术的应用增多及其成功率升高有关。多胎妊娠属于高危妊娠范畴，易发生流产、早产，以及孕期母婴并发症、出生缺陷、围产儿病率及致残率的风险均高于单胎妊娠，因此加强并规范多胎妊娠的孕期胎儿监护就显得至关重要。

多胎妊娠相关疾病因其高风险性及难处理性，一直是国内外母胎医学研究的热点及难点。随着胎儿医学的进一步发展，复杂性双胎等研究逐年深入，关于双胎妊娠相关疾病诊治的新方法、新技术、新观点应运而生。双胎妊娠研究的发展推动了母胎医学学科的进展，加强了学科间相互交叉、相互渗透、相互补充，实现多学科衔接和融合，促进边缘交叉学科的发展，进一步保障了母婴健康，减少了出生缺陷，提高了出生人口素质。

对于家庭而言，双胎的到来带来的是收获双倍的幸福和辛苦。对于产科医生而言，双胎是产科之王，双胎包含着复杂的产科诊断和处理。双胎孕妇和胎儿特殊的情况及并发症，给产科医生增加了诊断和处理的难度，双胎处置能力也是评判产科医生乃至一个医疗机构中产科团队诊治能力的标准。石家庄市第四医院产科张国华教授组织编写的《多胎妊娠临床诊疗与实践》正是应对这些问题，通过对多胎妊娠的早期诊断、加强产前保健、规范围生期处理、防治并发症等内容的讲解来规范多胎妊娠的诊治，从而达到双胎妊娠早产孕周提升、双胎妊娠期疾病得到更规范救治、双胎分娩时更安全等目的。在此，我祝贺本书的出版发行，并希望本书能为产科的发展起到积极作用。

漆洪波

2024 年 3 月

序言专家简介：

漆洪波，医学博士，二级教授，博士研究生导师，中华医学会围产医学分会副主任委员，"国家卫健委突出贡献中青年专家""重庆市首席医学专家""首批重庆市医学领军人才""重庆市百千万工程领军人才"重庆市学术技术带头人",教育部国际合作"母胎医学实验室"及重庆市重点实验室主任。全国统编五年制《妇产科学》第9版副主编,研究生统编教材《妇产科学》副主编,国家卫计委住院医师规范化培训教材《妇产科学》副主编,专升本教材第3版、第4版主编,参编八年制《妇产科学》教材第3版,共同主编《难产》《助产》等著作30多部,执笔和参与编写中华医学会产科指南和专家共识20多部。2019年获得第三届"国之名医-优秀风范"称号。

妊娠和分娩是一个伟大的过程，标志着新生命的孕育和诞生。妇女儿童健康关乎家庭幸福、社会稳定、民族未来，母婴安全是妇女儿童健康的前提和基础，孕产妇死亡率和婴儿死亡率是国际上公认的基础健康指标，也是衡量地区经济社会发展水平的重要综合性指标。近年来，由于辅助生育技术的广泛应用，多胎妊娠的发生率明显上升。多胎妊娠时，孕产妇并发症增多，早产发生率与围生儿死亡率增高，属高危妊娠。对多胎妊娠的早期诊断、加强产前保健，规范围生期处理、防治并发症，对母婴安全十分重要。我们查阅了大量的国内外最新资料，综合多年的临床经验，编著此书。

本书共分为十章，阐述了概述、发生学、多胎妊娠的风险、多胎妊娠的分类及特点、多胎妊娠的孕期保健方案、辅助检查、多胎妊娠产前筛查与诊断、多胎妊娠监护与处理、多胎妊娠相关疾病及产科急救技术、多胎妊娠的临床与基础研究进展。我们在本书的最后以附录的形式添加了关于多胎妊娠最新的相关指南，以供大家学习与参考。

本书读者对象为妇产科相关专业人员，以及广大基层医疗机构，包括县级医院、乡镇医院以及社区医疗服务中心的临床医生，同时还包括广大研究生、进修生、医学院校学生等，可作为其工作和学习的工具书及辅助参考资料。

本书在编写过程中，得到了多位同道的支持和关怀，他们在繁忙的医疗、教学和科研工作之余参与撰写，在此表示衷心的感谢。

由于时间仓促，我们的专业水平有限，书中难免存在不妥和纰漏之处，敬请读者和同道批评指正。

编者

2024 年 3 月

目 录

第一章 概　述

第一节　多胎总论及复杂性多胎妊娠的管理

一、多胎妊娠总论

多胎妊娠是指由种族民族、遗传、促排卵药物及辅助生殖技术应用等因素导致的一次妊娠，子宫腔内同时有两个或两个以上胎儿。目前，国际上已经统计出多胎妊娠的自然发生率的计算公式，Hellin 计算公式＝ 1：80^{n-1}（n 代表一次妊娠的胎儿数）。而调查结果显示，多胎妊娠占胎儿总出生率的 3% ~ 4.5%，而自 1987 年世界上第一例试管婴儿成功以来，三胎以上的妊娠率增长了 400%。一次妊娠，子宫腔内同时有两个胎儿（双胎）的现象称为双胎妊娠。根据胚胎形成于单卵还是双卵受精，分为单卵双胎（一个胎盘）与双卵双胎（两个胎盘）2 种类型；而根据双胎妊娠的绒毛膜与羊膜的组成形式，分为单绒毛膜单羊膜双胎囊、单绒毛膜双羊膜双胎囊以及双绒毛膜双羊膜双胎囊 3 种类型。研究表明，随着辅助生殖技术（ART）的不断成熟与越来越多地被应用，双胎妊娠发生率呈现增长趋势，如英国双胎妊娠率从 1985 年的 1.01% 上升为 2012 年的 1.55%；美国双胎妊娠率增长了 1%，从 1980 年的 1/53 增加到 2009 年的 1/30；中国双胎妊娠发生率也从 20 年前的 1.63% 上升到了 3.18%；而尼日利亚的 Ibaban 地区，双胎妊娠率高达 5.0% 左右。但是自然受孕的双胎妊娠发生率在种族之间也存在差异，欧洲双胎的发生率为 8/1 000，中国人为 1/300，美国白人为 1/88，非裔美国人为 1/70，日本双胎的发生率为 1.3/1 000。

二、复杂性多胎妊娠的管理

1. 胎儿并发症的筛查

（1）非整倍体产前筛查：唐氏综合征（21- 三体综合征）是最常见的染色体异常，

其次是 18- 三体综合征和 13- 三体综合征，在没有产前诊断之前，以上 3 种染色体异常的发生率约为 1/700，带来了长期的社会经济问题。因此，多胎妊娠非整倍体产前筛查非常必要。

根据众多研究的结果和近几年产前诊断的发展，目前较好的多胎妊娠染色体非整倍体筛查方案是：妊娠早期（11 ~ 14 周）进行"联合筛查"，即母血清标志物〔游离人绒毛膜促性腺激素 β 亚单位（fβ-HCG）、妊娠相关血浆蛋白 A（PAPP-A）〕＋超声测量颈部皮肤透明层厚度（NT）＋妊娠妇女年龄，因为该方案假阳性率为 5% ~ 7%，对双胎唐氏综合征的检出率为 70% ~ 90%，远优于妊娠中期血清学筛查。可以对每个胎儿分别测量 NT，使多胎妊娠非整倍体筛查技术得到了突破。对于双绒毛膜性双胎，根据不同的 NT 值结合妊娠妇女血清学标志物检测值，可分别计算 2 个胎儿的风险；对于单绒毛膜性双胎，将 2 个胎儿的 NT 值平均后再结合妊娠妇女血清学标志物检测值，可获得 1 个风险值，这是整个妊娠非整倍体的风险。虽然有研究对妊娠早期血清学生化指标在双胎非整倍体评估中的价值进行研究，但在目前阶段，仍不推荐在双胎妊娠中仅仅进行非整倍体的生化血清学筛查。由于较高的假阳性率，妊娠中期血清学的筛查也不推荐。

妊娠 11 ~ 14 周的检查除了判断绒毛膜性，还可以测量 NT 以进行非整倍体、先天畸形以及双胎输血综合征（TTTS）发生风险的预测。NT 增厚与唐氏综合征、其他染色体非整倍体、遗传综合征和很多出生缺陷有关。NT 增加并不是胎儿畸形，其是胎儿染色体非整倍体软指标之一，使胎儿染色体非整倍体风险升高。

单绒毛膜性双胎可以出现 TTTS 等特殊并发症。NT 增厚并不都与胎儿染色体非整倍体有关，有时 NT 增厚是 TTTS 受血儿在妊娠早期的表现。因此，单绒毛膜性双胎非整倍体筛查有较高的假阳性率。

在多胎妊娠非整倍体的产前筛查中，妊娠妇女年龄有着很重要的地位。对于多胎妊娠，分娩时 32 岁的双绒毛膜性双胎妊娠妇女的胎儿患唐氏综合征和其他染色体非整倍体的风险（约为 1/250）与单胎妊娠 35 岁的妊娠妇女相似。因此双绒毛膜性双胎妊娠妇女高龄应界定在 32 岁，而单绒毛膜性双胎妊娠妇女高龄仍定义为 35 岁。

（2）超声筛查

1）胎儿结构畸形筛查：对于多胎妊娠来说，结构畸形尤其是心脏畸形发生率高于单胎妊娠。双绒毛膜性双胎和单绒毛膜性双胎妊娠胎儿畸形的发生率分别为单胎妊娠的 2 倍和 3 倍。因此，建议在妊娠 18 ~ 24 周常规进行超声的结构畸形筛查。因多胎妊娠的特殊性，2 个甚至 2 个以上胎儿会增加超声筛查的难度及时间，但是及早发现胎儿结构异常，有助于进一步的治疗和处理。对于单绒毛膜双羊膜性双胎在妊娠 12 ~ 14 周就应该行超声检查，确定绒毛膜性的同时排除最明显的结构畸形。若妊娠早期超声监测发现 NT 增厚，在以后的超声随访中要注意有无心脏畸形的存在，因为 NT 增厚是心脏畸形在妊娠早期的表现。

2）胎儿输血综合征（FFTS）的诊断：双胎妊娠中，双绒毛膜性双羊膜囊双胎（DCDA）约占 70%，其妊娠结局较好；单绒毛膜性双胎占 20% ~ 25%，其妊娠结局较前者差，有 10% ~ 15% 发生 FFTS。FFTS 包括慢性和急性 2 种，慢性 FFTS 包括 TTTS 和双胎贫血红细胞增多症测序（TAPS）。TTTS 发展的基础是胎盘动脉静脉 / 静脉动脉分流不一致。TTTS 是严重的血流动力学障碍，导致受血儿血容量减少、少尿、羊水过少，而供血儿多血症、多尿、羊水过多。如不及时治疗 TTTS 发生神经障碍的概率是 40% ~ 80%，而围生儿死亡率在妊娠 20 周之前高达 100%，在妊娠 21 ~ 26 周约为 80%。羊水深度及胎儿膀胱大小在 TTTS 胎儿中会出现显著差异，TTTS 超声诊断的标准为：确定是单绒毛膜性双胎；受血儿羊水过多，羊水深度 ≥ 8 cm；供血儿羊水过少，羊水深度 ≤ 2 cm；在大多数超声检查中可监测到受血儿比较大的膀胱，但是供血儿的膀胱很小甚至不可见。另外，NT 增厚是 TTTS 受血儿在妊娠早期的表现。急性 FFTS 通常发生在一胎死亡的双胎妊娠，或者选择性胎儿宫内生长受限（sIUGR）Ⅲ型的双胎中。但单绒毛膜单羊膜囊双胎和三胎是否进行 TTTS 早期诊断目前还没有达成共识。

3）sIUGR 监测：与单胎相比，双胎和三胎妊娠 IUGR（胎儿宫内生长受限）的风险增加。单绒毛膜性双胎发生 sIUGR 的风险为 10%，和双绒毛膜性双胎发生的风险相似。若估计胎儿体质量（EFW）<第 10 百分位数可以诊断 IUGR。发生 IUGR 的原因是胎盘分配不均，但单绒毛膜双羊膜囊性双胎发生 sIUGR 大部分是因为胎儿内动脉血管吻合导致的。sIUGR 根据较小胎儿的脐动脉血流分为 3 型：Ⅰ型超声表现正常，舒张期血流是正向的；Ⅱ型出现舒张末期血流持续性缺失或倒置；Ⅲ型舒张末期血流间歇性缺失或倒置。sIUGR Ⅰ型预后良好，而Ⅱ型和Ⅲ型有发生严重并发症的风险。sIUGR Ⅱ型和Ⅲ型早产风险高，可发生胎儿宫内死亡及神经系统后遗症。单绒毛膜性双胎 sIUGR Ⅱ型发生一胎胎死宫内（IUFD）的风险增加，但是相对正常的另一个胎儿脑损伤的风险很小；而 sIUGR Ⅲ型中 10% ~ 15% 发生不可预测的 IUFD，10% ~ 15% 的相对正常的另一个胎儿出现脑损伤。

2011 年 RCOG 建议不使用腹部触诊宫底高度预测 sIUGR，从妊娠 20 周起要以 2 个或 2 个以上超声生物特征参数评估胎儿大小，2 次超声检测时间间隔不少于 28 天，若发现胎儿大小相差 > 25%，建议转至三级胎儿医学中心进一步诊治。

妊娠 16 周超声检查除了评估胎儿生长发育是否一致、羊水量是否均等外，需注意每个胎儿脐带插入胎盘的位置和胎盘份额。有研究证实，50% 的脐带帆状插入的单绒毛膜性双胎出生时体质量不一致，而 33% 的脐带胎盘插入点非胎盘中心位置的双胎在出生时体质量相差至少 20%。所以异常的脐带插入和胎盘分配显著差异往往提示单绒毛膜性双胎容易发生 sIUGR。

2. 多胎妊娠母体并发症的预测　多胎妊娠发生妊娠期高血压疾病的危险性增加，双胎发生妊娠期高血压疾病的概率比单胎高 2 倍。因此，需要加强双胎及三胎妊娠妇女妊娠期高血压疾病的相关检查。建议多胎妊娠妇女每次常规产前检查均应检查血压及尿蛋白情况。若存在以下情况的多胎妊娠：第 1 次妊娠、年龄 40 岁以上、妊娠间隔时间超过 10 年、体质量指数（BMI）> 35、有子痫前期家族史，建议从妊娠 12 周开始口服阿司匹林 75 mg/d 直至分娩。

多胎妊娠发生妊娠期糖尿病（GDM）的概率也较单胎妊娠增加，ART 多胎妊娠发生妊娠期糖尿病的概率较自然妊娠的单胎妊娠高 28%。这可能与多胎妊娠胎盘较大，产生的胎盘源性的类固醇激素增多导致胰岛素抵抗有关。多胎妊娠发生妊娠期糖尿病后会导致其他一些严重的母胎并发症，如子痫前期、早产、围生儿死亡等，并加速其进程。因此对于多胎妊娠需要加强血糖监测，尽早发现妊娠期糖尿病，予以干预，改善多胎妊娠的母儿结局。

3. 多胎妊娠的妊娠期监护　由于多胎妊娠的母儿有较大风险，因此在妊娠期应该予以相应的情感和心理支持。相关产前诊断、产科、儿科医生能够温和地解释检查的目的及可能的结果，尽量减少妊娠妇女的焦虑情绪。通常认为妊娠双胎或三胎的妇女需要额外的膳食摄入和补充，以减少妊娠的额外风险。在明确贫血的情况下，推荐补充铁和叶酸以防止贫血，降低较高的手术分娩和产后出血的风险。不同的多胎妊娠，妊娠期监测的内容有所不同，监护间隔的时间也有差异。

（1）双绒毛膜性双胎的监护：双绒毛膜性双胎在妊娠早中期，建议每 4 周进行 1 次产前检查（包括超声检查胎儿生长发育和血流监测）。如果双胎之间的体质量评估超过 20% ~ 25%，则应缩短超声检查间隔。建议 BMI 为 19 ~ 25 的双胎妊娠妇女在妊娠期增重 16 ~ 24 kg。

（2）单绒毛膜双羊膜囊性双胎的监护：单绒毛膜性双胎妊娠期出现特殊并发症的概率较高，尽量由较有经验的医生（如母胎医学专家）进行产期监护。妊娠 12 ~ 14 周进行绒毛膜早期诊断和排除最明显的结构性畸形。妊娠 15 ~ 28 周早期发现和治疗严重的并发症，如 TTTS 以及 sIUGR。建议每 2 周对单绒毛膜性双胎胎儿进行超声检查（包括生长监测、羊水量、胎儿血流监测）。

（3）复杂性双胎的监护及处理：出现 TTTS、sIUGR、双胎反向动脉灌注序列征（TRAPs）及一胎 IUFD、一胎畸形等并发症的单绒毛膜性双胎称为复杂性双胎。这些特殊的双胎有相应的妊娠期监护及处理。

1）TTTS：是单绒毛膜性双胎特有的并发症。单绒毛膜性双胎在妊娠期应每隔2周（如有异常，每隔1周）进行胎儿监测，超声检查要注意羊水量的差异、胎儿膀胱大小差异和血流评估、胎儿体质量等。应尽量早期发现TTTS以便于进行宫内干预。严重的TTTS应进行胎儿超声心动图的检查。TTTS容易通过超声确诊。TTTS的确诊和治疗应该在一个具有激光治疗经验的胎儿医学中心进行。妊娠26周之前出现的严重TTTS病例，胎儿镜下胎盘吻合血管激光凝固术的效果优于羊水减量术和羊膜造口术。

2）双胎之一发生异常：双绒毛膜性双胎和单绒毛膜性双胎妊娠胎儿畸形的发生率分别为单胎妊娠的2倍和3倍。此类复杂性双胎的诊治应在有经验的产前诊断中心或母胎医学中心进行。一胎严重畸形的双绒毛膜性双胎，选择性减胎术（氯化钾心脏内注射）通常不会直接增加健康胎儿的风险，胎儿的丢失率为8%、妊娠32周前的早产率为12%；一胎畸形的单绒毛膜性双胎可通过双极电凝脐带夹闭术或异常胎儿射频消融术进行减胎，手术相关胎膜早破发生率约为20%，另一胎儿的存活率约为80%，但减胎手术前应与妊娠妇女及家属交代手术导致流产、早产的风险及早产可能带来的并发症如脑瘫等。

3）双胎之一发生IUFD：双绒毛膜性双胎由于胎盘之间无吻合血管，一胎发生IUFD一般不会对另一胎造成影响。存活胎儿同时死亡的风险为4%，发生神经系统后遗症的风险为1%。最主要的风险为早产。单绒毛膜性双胎妊娠发生一胎IUFD时，应该向地区胎儿医学中心进行转诊和评估。由于在单绒毛膜双胎中存在着胎盘血管吻合，一胎死亡，存活胎儿同时死亡的风险为12%，发生神经系统后遗症的风险为18%。单绒毛膜性双胎妊娠发生一胎IUFD后应对存活胎儿进行超声随访（包括大脑中动脉血流），如果正常，则在一胎IUFD后2～3周对存活胎儿大脑进行MRI检查。发生一胎IUFD后数小时内分娩出存活胎儿并不能阻止潜在的脑损伤的发生。

第二节　多胎妊娠给我们带来的机遇和挑战

一、双胎起源及概述

我国最早有关双胎的记载是在春秋战国时期，《左传·僖公十七年》谓"梁嬴孕，过期，卜招父与其子卜之，其子曰：将生一男一女。"最早的中医学里记载双胎出自《脉经》卷九，亦名双躯、骈胎，又称孪生。人类的生殖绝大多数为单胎，随着促排卵药的应用和试管技术的开展，多胎妊娠的发生率明显增多。在美国，双胎妊娠约占活产的3%，占多胎妊娠的97%。双卵双胎较单卵双胎更为常见，分别占双胎的70%和30%。双卵双胎的发生率虽在不同人群中有所差异，但世界各地单卵双胎的发生率相对稳定。单羊膜性是最少见的双胎胎盘形成形式，仅占单卵双胎妊娠的1%～5%。单羊膜囊双胎妊娠来自单个受精卵的分裂。胎膜包括一层羊膜及一层绒毛膜。这些妊娠相对少见，其特征是胎儿发生并发症的风险高，单羊膜囊双胎的发生率约为1/10 000次妊娠。

双胎妊娠孕妇较单胎妊娠孕妇并发症增多，早产发生率及围生儿死亡率高，故双胎妊娠属于高危妊娠范畴。有统计显示，双胎妊娠的自然发生率约为1.1%，其病死率为单胎妊娠的3～12倍。目前双胎妊娠的发生率还在逐年上升。世界各国双胎妊娠也均呈上升趋势，加拿大的发生率上升了15%，英国从1980年的0.1%上升到2009年的1.65%，美国从1980到2009年上升了76%，从1.89%上升至3.33%。双胎妊娠作为一种特殊的高危妊娠，伴随双胎妊娠发生率增多，其出生缺陷率、死亡率、流产率、早产率、染色体异常和其特有的母胎并发症发生率均较单胎妊娠高。据原国家卫生和计划生育委员会公益性行业项目10家参加单位的统计结果显示，双胎的出生缺陷率约为6.3%。同时，双胎妊娠较单胎妊娠的产前筛查和产前诊断的准确性差，其咨询难度也更大。

双胎妊娠孕妇在孕早期就可能出现比单胎妊娠孕妇更为严重的早孕反应。孕10周后子宫明显增大，到孕24周后，子宫增大尤为迅速。孕晚期可出现明显的压迫症状，如呼吸困难、下肢水肿明显及下肢外阴部的静脉曲张等。双胎妊娠孕妇血容量的增加比单胎妊娠孕妇明显增多，更容易出现缺铁性贫血，另外双胎妊娠的并发症较单胎妊娠而言明显增多，如妊娠期高血压疾病、妊娠期糖尿病、胎儿生长受限等。孕晚期子宫过度膨大，且双胎妊娠并发症多且复杂，双胎妊娠常常难以维持到足月，容易发生早产。

对于家庭而言，双胎的到来带来的是收获双倍的幸福和辛苦。对于产科医生而言，双胎是产科之王，双胎包含着复杂的产科诊断和处理。双胎孕妇和胎儿特殊的情况及并发症，给产科医生增加了诊断和处理的难度，双胎处置能力也是评判产科医生乃至一个医疗机构中产科团队诊治能力的标准。

二、多胎妊娠的风险和挑战

多胎妊娠是一类高危妊娠，风险和挑战较为突出。一方面，多胎妊娠在孕期可能存在较高的流产、早产、死胎等风险，孕产期并发症也较为多样和严重；另一方面，多胎妊娠的产妇和新生儿需要更精细和细致的医疗管理，包括妊娠期的营养与保健、胎儿胎心监护、筛查和诊断、分娩和产后护理等方面，而这些具有更高的技术难度和风险。

三、多胎妊娠规范化管理的必要性

多胎妊娠的产生往往有多方面因素的影响，包括医疗技术、科学家族计划、年龄等个体因素以及社会、文化背景等广泛影响因素。为规范多胎妊娠的管理，有必要制订多胎妊娠规范化管理制度。规范化管理可促进高风险人群的早期筛查和干预、改善孕妇和新生儿的健康状况、降低健康和经济风险等方面产生积极作用。

第二章 发生学

一、自然妊娠中影响多胎妊娠早期胚胎的有关因素

1. 遗传因素 多胎妊娠有家族性倾向，凡夫妇一方家族中有分娩多胎者，多胎的发生率增加。单卵双胎与遗传无关。双卵双胎有明显遗传史，若妇女本身为双卵双胎之一，分娩双胎的概率比丈夫为双卵双胎之一者更高，提示母亲的基因型影响较父亲大。

2. 年龄及产次 年龄对单卵双胎发生率的影响不明显。双卵双胎发生率随年龄的增长显著升高。产次增加，双胎发生率也增加。

3. 种族 其中单卵双胎的发生率较恒定，双卵双胎的发生率因人种不同而不同，变化范围较大。如黑种人双胎的发生率最高，白种人次之，黄种人最低。

4. 血清促性腺激素水平 与双胎的发生率有极大的关系，血清促性腺激素水平高的妇女比低的妇女双胎的发生率高。

5. 营养 动物试验证明增加营养，双胎发生率也增加，身材高大的妇女双胎发生率高于身材瘦小者，可能与摄入的营养有关。

6. 促排卵药物的应用 多胎妊娠是药物诱发排卵的主要并发症。与个体反应差异、剂量过大有关。应用人类绝经期促性腺激素（hMG）治疗过程中易发生卵巢过度刺激，以致多发性排卵，发生双胎的机会将增加20%～40%。

7. 辅助妊娠技术 自体外受精（IVF）及配子输卵管内移植（GIFT）开展后，由于每次输入受精卵的数都在3个以上因此发生多胎妊娠的机会明显增多。在多胎妊娠中3/4与此技术有关，特别是在三胎、四胎或四胎以上者更为明显。

二、多胎的发生学与诱发因素

多胎妊娠，以双胎妊娠为例，可以发生在一个卵子与一个精子相遇结合（单卵双胎），也可以发生在两个卵子与两个精子相遇结合（双卵双胎）。当一个卵子与一个精子受精后，受精卵在从输卵管壶腹部往宫腔移形的同时，不断呈倍数分裂，形成桑根胚，

着床后继续分裂为囊胚，胚胎逐步分化发育，成长为胎儿。单卵双胎发生原因不明，如果分裂发生在桑根期前，则形成双羊膜双绒毛膜双胎；若分裂发生在囊胚期，则形成双羊膜单绒毛膜双胎；若分裂发生在羊膜囊已形成后，则形成单羊膜单绒毛膜双胎。其中以双羊膜单绒毛膜双胎最常见，约占单卵双胎的68%，单羊膜单绒毛膜双胎较少见，占单卵双胎的1%～2%。如果受精卵在受精13日原始胚盘已形成后分裂，则形成联体双胎（两个胎儿共用内脏器官）或寄生胎。联体双胎的发生率为单卵双胎的 1：1500。单卵双胎具有相同的遗传基因，两个胎儿性别、血型及其他种表型完全相同。联体双胎和寄生胎属胎儿畸形。单卵双胎的发生率在世界范围内都相对恒定，约每250例分娩出现1例，并与种族、遗传、年龄和产次等基本无关。当两个卵子与两个精子分别结合，受精分裂发育，则形成双卵双胎。双卵双胎具有不同的遗传基因，两个胎儿性别、血型及其他种表型（如指纹、外貌、精神类型）完全不同。双卵双胎的发生率是单卵双胎的两倍，约占双胎的70%，不同人种、孕妇年龄、孕妇体重、有无多胎分娩家族史等因素都会影响双卵双胎的发生，高龄孕妇、肥胖妇女、有双胎分娩家族史的妇女容易生育双胎。高卵泡刺激素水平与双胎发生有关。不孕症的促排卵治疗和辅助生育技术的广泛应用，使双胎，尤其是双卵双胎发生率大增。超排卵疗法可能导致25%～30%的病例发生多胎妊娠。脉冲性促性腺激素疗法导致10%的病例发生多胎妊娠。

同期复孕：一种两个卵子在短时期内不同时间受精而形成的双卵双胎，精子可以是来自相同或不同男性，检测HLA型别可识别精子的来源。曾有新闻报道国外一女子生育的双胎中一个为白人、一个为黑人。

异期复孕：在一次受精后隔一个排卵周期后再次受精妊娠。属于双卵双胎中特殊罕见的类型。人类未见报道。

三、双胎妊娠的胚胎发育、解剖特点

双胎妊娠可以是由两个独立的卵子或单个卵子受精而形成。大约2/3的双胎是双卵双胎，1/3是单卵双胎。每个双卵双胎的胚胎发育类似单胎妊娠，形成各自独立的胚泡。在受精后6～8天植入或着床，第11～12天完成，随着妊娠的继续，形成胎盘、绒毛膜、羊膜、卵黄囊、脐带、胎儿。所有双卵双胎均是由两个胚泡种植而成，形成双绒毛膜囊、双羊膜囊的妊娠。

单卵双胎发生在单个卵子受精以后，且只有在胚胎发生的最早阶段才有可能形成单卵双胎，因为一旦胚胎形成后就不可能再生长出第二个胚胎。单卵双胎是在从卵裂到原条出现这一阶段，尚具有全能分化潜能的细胞群，每份都发育成一个完整胚胎的结果。

根据两个全能细胞群分离的早晚不同，单卵双胎的绒毛膜（胎盘）羊膜的数目也不相同，从而形成双绒毛膜囊双羊膜囊双胎，单绒毛膜囊双羊膜囊双胎及单绒毛膜囊单羊膜囊的双胎。

具有全能分化潜能的细胞群一完成分化，则不再具有全能分化的能力。绒毛膜在受精后第 4 天由全能分化潜能细胞群分化而来，羊膜在受精后第 8 天分化而成。因此，如果在受精的第 4 天前（胚泡形成前）分离成独立的两份，则形成双绒毛膜囊双羊膜囊双胎，此种类型占单卵双胎的 25% 左右。如果在受精后第 4 ~ 8 天（胚泡形成后，羊膜形成前）细胞群形成时分离成独立的两份，则形成单绒毛囊双羊膜囊双胎，此种类型占单卵双胎的 75% 左右。如果受精后第 8 天以后（羊膜形成后）分离成独立的两份，则形成单绒毛囊单羊膜囊双胎，此种类型占单卵双胎的 1% 左右。如果在受精第 13 天后胚盘分化不完全则形成各种形式的联体双胎。由此可见，所有联体双胎均发生在单绒毛膜囊单羊膜囊的单卵双胎妊娠中。

了解羊膜绒毛膜的胚胎发育过程对于超声评估多胎妊娠是很重要的，通过对上述胚胎发育的了解可知所有双绒毛膜双胎妊娠都有双羊膜囊，所有单羊膜囊双胎妊娠都为单绒毛膜囊。由于羊膜在绒毛膜发生以后才发生，因此，单绒毛膜囊妊娠可以有双羊膜囊也可以只有单羊膜囊。

单卵双胎共享胎盘，羊膜囊及绒毛膜囊的数目取决于胚胎发育分离成独立两份的时间。

第三章　多胎妊娠的风险

一、多胎妊娠的危险性

多胎妊娠属于高危妊娠，妊娠妇女及胎儿的合并症均明显增加。多胎妊娠的妊娠妇女流产率、贫血发生率、高血压疾病、产科出血、手术产和产科疾病均明显增加。子痫前期发生率双胎妊娠为单胎妊娠的 3 倍，三胎妊娠者为单胎妊娠者的 9 倍。妊娠妇女的死亡率多胎妊娠者为单胎妊娠者的 2.5 倍，而且多胎妊娠早孕反应症状（如恶心、呕吐等）较单胎妊娠明显。

多胎妊娠的死胎率比单胎妊娠高，有报道 2009 年死产率双胎妊娠为 12.3%，三胎妊娠为 31.1%，而单胎妊娠仅为 5%。早产危险性明显增加，双胎为 50%（其中 10% 发生在 32 周以前），早产发生率随着胎儿数目的增加而增加。随着早产率的增加，新生儿的死亡率和病率（特别是神经发育障碍和慢性肺部疾病）均明显增加。在多胎妊娠中，65% 的新生儿死于早产，而在单胎妊娠中仅为 43%。

胎儿的危险与多胎的种类及其绒毛膜囊及羊膜囊性质有关。根据绒毛膜囊及羊膜囊性质的不同，双胎可分为 3 种：双绒毛膜囊双羊膜囊双胎（胎儿各有一个胎盘）单绒毛膜囊双羊膜囊双胎（胎儿共享一个胎盘）、单绒毛膜囊单羊膜囊双胎（胎儿共享一个胎盘，一个羊膜囊）。三胎可分为 6 种：三绒毛膜囊三羊膜囊三胎（胎儿各有一个胎盘和羊膜囊），双绒毛膜囊三羊膜囊三胎（一个胎儿独享一个胎盘，另两个胎儿共享一个胎盘，三个胎儿分别有一个羊膜囊），双绒毛膜囊双羊膜囊三胎（一个胎儿独享一个胎盘，另两个胎儿共享一个胎盘和一个羊膜囊），单绒毛膜囊三羊膜囊三胎（三个胎儿分享一个胎盘，各有一个羊膜囊），单绒毛膜囊双羊膜囊三胎（三个胎儿共享一个胎盘，其一个胎儿独享一个羊膜囊，另两个胎儿共享一个羊膜囊），单绒毛膜囊单羊膜囊三胎（三个胎儿共享一个胎盘和羊膜囊）。以上有 7 种多胎类型存在胎儿共享一个胎盘的情况，即单绒毛膜囊妊娠情况，两个胎儿胎盘血管交通支可发生吻合，可呈动脉 – 动脉、静脉 – 静脉和动脉 – 静脉吻合，结果两胎儿血液对流，多数正常情况双方对流呈均等，如若不均等则出现双胎中一胎呈供血儿血液不断输向另一胎儿（受血儿）从而导致胎儿输血综合征（FFTS），又称为双胎输血综合征（TTTS）发生，有报道 FFTS 发生率约 15%。FFTS 供血儿由于不断输血，逐渐处于低血量，贫血，个体小，伴羊水过少；而受血儿血容量大，红细胞增多，个体大常呈非免疫性水肿，并伴羊水过多。

单羊膜囊妊娠比较罕见，可出现在上述 4 种类型多胎妊娠中。单羊膜囊妊娠可并发脐带交缠或联体双胎并发症。

胎儿生长受限（FGR）是多胎妊娠常见的胎儿并发症。在无法解释的多胎妊娠死胎婴儿中，66% 呈 FGR，而在单胎妊娠中仅为 39%。

二、双胎并发症及对母儿的影响

1. 孕产妇的并发症

（1）贫血：是单胎的 2.4 倍，与铁及叶酸缺乏有关。

（2）妊娠期肝内胆汁淤积症（ICP）：是我国孕妇的妊娠期常见的并发症之一，其发病原因与雌激素有关，妊娠期雌激素水平异常增高，双胎妊娠因有两个胎盘，雌激素水平增高更加明显，其主要症状是瘙痒、肝酶升高或伴胆红素升高、出现黄疸，对胎儿主要威胁是早产及胎儿宫内窒息，以致突然死亡。

（3）妊娠期高血压疾病：比单胎妊娠多 3～4 倍，且发病早、程度重，容易出现心肺并发症及子痫。

（4）胎膜早破：发生率约达 14%，可能与宫腔内压力增高有关。

（5）羊水过多：发生率约 12%，单卵双胎常在妊娠中期发生急性羊水过多，与双胎输血综合征及胎儿畸形有关。

（6）宫缩乏力：子宫肌纤维伸展过度，常发生原发性宫缩乏力，致产程延长。

（7）产后出血：经阴道分娩的双胎妊娠平均产后出血量 ≥ 500 mL，与子宫过度膨胀致产后宫缩乏力及胎盘附着面积增大有关。

（8）胎盘早剥：是双胎妊娠产前出血的主要原因，可能与妊娠期高血压疾病发生率增加有关。第一胎儿娩出后，宫腔容积骤然缩小，是胎盘早剥另一常见原因。

2. 围产儿并发症

（1）流产及早产：流产发生率高于单胎 2～3 倍，与胚胎畸形、胎盘发育异常、胎盘血液循环障碍、宫腔内容积相对狭窄、宫腔压力过高有关。约 50% 双胎妊娠并发早产，其风险为单胎妊娠的 7～10 倍。单绒毛膜双胎和双绒毛膜双胎在 11～24 周发生流产的风险分别为 10% 和 2%，而在 32 周前早产发生率高达 10% 和 5%。

（2）脐带异常：单羊膜囊双胎易发生脐带互相缠绕、扭转，可致胎儿死亡。脐带脱垂也是双胎常见并发症，多发生在双胎胎位异常或胎先露未衔接出现胎膜早破时，以及第一胎儿娩出后，第二胎儿娩出前，是胎儿急性缺氧死亡的主要原因。

（3）胎儿畸形：双卵双胎妊娠胎儿畸形的发生概率与单胎妊娠相似；而在单卵双胎，胎儿畸形的发生率增加 2 ～ 3 倍。最常见的畸形为心脏畸形、神经管缺陷、面部发育异常、胃肠道发育异常和腹壁裂等。有些畸形为单卵双胎所特有，如无心畸形等。

（4）胎头交锁及胎头碰撞：前者多发生在第一胎儿为臀先露、第二胎儿为头先露者，分娩时第一胎儿头部尚未娩出，而第二胎儿头部已入盆，两个胎头颈部交锁，造成难产；后者两个胎儿均为头先露，同时入盆，引起胎头碰撞难产。

3. 双胎特有的并发症

（1）双胎体重生长不一致：发生于 20% ～ 30% 双胎，定义为双胎之一胎儿体重小于第 10 百分位数，且两胎儿体重相差大于 25%，又称为选择性生长受限（sFGR）。两个胎儿的体重均小于第 10 百分位数，称为小于胎龄儿（SGA）。双胎体重生长不一致原因不明，可能与胎儿拥挤、胎盘占蜕膜面积相对较小或一胎畸形有关。双绒毛膜双胎体重生长不一致，不一样的遗传生长潜力，特别在性别不同时也是原因之一。单绒毛膜双胎，主要原因是胎盘分配不均及脐带插入异常，FGR 胎儿胎盘通常为球拍状胎盘或帆状胎盘。双胎体重生长不一致，围生期不良结局增加，总的围生期丢失率为 7.3%。当体重相差超过 30% 时，胎儿死亡的相对风险增加 5 倍以上。此外，新生儿呼吸窘迫综合征、脑室内出血、脑室周围白质软化、败血症和坏死性小肠结肠炎等的发生率都随着双胎生长不一致程度的上升而上升。

（2）双胎输血综合征（TTTS）：10% ～ 15% 的单绒毛膜双胎会发生 TTTS。绝大部分是单绒毛膜双羊膜囊（MCDA），单绒毛膜单羊膜囊（MCMA）发生 TTTS 非常少见。通过胎盘间的动 – 静脉吻合支，血液从动脉向静脉单向分流，使一个胎儿成为供血儿，另一个胎儿成为受血儿。导致供血儿贫血、血容量减少，致使发育迟缓，肾灌注不足，羊水过少，胎儿活动受限并引起"贴附胎"，甚或死亡；受血儿血容量过多，可因循环负荷过重而发生羊水过多、胎儿水肿、胎儿充血性心力衰竭。

（3）双胎贫血 – 多血序列征（TAPS）：是单绒毛膜双胎的特有并发症，原发于 3% ～ 5% 的单绒毛膜双胎，2% ～ 13% 的 TTTS 激光治疗后继发发生 TAPS。其发生机制与 TTTS 相似，为胎盘间的动静脉吻合支导致单向的血流，但吻合支均为直径小于 1mm 的微小血管，故表现为双胎网织红细胞的差异，一胎严重贫血，另一胎红细胞增多，不发生羊水量的改变。

（4）双胎反向动脉灌注序列（TRAPs）：又称无心双胎，是单绒毛膜双胎的罕见、特有并发症，发生于 1% 的单绒毛膜双胎。可通过产前超声检查做出诊断，表现为双胎妊娠一胎儿心脏缺如、退化或无功能（称为无心胎），另一胎儿正常（称为泵血胎）。TRAPs 最显著的特征是结构正常的泵血胎通过胎盘表面的一根动 – 动脉吻合向寄生的无心胎供血。通常泵血胎儿解剖结构正常，其为非整倍体的风险为 9%；无心胎常伴有其他解剖结构异常，如先天性无脑畸形、前脑无裂畸形、重要器官缺如等。如不治疗，泵血胎多因高负荷心力衰竭而死亡，围生期死亡率为 50% ~ 75%。

（5）单绒毛膜单羊膜囊（MCMA）双胎：是一种两个胎儿同在一个羊膜囊的罕见妊娠方式，大约占单绒毛膜双胎的 5%。在 16 周前，流产率为 50%，大部分丢失是由于胎儿异常和自然流产。一项系统综述包括 114 个 MCMA，得出结论：几乎所有的 MCMA 都存在脐带缠绕，脐带缠绕不会导致围产儿的发病率和死亡率。单有脐动脉切迹，而没有其他胎儿恶化的证据，并不能提示围产儿预后不良。TITS 和脑损伤的发生率分别为 6% 和 5%。

（6）联体双胎：受精卵在胚盘已开始形成后才分裂形成双胎，属于单羊膜囊妊娠的特有并发症。联体双胎很罕见，估计每 100 000 例妊娠中有一例，约占单绒毛膜双胎的 1%。连体可涉及任意数量的器官，可分为前（胸部联胎）、后（臀部联胎）、头（头部联胎）和尾（骶部联胎）四类，其中最常见的连体类型包括：胸部连体、脐部连体、臀部连体、坐骨连体、颅部连体。

三、三胎及三胎以上妊娠产科并发症

三胎、四胎及四胎以上对母亲的主要危险是先兆流产、早产、早产胎膜早破、贫血、先兆子痫，产后出血、子宫内膜炎的发生率亦随之而上升，均为情理中的事，危险的是溶血、肝酶升高及血小板减少综合征（HELLP 综合征）、肺水肿、肺栓塞、急性脂肪肝等严重并发症亦时有发生，必须提高警惕。

当然，以上的一些并发症也直接影响胎儿的安全。

第四章 多胎妊娠的分类及特点

多胎妊娠中 98% 为双胎妊娠。单卵双胎为单个受精卵分裂生长成为两个胎儿，所以遗传物质相同。单卵双胎包括双绒毛膜双羊膜囊（DCDA）双胎、单绒毛膜双羊膜囊（MCDA）双胎、单绒毛膜单羊膜囊（MCMA）双胎及联体双胎。

妊娠早、中期（妊娠 6 ～ 14 周）超声检查发现为多胎妊娠时，应该进行绒毛膜性的判断。早孕期妊娠囊清晰可见，所见妊娠囊数目等于绒毛膜数目。

绝大多数双卵双胎为双绒毛膜双羊膜囊双胎。除此之外，复杂性多胎妊娠还包括单绒毛膜三羊膜囊（MCTA）三胎、双绒毛膜三羊膜囊（DCTA）三胎等。

在同年龄组中，双绒毛膜双胎胎儿畸形的发生率是单胎妊娠的 2 倍，而单绒毛膜双胎中所有的结构异常的发生率是双绒毛膜双胎的 2 倍。并且单绒毛膜双胎由于胎盘存在血管交通吻合支的特点可导致孕产妇和围产儿多种特有的并发症，如双胎输血综合征、双胎动脉反向灌注序列征、选择性胎儿生长受限及胎儿畸形等。单绒毛膜双胎妊娠胎死宫内的风险是双绒毛膜双胎的 3.6 倍，围生期发病率和死亡率是双绒毛膜双胎的 3 ～ 5 倍，是单胎妊娠的 4 倍；在孕 24 周前发生流产的风险是双绒毛膜双胎的 9.18 倍，存活儿神经系统疾病发病率分别为双绒毛膜双胎的 3 ～ 9 倍和单胎妊娠的 25 ～ 30 倍。因此，诊断绒毛膜性对多胎的评估及妊娠期管理至关重要，不仅有助于加强高危妊娠的监测，而且还有助于尽早采取合适的治疗措施及减胎方法，减少并发症。现针对双胎妊娠进行介绍。

一、双卵双胎

双卵双胎即两个卵分别受精形成的双胎，一般是在同一个排卵期同时有两个或两个以上的卵成熟排出，并有两个卵受精而成。这种双胎一般约占双胎的 70%，但其变异较大，波动在 1∶155 ～ 1∶20。Martin 认为双卵双胎的孕妇的月经周期易有多个卵泡形成和成熟的倾向。

在双卵双胎中有两个比较特殊的现象，①异期复孕：在一次受精后隔一个排卵周期后再次受精妊娠；②同期复孕：在较短的时间内有两次性交使两个卵子受精发育，甚至可以不是同一个人的精液。

由于双卵双胎的两个胎儿各有其自己的遗传基因，因此其性别、血型、容貌均不同。但亦有个别的双卵双胎，其容貌十分相似。

二、单卵双胎

单卵双胎由一个受精卵分裂形成的双胎妊娠，称为单卵双胎。单卵双胎约占双胎妊娠的30%。形成原因不明，不受种族、遗传、年龄、胎次的影响。一个受精卵分裂形成两个胎儿，具有相同的遗传基因，故两个胎儿性别、血型及外貌等均相同。由于受精卵在早期发育阶段发生分裂的时间不同，形成下述4种类型。

1. 双绒毛膜双羊膜囊单卵双胎　分裂发生在桑葚期（早期胚泡），相当于受精后3天内，形成两个独立的胚胎、两个羊膜囊。两个羊膜囊之间隔有两层绒毛膜、两层羊膜，胎盘为两个或一个。此种类型约占单卵双胎的30%。

2. 单绒毛膜双羊膜囊单卵双胎　分裂发生在受精后第4～8天，胚胎发育处于胚泡期，即已分化出滋养细胞，羊膜囊尚未形成。胎盘为一个，两个羊膜囊之间仅隔有两层羊膜，此种类型约占单卵双胎的68%。

3. 单绒毛膜单羊膜囊单卵双胎　受精卵在受精后第9～13天分裂，此时羊膜囊已形成，两个胎儿共存于一个羊膜腔内，共有一个胎盘。此类型占单卵双胎的1%～2%。

4. 联体双胎　受精卵在受精第13天后分裂，此时原始胚盘已形成，机体不能完全分裂成两个，形成不同形式的联体儿，极罕见。如两个胎儿共有一个胸腔或共有一个头部等。寄生胎也是联体双胎的一种形式，发育差的内细胞团被包入正常发育的胚胎体内，常位于胎儿的上腹部腹膜后，胎体的发育不完全。联体双胎发生率为单卵双胎的1/15 000。

第五章 多胎妊娠的孕期保健方案

一、多胎妊娠的孕期营养

1. 孕期营养的重要性 妇女妊娠以后，每日所吃的食物除了维持自身的机体代谢所需要的营养物质外，还要供给体内胎儿生长发育所需。研究表明，营养作为最重要的环境因素，对母亲与子代的近期和远期健康都将产生至关重要的影响。孕期营养不良不仅与流产、早产、难产、死胎、畸形胎儿、低出生体重、巨大胎儿、妊娠期贫血、子痫前期、妊娠期糖尿病、产后出血等相关，也会对子代出生后的成长和代谢产生不利的影响。因此指导孕妇合理摄入蛋白质、脂肪、碳水化合物、维生素和矿物质、摄入由多样化食物组成的营养均衡膳食，对改善母儿结局十分重要。

2. 孕妇的营养需要

（1）热能：孕期总热能的需要量增加，包括提供胎儿生长、胎盘、母体组织的增长、蛋白质脂肪的贮存以及增加代谢所需要的热能。妊娠早期不需要额外增加能量，妊娠4个月后至分娩，在原基础上每日增加能量200kcal。我国居民的主要热能来源是主食，孕妇每日应摄入主食200～450g。

（2）蛋白质：孕期对蛋白质的需要量增加，妊娠早期不需要额外增加蛋白质，孕中晚期胎儿生长加速，妊娠中期开始增加蛋白质15g/d。蛋白质的主要来源是动物性食品如鱼、禽、蛋、瘦肉和奶制品等。

（3）碳水化合物：是提供能量的主要物质，宜占总热量的50%～60%。孕中晚期，每日增加大约35g的主粮类即可。

（4）脂肪：占总能量的25%～30%，过多摄入会导致超重，易引起妊娠并发症，但长链不饱和脂肪酸已经证实对胎儿大脑和视网膜发育有帮助，所以适当多吃鱼类水产品尤其是深海鱼类、核桃等食物有一定的好处。

（5）维生素：为调节身体代谢及维持多种生理功能所必须，也是胎儿生长发育所必须，尤其在胚胎发育早期，供给不足或过量都可能增加胎儿畸形的风险，妊娠中晚期胎儿快速成长需要的维生素也增加，因此整个孕期都需要增加维生素的摄入。

（6）无机盐和微量元素：无机盐中的钙、镁，微量元素如铁、锌、碘等是胎儿生长发育所必需的营养物质，缺乏易导致胎儿发育不良，早期缺乏还易发生胎儿畸形。孕期血容量增大，较容易发生生理性贫血，因此微量元素也是整个孕期都必须增加摄入的。

（7）膳食纤维：虽然不被人体吸收，但其可降低糖、脂肪的吸收和减缓血糖的升高，预防和改善便秘和肠道功能，妊娠期应该多食含膳食纤维丰富的食物如蔬菜、低糖水果和粗粮类。

3. 多胎妊娠的营养管理

（1）多胎妊娠的营养需求

1）能量：多胎妊娠较单胎妊娠能量储备及需求均增大，因此需要摄入更多的能量才能满足孕期的需要，达到适宜的体重增长，保证胎儿正常的生长发育。应根据孕妇的年龄、体重指数、职业性质以及劳动的情况给予不同的热量供给，在对双胎及三胎妊娠进行的饮食治疗研究中发现，每日的饮食中蛋白质、碳水化合物、脂肪的比例各占40%、30%、30% 较为适宜。

2）微量元素及维生素：对胎儿生长发育的影响近年来逐渐受到重视，此类物质对孕妇的正常代谢、胎儿的生长发育及免疫功能、机体健康状况的维持等均起着至关重要的作用，某些微量元素的缺乏会直接影响妊娠结局及母儿健康，维生素的减少也会对理想的出生体重和新生儿总体健康水平造成不良影响。正常饮食情况下，妊娠期微量元素的真正缺乏是不常见的，只有孕前体内矿物质储备不足，妊娠后又供给不足才会出现缺乏。在多胎妊娠中，妊娠不良结局（流产、畸形、死胎、宫内生长受限、胎膜早破、早产等）除与遗传、子宫胎盘功能、内分泌、感染以及免疫因素有关外，还与微量元素和维生素有关。母血中的必须营养元素与胎盘、脐血和胎儿肝脏中这些元素的含量有良好的相关性，缺乏或过多均有害。因此，孕期要严格注意补充的量，应当在孕前和孕期适量补充一些必需的营养元素，及时给予合理的膳食指导和建议以避免孕妇体内由于必需的营养元素缺乏而引起的不良妊娠结局。在诸多维生素中值得一提的是孕期补充叶酸以降低胎儿神经管缺陷（NTD）的发生率，多胎妊娠补充叶酸时，应在妊娠的中晚期加大补充剂量，达到孕早期的 2 倍（0.8 mg）。

（2）多胎妊娠并发症的营养管理：多胎妊娠时多个胎儿同居母亲子宫内，分享着狭窄的活动空间和有限的来自母亲的营养资源，在围生期出现的并发症及合并症的种类涵盖了大多数产科合并症，发生率也显著高于单胎妊娠。

1）妊娠剧吐及孕期消化道症状：妊娠剧吐是一种产科与内科交叉的疾病，大多认为与血 HCG 增高密切相关。多胎妊娠时孕妇血 HCG 值显著增高，因此剧吐发生率高且症状往往较单胎妊娠严重。由于其病因不明，加之妊娠早期用药的顾虑，临床上主要采用对症支持治疗。病情严重的患者应住院予以支持治疗。锁骨下中心静脉穿刺置管的肠外营养及鼻肠管和鼻胃管置管的肠内营养治疗疗效较好，但两种方式患者的接受度均欠佳，且锁骨下中心静脉穿刺有导致感染可能。脂肪乳和白蛋白进行外周静脉营养治疗妊娠剧吐，患者接受度高且使用安全，并发症及不良反应少，症状缓解率、缓解时间、尿酮体转阴时间明显早于不用或使用常规补液、单纯补充能量合剂、复方氨基酸者，值得在临床推广。

多胎妊娠的妇女由于增大的子宫底部上升，压迫到胃部附近，影响了胃肠蠕动或有少量的胃酸反流进入食管，通常比单胎妊娠孕妇更频繁地感到胃灼痛。为减轻这些不适症状，应减轻胃肠的负担，维持少食多餐，避免睡前不进食，少吃刺激性食物。

2）贫血：多胎妊娠孕妇需要供给多个胎儿生长发育的营养，更容易出现缺铁性贫血和巨幼红细胞性贫血。另外，多胎妊娠孕妇的血容量平均增加 50% ~ 60%，较单胎妊娠增加 10%，致使血浆稀释更明显，血红蛋白和红细胞压积降低，贫血程度更严重。双胎、三胎及四胎以上妊娠孕妇贫血发生率分别为 40%、70%、75% 以上。孕妇贫血可能导致胎儿水肿、宫内缺氧、胎儿死亡、早产和低出生体重等。多胎妊娠一经确诊，应嘱尽早补充铁剂、叶酸以及多种维生素，增加蛋白质的摄入量。除了多食用富含铁质的食物外，美国妇产科医师学会推荐在妊娠 12 周后，每天补充铁剂 30mg。贫血严重者应住院治疗，少量多次输血可短时间纠正贫血。

A. 通过饮食改善双胎妊娠孕妇铁缺乏或缺铁性贫血：①应常吃含铁丰富的食物，建议孕中晚期每日增加 50 ~ 100g 红肉，每周摄入 1 ~ 2 次动物血和肝脏，每次 20 ~ 50g；②建议清晨、空腹服用铁剂，根据口服铁剂类型，可同时口服维生素 C，有效促进铁吸收，提升治疗效果；不应同时服用其他药物和抗酸剂；避免与咖啡、茶、牛奶同时饮用；③应给予孕妇个体化饮食指导，尤其对于妊娠合并慢性肾脏疾病、胃肠道手术术后、素食等特殊人群，应与营养科等相关科室共同管理，帮助增加铁摄入和铁吸收。

为了满足母体血容量与红细胞的增加和胎儿 – 胎盘的生长需要，随着妊娠进展，孕妇对铁的生理需要量逐渐增加，到妊娠中晚期需要摄入元素铁 30mg/d，而双胎妊娠对铁的需要量多于单胎妊娠。根据我国 2022 年《妊娠妇女膳食指南》及 2019 年《缺铁性贫血营养防治专家共识》，《双胎妊娠期缺铁性贫血诊治及保健指南（2023 年版）》给出上述推荐。双胎妊娠孕妇在产前检查中如何针对缺铁性贫血进行筛查及监测推荐意见：建议双胎孕妇首次产前检查（妊娠 6 ~ 13^{+6} 周）、妊娠 20 ~ 24 周、25 ~ 28 周、29 ~ 32 周分别检测血常规，建议同时检测血清铁蛋白。根据患者饮食情况、自身症状及需求，也可适当增加检测次数。妊娠期针对缺铁性贫血筛查及监测各国指南并不相同。我国 2018 年的孕前和孕期保健指南中提出首次产前检查（妊娠 6 ~ 13^{+6} 周）中的必查项目为血常规；对于血红蛋白 < 110 g/L 者，备查项目为血清铁蛋白；妊娠 20 ～ 24 周、25 ～ 28 周、29 ～ 32 周均必查血常规。我国缺铁性贫血指南中推荐所有孕妇在首次产前检查时（最好在妊娠 12 周以内）检查外周血血常规，2022 年最新发表的《铁缺乏症和缺铁性贫血诊治和预防的多学科专家共识》建议每 8 ～ 12 周重复检查血常规及血清铁蛋白。

在国内外多胎妊娠的相关指南中，针对孕期缺铁性贫血筛查的推荐很少。其中 2019 年 NICE 的《双胎及三胎指南》建议在妊娠 20 ～ 24 周进行全血计数，在妊娠 28 周时复查。2019 年 FIGO 的双胎妊娠管理指南提出在妊娠 20 ～ 24 周、28 周和 34 周检查 3 次血红蛋白浓度。

B. 预防双胎妊娠的缺缺乏及缺铁性贫血：①双胎妊娠孕妇定期监测血液指标，早发现、早治疗；②产科及营养科医生共同对双胎妊娠孕妇进行饮食管理，给予个体化指导，帮助增加铁摄入和铁吸收；③建议贫血高发地区双胎妊娠孕妇常规口服铁剂补铁。

"健康中国行动（2019—2030 年）"提出合理膳食行动，强调孕妇保证合理膳食、均衡营养、维持合理体重。《双胎妊娠期缺铁性贫血诊治及保健指南（2023 年版）》指南所述，双胎妊娠孕妇较单胎孕妇铁摄入需求有所增加。因此，以营养科医生及产科医生合作为主导的个体化的饮食指导必不可少，以最大限度提高摄入及吸收。常吃含铁丰富的食物、孕中晚期需适量增加奶、鱼、禽、蛋、瘦肉的摄入，注意摄入含维生素 C 较多的蔬菜及水果，有助于提高膳食铁的吸收及利用率，具体策略可参照 2022 年中国居民膳食指南中孕期妇女膳食指南。另外，注意同时检测血清铁蛋白等，及时监测孕期血液指标，做到更有针对性的预防缺铁性贫血的发生。但受经济水平、饮食习惯、医疗卫生条件等因素影响，我国不同地区、城市及农村贫血发病率差异巨大。孕期补铁可能增加孕中晚期血红蛋白过高发生概率，孕妇是否需要常规口服铁剂是一直以来存在争议的问题。对于贫血发病率低、孕妇饮食健康及医疗条件可满足监测要求地区，不建议常规药物补铁，此类孕妇按需补铁。对于贫血高发且无法监测血清铁蛋白的地区，建议双胎妊娠孕妇常规口服铁剂补铁。由于口服铁剂补铁易出现胃肠道副反应症状，建议补铁从低剂量 30 mg/d 开始，若无不良反应增加至 60 mg/d。对于不良反应严重或依从性较差的孕妇，可提供间断补铁方案。期间注意检测孕妇血红蛋白水平，若出现血红蛋白高于 130 g/L 的情况停止口服铁剂补铁。其他地区双胎妊娠孕妇定期监测、合理饮食，根据病情需要补充铁剂。同时临床医生应注意孕妇自行口服保健品情况，注意复合维生素制剂中铁元素含量，防止过高剂量补铁。

C. 合并缺铁性贫血的双胎妊娠产妇预防产后出血：合并缺铁性贫血的双胎妊娠产妇更宜积极管理第三产程。双胎妊娠及贫血均为产后出血的危险因素。国内外指南均提出，缺铁性贫血孕妇宜积极管理第三产程，减少出血。2022 年发表的多中心回顾性研究发现，双胎妊娠孕妇分娩后血红蛋白显著下降。因此，合并缺铁性贫血的双胎妊娠产妇更宜积极管理第三产程，其分娩期管理宜具有多学科的医疗管理团队，包括产科医师、助产士、新生儿科医师、麻醉科医师、手术室人员等。另外，为确保母儿安全，应于临产前或剖宫产前备血，胎儿娩出前建立有效静脉通路。产后注意监测子宫收缩及阴道流血情况，及时发现产后出血风险。

不同国家缺铁性贫血指南对产后贫血的血红蛋白阈值的定义不同，多定义为血红蛋白 < 100g/L，部分指南提出产后出血、产前未矫正贫血或产后出现贫血症状的产妇应在分娩后 48 小时内检查血常规，而也有研究认为围生期出现明显出血宜即时测定血红蛋白。多个指南提出，对于患有轻中度产后贫血、血流动力学稳定、无症状或者症状轻微的产妇，宜给予口服铁剂 3 个月。当口服铁剂治疗无效或者无法耐受口服铁剂治疗者宜改为静脉注射铁剂。但对于补充铁剂的血红蛋白阈值及补铁的剂量略有不同。因此，对于合并缺铁性贫血的双胎妊娠产妇产后补铁的用药剂量及疗程尚需临床研究进一步证实。

3）妊娠期高血压疾病：多胎妊娠尤其是初产妇，妊娠期高血压疾病的发生率较单胎妊娠高，发生时间更早，并发症如胎盘早剥、肺水肿、心力衰竭亦更多见，往往不易控制。单胎、双胎及三胎妊娠该病的发生率分别为 6% ～ 8%、6% ～ 37%、5% ～ 46%。与单胎妊娠相比，发生妊娠期高血压疾病、子痫前期及子痫的相对危险度分别为 1.2 ～ 2.7、2.8 ～ 4.4、3.4 ～ 5.1。

妊娠期高血压疾病患者存在血脂、脂蛋白代谢异常，有学者提出孕妇体内甘油三酯浓度的升高和发生子痫前期的风险呈显著正相关，但目前没有资料证明妊娠期限制体重增长能降低妊娠期高血压疾病的发病率，而妊娠晚期体重减轻对母婴不利。因此，尚无必要在妊娠晚期限制体重。近年来，妊娠期高血压疾病已不再主张严格限制钠盐摄入，只有当水肿显著或发展较快，血压较高时才适当限制钠盐摄入，每日 < 7g，并增加维生素 C 和维生素 E 的补充，一旦症状好转，便可逐渐恢复正常摄入量。诸多研究证实妊娠期补钙可有效预防妊娠期高血压疾病的发生。国外有研究证实孕期补充钙剂的益处远远超过对孕妇本身，通过测量孕期接受钙剂补充的母亲所生产的儿童（< 7 岁）的血压，发现他们的收缩压比孕期未补充钙剂的母亲生产的小孩低，差异有统计学意义。

近年来，越来越多的学者更多的关注此病与孕期生活方式、饮食习惯的关系，日本的营养学家甚至用控制饮食来治疗子痫前期，不用任何药物，仅仅通过单纯地将每日食物摄入的热量控制在 4184 ～ 6276kJ 就可以将患者的血压降低至正常，使蛋白尿消失。在产前门诊应做好健康宣教，注意指导孕妇饮食，建议多摄入富含蛋白质、维生素、铁、钙、硒和其他微量元素的食物，纠正不良的生活方式及饮食习惯，积极预防此病的发生。

4）胎儿生长受限、早产和低出生体重儿：虽然多胎妊娠的胎儿只占了所有活胎产的3%，但是在早产、早早产（＜34孕周），低出生体重儿、极低出生体重儿中却占有相当的与之不相称的比例。由于多胎妊娠时子宫过度伸展，尤其胎儿个数多、并发羊水过多时，宫腔内压力增高，易发生胎膜早破，常不能维持到足月，其发生率随着胎儿数目的增加而上升，占20%的单绒毛膜双胎更是早产的危险因素。

据资料显示，单胎出生的平均体重为3332g，平均分娩孕周为38.8周，双胎为2347g，35.3周；三胎为1687g，32.2周；四胎为1309g，29.9周，五胎则降至1105g，28.5周。由此可见，围生儿体重及分娩孕周与胎儿的数目呈负相关。

胎儿生长受限（FGR）是多胎妊娠常见的并发症，大多数的研究认为在妊娠中期以后，由于胎盘的因素，多胎胎儿的生长速度会下降。对多胎妊娠发生胎儿生长受限要早发现、早治疗，指导营养，纠正贫血，降低低出生体重儿的发生率。治疗可应用平滑肌松弛剂提高胎盘灌流量，增加胎儿供血供氧量，同时经肠内外补充足够的热量和蛋白质及多种维生素及微量元素，促进胎儿生长。由于孕妇营养水平与胎儿生长受限的发生关系密切，通过绘制孕妇营养水平曲线图来预测胎儿生长受限和低出生体重儿的发生，具有较高的敏感度和特异度。

建议以孕期增重指数［BWGI ＝孕期增重（kg）/身高^2（m^2）］来反映孕妇营养状况，结果较单纯的孕期体重增加更为客观和全面。目前认为双胎妊娠，双胎整个孕期体重增加应控制在15.8 ～ 20.4kg，三胎妊娠的孕期增加体重约为22.7kg。孕中、后期每周增重0.7kg为宜，可减少早产和低出生体重儿的机会，超过此界限，胎儿体重并不增加却可导致产妇产后肥胖。

5）妊娠期糖代谢异常：是指妊娠期发生或首次发现的不同程度的糖代谢异常，包括妊娠期糖尿病（GDM）和妊娠期糖耐量受损（GIGT）。目前尚没有充分的证据支持多胎妊娠的孕妇更容易发生妊娠期糖代谢异常，但该病的发生主要与生活方式，特别是饮食方式有密切的关系。多胎妊娠的孕妇为了满足胎儿生长的需要，饮食往往缺乏科学性和规律性，易发生糖代谢紊乱。另外不容忽视的是在多胎妊娠中占相当比例的ART孕妇普遍年龄较大，胰岛细胞功能减退或胰岛素抵抗增加，妊娠期糖代谢异常的发生率增高。

临床上大约80%的妊娠期糖尿病孕妇通过合理膳食和运动即可将血糖控制于正常范围，并不需要使用胰岛素，因而GIGT的营养治疗日益受到临床重视。但目前国内外尚缺乏关于妊娠期糖代谢异常患者营养治疗的统一、规范的方案，国内很多医院也仅限于原则性指导的状态。美国糖尿病协会建议尽可能对妊娠期糖尿病和妊娠期糖耐量减低的患者提供个体化的医学营养治疗（MNT）并制订饮食处方，密切监测空腹及餐后2小时血糖的变化，及时调整饮食内容，使血糖控制在正常或接近正常水平。在分娩以后也要一直保持良好的饮食习惯，控制体重，尽快恢复正常的血糖水平，避免或推迟2型糖尿病的发生。建议妊娠期糖尿病的母亲尽量进行母乳喂养，可以降低婴儿发生2型糖尿病的风险，并推迟发病年龄，减轻发病程度。

6）妊娠期肝内胆汁淤积症（ICP）和妊娠期急性脂肪肝（AFLP）：本病一旦确诊，应及早终止妊娠，以减轻肝脏负担。除此之外，支持疗法尤为关键，应严密监测低血糖、凝血障碍及脑病等的发生发展。

ICP和AFLP均可造成妊娠期脂代谢紊乱，对母婴的健康造成不同程度的影响，除及时的内科治疗造成脂代谢紊乱的原发病外，还应根据脂代谢紊乱的情况给予饮食、运动疗法，必要时终止妊娠。

（3）多胎妊娠孕期营养管理方式：实际工作中，应针对不同的情况采取相应的措施改善多胎妊娠孕妇在孕期的营养平衡状况，根据妊娠早、中、晚期的代谢特点进行膳食指导，使之形成正确的营养需求认知和健康的膳食行为，达到整个妊娠期的营养平衡才能降低各种孕期的合并症与并发症。可以采取的方式有：①对门诊就诊孕妇进行个体化的营养指导，较为合理可行的方法是，首先让孕妇详细记录下至少前3天的食谱，然后由产科专科营养师计算每天摄入的总热量，分析饮食结构，了解是否有不平衡的情况存在。根据孕妇和胎儿体重的增加情况，进行饮食调整，增加或减少的热量要以具体食物的形式说明，并给出新的食谱；②举办孕妇学校，把多胎妊娠的孕妇和家属定期组织在一起，以授课的形式讲解妊娠期对各种营养物质的需求和食物来源，制订营养食谱。

二、孕期日常保健

1. 睡眠及休息　孕妇要重视自我感受，想休息就休息，想睡眠就睡眠。睡眠时间应比平时多1小时左右，最低保证8小时，鼓励午睡1~2小时。孕期中常感疲乏，应增加休息时间。且应强调卧床休息，因坐卧往往使下肢受压引起水肿。卧床时采取侧卧位，侧卧位感觉不适时可于腹部下方垫个枕头支持子宫。有流产史或出现先兆流产、前置胎盘、多胎妊娠和早产征象者更应注意休息。

2. 体育锻炼及旅行　适宜的体育锻炼对妊娠和分娩有益。如选择散步、游泳等，只要不过于激烈如跳水、骑马等或引起孕妇胎儿损伤的体育锻炼均可进行。运动量应以不感觉疲劳为标准（有氧锻炼）。孕期应尽量避免长途飞行，长途飞行可引起代谢及生理功能紊乱、静脉淤滞、水潴留导致下肢水肿。旅行应尽可能安排在孕中期完成，孕早期容易导致流产，而孕晚期特别是临近预产期时旅行，途中如出现异常情况，在无分娩条件下是存在一定危险性的。孕妇乘坐高速公路汽车时应系好安全带，安全带可固定于大腿上方。

3. 工作　孕妇妊娠后是否继续工作、需否更换工作岗位或调整工作时间，应当根据孕妇的工作性质、工作量、身体状况以及经济情况的不同分别决定。孕妇应避免的工作有：①重体力劳动如搬运较重物品、需要频繁弯腰或上下楼梯；②接触有胚胎毒性或致畸危险的化学物质、放射线的工作；③剧烈振动或冲击可能波及腹部的工作；④中途无法休息或高度紧张的流水线工作；⑤长时间站立或寒冷、高温环境下的工作。此外孕妇应避免值夜班或加班，避免单独一个人工作。有些必须进行电脑操作的孕妇，担心电脑对胎儿的不良影响，虽电脑操作不会导致胎儿畸形，但要注意每天操作时间不宜太长，尽量减少接触时间。总之，孕妇的工作量不要达到疲劳的程度，且我国规定女职工产前 2 周即可休假。

4. 衣着　应较平日衣着宽松、穿脱方便、质地柔软些。孕妇新陈代谢率增加，棉织品宜吸汗，较纤维制品为好。着背带裙以肩部作为支撑，较用裤带缚于腹部舒适。乳房最好选用设计合适、前开式的乳罩将乳房托住。袜子要绷紧的长袜，在晚孕时即感舒适又可减少静脉曲张，紧身短裤或弹力吊袜带影响下肢静脉回流。不宜穿高跟鞋，高跟鞋使腰椎前突，背部过度伸展，容易跌倒，且易造成踝关节损伤。应穿防滑鞋，鞋后跟高度 2cm 左右，保持足的弓形，这样走路不容易疲劳、疼痛或抽筋。

5. 洗澡　孕期应当经常洗澡。妊娠晚期由于子宫增大，孕妇容易失去平衡，浴室内应铺上防滑垫，防止摔伤。一般以淋浴为宜，以免水进入阴道。

6. 牙齿保护　孕期注意牙齿清洁卫生。可能出现牙龈出血，可用药液漱口或抗感染治疗。必须拔牙时应避免全身麻醉。有龋齿时可以进行修补，有脓肿应积极抗感染治疗。

7. 性生活　正常妊娠对性生活虽无禁忌，但孕早期应节制或避免，以防流产的发生。妊娠最后 6 周应避免性生活，以防胎膜早破。要避免强烈刺激孕妇的乳头或子宫。对有反复流产、早产、阴道出血、前置胎盘或严重妊娠合并症者不应性生活。

8. 预防免疫接种　美国妇产科医师协会（2012 年）和加拿大妇产科医师协会（2009年）关于孕期免疫接种（immunization）的指南，可作为孕期需要免疫接种时的参考。

（1）活病毒疫苗和减毒活病毒疫苗：包括麻疹、流行性腮腺炎、脊髓灰质炎减毒疫苗（也称 Sabin 疫苗）、风疹、伤寒、牛痘、水痘 - 带状疱疹、黄热病；孕期禁忌接种。但是孕期不慎接种了活病毒疫苗和减毒活病毒疫苗的孕妇，没有必要建议孕妇终止妊娠。

（2）灭活病毒疫苗：流感疫苗比较安全，流感期间可以接种。狂犬病疫苗、甲型肝炎或乙型肝炎接种指征与非孕期相同。乙型脑炎疫苗的接种要慎重权衡接种与不接种对母儿的影响。孕期存在脊髓灰质炎感染风险时，可以考虑接种灭活脊髓灰质炎疫苗（IPV），又称 Salk 疫苗。

（3）灭活菌苗：脑膜炎双球菌和肺炎双球菌疫苗接种按照非孕期规定进行，霍乱和鼠疫疫苗孕期安全性不确定，接种应权衡利弊。

（4）被动免疫：注射高效免疫球蛋白（乙型病毒性肝炎、狂犬病、破伤风、水痘）应在暴露后立即注射。麻疹和甲型病毒性肝炎易感者可以注射丙种球蛋白。有破伤风和白喉杆菌感染可能者应注射抗毒素。

9. 吸烟　孕前有些妇女吸烟，妊娠后必须戒烟。丈夫吸烟对胎儿生长发育亦有影响。吸烟对胎儿影响的大小与吸烟量有关，产前检查时要注意询问并告诉孕期主动及被动吸烟的害处。迄今的研究表明吸烟孕妇中 20% 出现低体重儿，体重平均减少 200g，早产、胎儿死亡、胎盘早剥和前置胎盘发生率升高，其机制在于增加胎儿碳氧血红蛋白水平，减少子宫胎盘血流，导致胎儿缺氧。有些国家甚至在香烟包装盒警告孕妇"妊娠期吸烟可导致胎儿损害、早产和低出生体重"。此外，近年来临床上偶可见到吸毒（海洛因、大麻、可卡因等）的孕妇，这类孕妇常不愿进行产前检查，多隐瞒病史，对吸毒可疑者，应注意观察精神面貌、眼神和手上有无注射的针眼有助于识别。

10. 饮酒　孕期应当禁止饮用含酒精的饮料。酒精有潜在的致畸效应，可能导致胎儿酒精综合征，其特征为发育迟缓、小头畸形、小眼畸形、腭裂、外生殖器畸形和中枢神经系统异常等。但酒精对妊娠的不良影响在戒酒后可以很快消失。

11. 药物　绝大部分药物孕期使用的安全性尚不甚清楚，因此孕期应当避免不必要的用药，特别是受孕后 3～8 周更是用药的危险期。孕期使用任何药品要考虑对胎儿的影响，必须使用的药物应权衡利弊，并征得孕妇及家属的同意。用药前仔细阅读药品说明书，查阅美国食品与药品管理局（FDA）孕期药品分类，有助于孕期用药的安全性。

三、多胎妊娠的早期管理

1. 规范的产前检查

（1）妊娠 6～10 周：开始产前登记。

（2）妊娠 11～13 周：首次 B 型超声（B 超）检查（国外主张在胎儿头臀长度 45～84mm，即妊娠 11～13 周进行）。①孕龄诊断：根据多胎中最大的胎儿进行评估；②观察胚囊的数目，胎膜厚度、层次，胎盘位置，特别注意观察单绒毛膜囊还是双绒毛膜囊以便对妊娠类型早期观察，早期分类，早期处理；③唐氏综合征的风险早期评估：颈项部透明带厚度测定和妊娠妇女血生化指标（血浆蛋白 A 值和绒毛膜促性腺激素）；④性别诊断；⑤如超声诊断困难，应转到产前诊断中心。

（3）妊娠 14 周：每隔 2 周进行 1 次超声检查，注意观察双胎大小、羊水量及其是否均等，胎儿生长及结构等情况以便早期诊断 FFTS、胎儿生长受限及胎儿畸形等。

（4）妊娠 36 周：每周检查。

2. 妊娠妇女适当营养　应保证足够的热量、蛋白质、矿物质、维生素和脂肪酸以适应两个胎儿生长发育的需要。除热量每天 10 260J（2 500cal），铁每天从 30mg 加至 60 ～ 100mg，叶酸自每日 400μg 增至 1mg，以防止贫血，钠盐的限制不一定有利于妊娠妇女。

3. 预防妊娠期高血压疾病的发生　①妊娠早期时应测定基础血压，定期观察血压变化，做到早期发现，早期治疗；②有主张妊娠 24 周之后预防性口服阿司匹林 25 ～ 50mg，1 次 / 天。

4. 预防早产法

（1）预测早产：自妊娠 24 周采用超声检测宫颈长度或测定胎儿纤维结合蛋白，预测早产。

（2）积极处理先兆早产。①抑制宫缩：使用利托君（羟苄羟麻黄碱）；②促胎肺成熟：地塞米松 5mg，肌内注射，每 12 小时 1 次，连续 2 天；或倍他米松 12mg，肌内注射，1 次 / 天，连续 2 天。

双胎妊娠发生早产的比例远高于单胎妊娠，如何准确地预测双胎妊娠早产的发生和有效处理双胎妊娠的早产，是双胎妊娠临床研究的重点。

对于无症状双胎来说，宫颈长度及胎儿纤连蛋白（fFN）检测均能很好地预测早产。当宫颈长度 > 25mm 时，有 > 65% 的孕妇如期分娩，早产概率仅有 2%；fFN 预测早产的准确率略低于宫颈长度检测，但当出现阴性结果时，有不到 2% 的产妇会在一周内分娩。

然而，临床上治疗单胎早产的常用方法，在应对双胎妊娠早产时均未能证明有效，如卧床休息和宫缩监测并不能降低无高危因素的双胎妊娠孕妇的早产率和新生儿重症监护病房入住率。对于宫颈扩张超过 2cm 的双胎妊娠而言，住院监测可以降低早产的发生率。目前的研究表明，在双胎妊娠的孕中晚期，无论是经阴道给予孕激素还是肌内注射孕激素，都未明显改善早产结局，子宫颈缩短与孕激素应用无显著相关。亦有研究结果提示，宫颈环扎不能有效预防双胎妊娠单纯宫颈缩短早产的发生。然而，既往的类似研究病例数量有限，未能证明包括卧床休息、药物保胎、孕激素注射、宫颈托及宫颈环扎术这些治疗方式的临床价值。

既往研究表明，对 < 32 周早产的双胎妊娠孕妇应用硫酸镁具有胎儿神经保护作用，可降低新生儿脑瘫的发生率。在使用硫酸镁时，应首先在 30 分钟内静脉推注 4 ~ 6g，再以 1 ~ 2g/h 的滴速维持 12 小时，使母亲血清中的镁含量升高 1 倍。当血清镁含量低于 4g 时，其神经保护作用与安慰剂相同。同时，美国妇产科医师协会（ACOG）建议，< 32 周的早产儿应延迟剪断脐带，以起到神经保护的作用。对于双胎妊娠促进胎肺成熟的方法，目前认为可按照单胎妊娠的处理方式给予糖皮质激素促进胎肺成熟。对妊娠 34^{+6} 周前早产高风险的双胎妊娠，应用单次疗程的糖皮质激素以降低早产儿呼吸系统疾病、坏死性小肠结肠炎和脑室内出血的发生率。但目前证据支持重复使用糖皮质激素可以改善新生儿的预后。

四、双胎妊娠围产儿的管理

1. 绒毛膜性和羊膜性的判定　双胎妊娠应在孕 13^{+6} 周之前判定双胎妊娠绒毛膜性及羊膜性，对整个双胎妊娠管理计划的制订至关重要，主要通过超声观察分隔膜与胎盘交界处的厚度及胎盘数量进行判断。双绒毛膜双胎之间分隔膜较厚，包括两层绒毛膜和两侧各一层的羊膜，分隔膜插入胎盘的位置，呈"λ"征即双胎峰；单绒毛膜双羊膜囊分隔膜为两层薄的羊膜，与胎盘交接处呈"T"征。在孕 14 周后，原则上仍采用上述方法判断绒毛膜性，但未见双胎峰不能排除双绒毛膜双胎。如果不能明确绒毛膜性的双胎，应按照单绒毛膜双胎妊娠进行孕期管理。

2. 伦理问题　双胎妊娠比单胎妊娠存在更为复杂的伦理问题，如两名胎儿对于治疗策略的受益与否可能存在着不一致的情况，包括双胎输血综合征或其中一名胎儿受到另一名胎儿的不利影响。此时，医护人员需要确保诊疗决策符合伦理，以及保障孕产妇及其家属对治疗方案的知情权。

3. 非整倍体筛查和细胞遗传学诊断　目前对于双胎而言，尚没有可靠的非整倍体筛查手段。唐氏筛查是单胎常用的非整倍体筛查手段，但是在双胎妊娠中，唐氏筛查的可靠性不高，目前并不推荐其作为双胎的非整倍体筛查手段。双胎无创产前筛查作为一门新兴技术，应用前景看好，但其检测准确率尚需证明。

双胎染色体检查的指征与单胎妊娠基本相同。但是需要注意的是由于卵型的不同，单卵双胎和双卵双胎发生唐氏综合征的风险不同，其中单卵双胎的唐氏综合征发生概率为 4.9/ 万人，而双卵双胎其中 1 个胎儿发生染色体异常的概率为 22.1/ 万人，高于双胎总发生率的 18.3/ 万人。也有研究提出，双卵双胎妊娠孕妇年龄 31 岁时发生唐氏综合征的风险为 1/193；与单胎妊娠孕妇年龄 35 岁时的 1/192 差别不大，因此提出双卵双胎妊娠进行细胞遗传学诊断的孕妇年龄可以提前到 32 岁。但是双胎妊娠产前诊断的计划制订和咨询方案需个体化，并且需要与夫妇双方进行充分的沟通。随着各种诊断技术不断出现，遗传学诊断技术的不断进步与遗传咨询承载能力之间差距越来越大，因此如何规范双胎的遗传学产前诊断，是围产医学工作的重点之一。

目前临床应用的有效产前筛查手段主要包括：①基于产妇年龄与胎儿绒毛膜性的风险评估；②包括颈项透明层检查在内的早孕期的超声检查；③血清标志物包括 β-绒毛膜促性腺激素、妊娠相关血浆蛋白 A、甲胎蛋白、游离雌三醇、抑制素 A；④无创性产前筛查。在超声基础上结合血清标志物进行的产前筛查，是目前针对双胎效率最高的产前筛查手段。

双胎妊娠的介入性产前诊断包括羊膜腔穿刺术及绒毛膜取样术。因为可能面临着需要在同一羊膜囊或同一胎盘中取样两次的风险，所以双胎的介入性产前诊断导致流产的可能性较高。有文献报道，绒毛膜取样术后的胚胎损失率为 3.84%，在羊膜穿刺后的胚胎损失率为 3.07%。但也有报道称孕 11～24 周的双胎妊娠的自然流产率可高达 6%～7%。所以，目前还不能认为介入性产前诊断增加的双胎流产率。

4. 复杂性双胎的临床处理　复杂性双胎主要包括双胎输血综合征（TTTS）、选择性胎儿宫内生长受限、双胎反向动脉灌注序列、双胎贫血-多血序列征，双胎生长不一致、一胎结构异常、一胎胎死宫内等。对如何处理不同种类的复杂性双胎并发症，在此仅就双胎之一胎异常的选择性减胎术和双胎输血综合征热点问题进行讨论。

（1）选择性减胎术：对于双胎之一胎严重异常者，可行减胎术。目前，对于双绒毛膜双胎较常采用的是经腹超声引导下氯化钾心腔内注射。但对于单绒毛膜双胎而言，由于胎盘血管交通支的存在，目前主要选择射频消融减胎术及脐带结扎术来进行减胎，其术后存活率分别为 86% 和 72%。减胎手术可能会导致 20%～30% 的病例出现未足月胎膜早破；而 18 周以下行选择性减胎术，风险也会极大升高。因此，是发现异常立即进行减胎，还是观察至孕晚期再行减胎术，仍需进一步研究。况且孕 28 周后进入围生期，能否进行减胎亦存在医学伦理学的问题。

（2）TTTS 的热点问题：TTTS 是常见的单绒毛膜双胎并发症之一。目前胎儿镜激光治疗是 TTTS 的首选治疗方。对于 Quintero 分期 Ⅱ 期及 Ⅱ 期以上的孕 16～26 周的 TTTS，应首选胎儿镜激光术治疗。Quintero 分期依赖于胎儿的多普勒超声，却缺失了包括母体年龄、宫颈长度等在内的产科因素，所以 Quintero 分期是否能准确预测 TTTS 患儿的预后仍存在争议。因此，对 Quintero Ⅰ 期的病例进行期待治疗的预后是不乐观的。而 Quintero Ⅰ 期是否进行手术？何种情况进行手术？将是下一步临床工作的重点。目前关于 TTTS 治疗的争议点主要集中在对疾病的围手术评估上，无论是超声监测还是生物学指标的评估，都是关于此疾病的研究方向。此外，目前有学者提出，对于严重的 TTTS 或者直接实施选择性减胎术治疗。但是手术指征的选择仍然是争议的焦点。

双胎妊娠一直都是围产医学和胎儿医学研究的重点，无论是母体与胎儿的并发症治疗，还是常规的孕期管理，都还有许多未知的领域需要探索和突破。在这个前提下，如何制订适合我国的双胎管理规范，将是对我国围产医学工作的重大考验。

五、瘢痕子宫多胎妊娠的孕期管理

瘢痕子宫妊娠时发生剖宫产瘢痕妊娠、前置胎盘、胎盘粘连及植入、子宫破裂等并发症显著增加。随着二胎政策的实施，高龄孕妇的增多及辅助生殖技术应用的增多，多胎妊娠尤其是双胎妊娠的比例也逐年增加。据 Lee 等统计，1995—2008 年美国双胎的发生率增长了 34%，而我国目前还缺乏关于双胎妊娠的流行病学资料。双胎妊娠发生流产、早产、低出生体重儿、出生缺陷、围产儿死亡、妊娠期高血压疾病、产后出血等风险增加，严重威胁母儿安全，而瘢痕子宫合并双胎妊娠的孕妇，母儿的相关并发症发生风险则更高。对于瘢痕子宫合并双胎妊娠的孕妇，临床医生应充分重视，并制订整个孕期的管理策略以降低风险，改善母儿结局。

1. 瘢痕子宫双胎妊娠胚胎死亡与流产　与瘢痕子宫单胎妊娠相比较，双胎妊娠流产率为其 3 倍。单合子双胎的流产率高于双合子双胎。单绒毛膜型双胎之流产率比双绒毛膜高。双胎胚胎死亡可发生在受精后的任何时候，尤以胚胎发育早期发生最多。瘢痕子宫妊娠若胚胎着床在子宫下段瘢痕附近，局部血供不良，增加胚胎死亡与流产风险。此外，瘢痕子宫双胎早期妊娠时丢失的原因包括基因异常、感染、激素失调、环境污染等。中期妊娠双胎死亡率为 3%～7%，主要原因有先天性畸形、胎儿生长受限和染色体异常。其他如胎盘附着位置异常均有可能导致胎儿死亡。

2. 瘢痕子宫双胎妊娠之一胎儿死亡　B 超广泛应用，双胎妊娠在早期可得到诊断，也常发现多胎妊娠中一胎儿死亡。如发生在妊娠早期，子宫内可见两个不相等胎囊，在一正常胎囊见一变性塌陷的囊内无胎芽及胎心搏动，其发生率与非瘢痕子宫相同，约20%。此时胚胎死亡后可完全被吸收，对存活胎儿以及母亲影响极少，无须特殊处理。

妊娠中晚期一胎儿死亡，可见颅骨变形塌陷缩小、胎儿萎缩、内脏结构不清楚，而另一胎儿则可继续发育。发生率为 0.5%～6.8%。其中单卵双胎较双卵双胎高 2.5 倍，主要原因有双胎输血综合征、胎儿畸形及脐带因素等。对孕妇凝血功能的影响不如单胎妊娠死亡那么严重，母体弥散性血管内凝血（DIC）发生率不高。确诊后应对孕妇及另一活胎儿严密监护，定期 B 超检查，以了解羊水量、中枢神经系统及肾脏情况。每 1 ~ 2 周行 NST 及生物物理评分，了解胎儿在宫内安危。每周测定母体凝血功能，一旦发现异常，及时处理或终止妊娠。妊娠满 34 周后，根据胎儿成熟度或给予促胎儿肺成熟治疗后，考虑终止妊娠。

3. 妊娠早期的管理　妊娠早期除了常规的产科检查外，需明确以下几个问题：①详细询问病史了解并获得既往妊娠及子宫手术相关资料，评估瘢痕子宫妊娠的安全性；②明确孕囊的数目及胚胎着床的位置。

（1）瘢痕子宫妊娠的安全性评估

1）了解子宫瘢痕形成的原因：①剖宫产手术为最常见的原因。再次妊娠时应了解既往剖宫产的指征、剖宫产次数、子宫切口的类型（包括子宫下段横切口、下段纵切口、古典式剖宫产、T 型切口及 J 型切口等）、缝合方式（单层、双层）、切口有无延裂及愈合不良、有无合并宫内感染及产后感染、有无产后出血以及前次剖宫产距离本次妊娠的时间。Bujold 等研究发现，两次分娩间隔 > 18 个月子宫破裂的风险明显低于分娩间隔 < 18 个月，但与两次分娩间隔 ≥ 24 个月子宫破裂的风险无明显差异；②妇科手术造成的子宫瘢痕最常见于子宫肌瘤剔除术后，再次妊娠应了解既往子宫肌瘤的大小、位置、类型（浆膜下、肌壁间、黏膜下）、手术方式（腹腔镜或开腹、宫腔镜）、是否穿透子宫内膜；其他妇科手术造成的瘢痕子宫，如人工流产造成的子宫穿孔、宫角妊娠破裂修补术、子宫畸形矫正术、宫腔粘连电切术等。

2）瘢痕子宫妊娠的风险评估：详细询问病史后，接诊医生须向孕妇及其家属交代相关风险。瘢痕子宫妊娠后发生子宫破裂的风险为 0.5% ~ 1%，并且大多数发生于妊娠中晚期，须告知孕妇若出现持续下腹痛、血尿、胎动减少等情况需及时就诊。虽有 1 次子宫下段剖宫产的多胎妊娠孕妇发生子宫破裂的风险并不高于单胎妊娠孕妇，但随着剖宫产次数的增加，胎盘粘连、植入的风险相应增加。因此在产前检查中应注意胎盘的位置及有无胎盘植入的情况，如有胎盘植入，建议行磁共振成像检查，了解胎盘植入范围及植入的深度，告知孕妇出现无痛性的阴道流血时需及时就诊。

（2）明确胚胎数目、双胎类型及胚胎着床部位：在孕早期（6 ~ 8 周），经腹或经阴道超声检查可以明确胚胎的数目、双胎的类型及胚胎着床的位置，尽早识别高危妊娠（包括剖宫产瘢痕妊娠及异位妊娠）。剖宫产瘢痕妊娠者若继续妊娠有严重的母儿并发症风险，一经确诊应对孕妇和家属详细告知各类风险，讨论是否继续妊娠。

（3）双胎妊娠胎儿畸形筛查：双胎妊娠胎儿畸形的发生率较单胎妊娠高，但是双胎妊娠早期的染色体非整倍体血清学筛查检出率却低于单胎妊娠。因此，应重视颈部透明层的超声检查，并对后续的胎儿发育进行详细的系统筛查。

4. 妊娠中晚期的监护及管理

（1）产前检查的次数及内容：瘢痕子宫合并双胎妊娠属于高危妊娠，需要相应增加产前检查次数及超声监测，并且需要有经验的临床医生进行监护与管理。双胎妊娠的并发症发生率高达 80%，包括妊娠期糖尿病、子痫前期等，因此除了常规的产科检查外，需要加强对双胎妊娠并发症预防及早期识别。对于双绒毛膜双胎，每月进行 1 次超声检查，包括双胎的生长发育、脐血流等；对于单绒毛膜双胎，从妊娠 16 周开始，需要每 2 周进行 1 次超声检查，包括双胎的生长发育、羊水量、脐血流、大脑中动脉血流，及早发现并发症，从而转到有救治能力的胎儿中心救治。针对瘢痕子宫可以经腹、经阴道超声观察胎盘的位置及有无胎盘植入，发现有前置胎盘或胎盘植入者，可以在孕 30 周左右行磁共振成像检查，了解胎盘植入的范围及植入深度，同时应详细询问患者胎动有无异常，检查有无先兆子宫破裂的迹象。

（2）子宫破裂的早期识别：瘢痕子宫一旦发生破裂，会造成严重的母儿并发症，甚至是死亡。虽然子宫破裂尚无预测的手段和方法，但有一些临床征象值得注意。早期识别和及时处理，对于母儿结局至关重要。

胎心监护异常是子宫破裂最常见也是最早期的临床征象，约占 70%。胎心率可表现为基线变异消失、轻度变异减速、重度变异减速、延长减速甚至频发晚期减速。

其次是腹痛，当子宫不完全破裂或者破裂口较小时，腹痛可不明显或表现为持续性腹部隐痛；当破裂口较大时可出现剧烈腹痛、腹膜刺激征、失血性休克。腹腔内出血刺激膈肌导致患者胸痛、肩痛及呼吸困难。

子宫破裂后子宫形态发生改变，宫缩消失、胎先露消失或上浮；异常的阴道流血和血尿也是子宫破裂的征象。

瘢痕子宫妊娠阴道试产的孕妇出现分娩镇痛剂量需求不断增加时，需高度警惕子宫破裂。

5. 瘢痕子宫合并多胎妊娠减胎的管理　随着辅助生殖技术的发展与应用，医源性多胎的发生率显著升高。多胎妊娠发生流产、早产、低出生体重儿、出生缺陷、围产儿死亡、妊娠期高血压疾病、产后出血等风险增加，严重威胁母儿安全。对于多胎妊娠，适当减少胎儿数目可有效降低妊娠丢失率、早产率、新生儿发病率和病死率。

妊娠早期减胎的方法有机械破坏、抽吸胚胎和胎心注射杀胚药物，抽吸法比其他减胎方法安全有效。灭活胚胎的方式需要根据多胎妊娠的绒毛膜性质决定，单绒毛膜多胎妊娠由于胎盘血管相通，不可采用注射药物的方法进行减胎，可通过脐带血流阻断技术来完成，包括脐带血管双极电凝术、射频消融术和脐带血管结扎术等。

6. 终止妊娠的方式　需结合双胎的类型、胎方位、孕周及临床医生的处理经验做出选择。对于单绒毛膜单羊膜囊双胎，为降低脐带缠绕导致不可预测的宫内死胎等，国内外指南均建议在 32 ～ 34 周终止妊娠，而此时催引产的成功率不高，因此绝大多数需剖宫产终止妊娠。多个研究表明，既往有过 1 次子宫下段横切口剖宫产且第一胎为头位、无双胎特殊并发症的单绒毛膜双羊膜囊和双绒毛膜双羊膜囊均可以选择阴道试产，其发生母儿并发症的风险与择期剖宫产无明显差异，2014 年美国妇产科医师学会（ACOG）颁布的双胎妊娠指南指出，既往有过 1 次子宫下段横切口剖宫产史且无阴道分娩禁忌的双胎妊娠孕妇可考虑阴道试产。虽然以色列 2019 年最新的一项荟萃分析发现，既往有过 1 次剖宫产史的双胎妊娠孕妇，阴道试产发生子宫破裂的风险高于剖宫产（OR ＝ 10.09，95% CI 4.30 ～ 23.69），但是其发生产后出血、输血及母儿不良结局等并发症的风险并没有增加。所以，瘢痕子宫合并双胎妊娠且无阴道分娩禁忌证的孕妇可以考虑阴道试产，但是要结合医院的救治能力及医生的临床经验充分评估风险，同时要做好内倒转及急诊剖宫产的准备，并充分告知孕妇及家属子宫破裂等相关风险。

7. 终止妊娠的时机　应根据剖宫产的次数、瘢痕子宫形成的原因、胎儿绒毛膜性、妊娠期的合并症及并发症、子宫有无压痛等制订个体化的治疗方案。2014 年美国 ACOG 双胎妊娠指南及 2011 年法国国家妇产科医生协会（CNGOF）双胎妊娠指南指出，无并发症及合并症的双绒毛膜双胎可期待至 38 周时再分娩；无并发症及合并症的单绒毛膜双羊膜囊可期待至妊娠 37 周再分娩；单绒毛膜单羊膜囊双胎的分娩孕周为 32 ～ 34 周。瘢痕子宫合并双胎妊娠的孕妇除了要考虑双胎妊娠推荐的终止妊娠时机，还要考虑瘢痕子宫的特殊性，结合孕妇的症状、体征和瘢痕的性质等因素。

总之，随着瘢痕子宫合并双胎妊娠的孕妇日渐增多，作为妇产科医生，应加强认识与管理，制订合理、系统的诊疗方案及流程，尽早预防和及时的处理妊娠并发症，降低妊娠风险，改善母儿结局。

8. 营养　双胎妊娠与单胎妊娠相比，对热卡、蛋白质、必须脂肪酸、矿物质及维生素等必然有更高的要求，例如单胎妊娠所需的热量在妊娠后期比非孕期增加 300kcal/d，双胎妊娠则在此基础上再增加 300kcal/d。孕 32 周后胎儿生长发育快，摄取营养多，此时更易发生贫血。根据统计，此时双胎孕妇的血容量平均增加 50% ～ 60%，较单胎孕妇多增加 10%，致使血浆稀释幅度明显加大。约有 40% 的双胎孕妇发生明显贫血。预防和治疗贫血有利于胎儿发育和孕妇的健康，亦为产后哺乳及应对瘢痕子宫剖宫产时产后出血奠定良好基础。

六、产科合理用药

1. 孕妇用药的基本原则 ①用药必须有明确的指征，避免不必要的用药；②根据病情在医师指导下选用有效且对胎儿相对安全的药物；③应选择单独用药、避免联合用药；④应选用结论比较肯定的药物，避免使用较新的、尚未肯定对胎儿是否有不良影响的药物；⑤严格掌握剂量和用药持续时间，注意及时停药；⑥妊娠早期若病情允许，尽量推迟到妊娠中晚期再用药。

2. 药物的妊娠分类 美国食品和药物管理局（FDA）根据药物对动物和人类具有不同程度的致畸危险，将其分为 5 类。A 类：临床对照研究中，未发现药物对妊娠早期、中期及晚期的胎儿有损害，其危险性极小。B 类：临床对照研究中，药物对妊娠早期、中期及晚期胎儿的危害证据不足或不能证实。C 类：动物实验发现药物造成胎仔畸形或死亡，但无人类对照研究，使用时必须谨慎权衡药物对胎儿的影响。D 类：药物对人类胎儿有危害，但临床非常需要，又无替代药物，应充分权衡利弊后使用。X 类：对动物和人类均具有明显的致畸作用，这类药物在妊娠期禁用。

该分类方法存在一定局限性：只有 40% 的药物纳入 FDA 妊娠期用药分类，其中 60% 以上分为 C 类，即不能排除有危害，需衡量潜在益处和潜在危害；同时该分类未提供根据不同孕期时的用药对胎儿是否有危害的证据，以及不同剂量药物对胎儿的不同影响；单纯分类显得较为笼统，用药咨询较为困难。因此，FDA 于 2008 年提出应该摒弃之前的药物妊娠分类法，而是改为更详细的知情告知，包括以下内容：

第一部分又称为"胎儿风险总结"：详细描述药物对胎儿的影响，如果存在风险，需说明这些关于风险的信息是来自于动物实验还是人类。

第二部分又称为"临床考虑"：包括药物的作用，特别是在不知道自己妊娠的妇女当中使用此种药物的信息，还包括剂量、并发症等信息。

第三部分又称为"数据"：更详细的描述相关的动物实验或人类实验方面的数据，也就是第一部分的证据。

3. 用药时的胎龄 用药时胎龄与损害性质有密切关系。①受精后 2 周内：孕卵着床前后，药物对胚胎影响为"全"或"无"："全"表现为胚胎早期死亡导致流产；"无"则为胚胎继续发育，不出现异常；②受精后 3 ~ 8 周：是胚胎器官分化发育阶段，胚胎开始定向分化发育，受到有害药物作用后，即可能产生形态上的异常而出现畸形，称为致畸高度敏感期，具体地说，如神经组织于受精后 15 ~ 25 天，心脏于 21 ~ 40 天，肢体和眼睛于 24 ~ 46 天易受药物影响；③受精后 9 周至足月：是胎儿生长、器官发育、功能完善阶段，仅有神经系统、生殖器和牙齿仍在继续分化，特别是神经系统分化、发育和增生是在妊娠晚期和新生儿期达最高峰。在此期间受到药物作用后，由于肝酶结合功能差及血脑通透性高，易使胎儿受损，还可表现为胎儿生长受限、低出生体重和功能行为异常。

在相同致畸剂量，短暂暴露很少致畸，而长期慢性暴露导致致畸风险显著增加，因此妊娠期用药尽可能缩短用药时间。通常暴露剂量越大，对胚胎和胎儿的危害越大，由于胚胎对有害因子较成人敏感，当暴露剂量尚未对母体有明显影响时，可能已经对胚胎产生不良影响。因此，用药咨询需要考虑用药的时间长度和暴露剂量，综合分析。

4．妊娠期用药选择

（1）抗感染药物

1）青霉素类：为最常用、价值最为便宜的药物。除过敏反应外，在妊娠期用药对胎儿影响极小。常用者：青霉素 G、氨苄西林、氧哌青霉素、羧苄西林等 FDA 分类均为 B 类，安全性高。

2）头孢菌素类：头孢霉素亦为常用之抗生素，妊娠期用药对胎儿影响也极小。常用者：头孢拉啶、头孢噻肟钠、头孢曲松钠、头孢哌酮钠，均属 FDA 分类为 B 类；安全性高。

3）四环素类：四环素、米诺霉素、土霉素、多西霉素在孕期四环素使胎儿牙釉质发育不良，荧光物质沉积于牙釉，牙齿着黄色，尚有引起胎儿宫内生长受限等报告。在 FDA 分类均属 D 类，故孕期不应用此类药物。

4）喹诺酮类：有诺氟沙星、氧氟沙星、环丙沙星等。过去在动物实验中发现对软骨发育有影响，但在临床使用中，并未发现对胎儿的明显的骨损害，目前 FDA 分类均属 C 类。

5）氨基糖苷类：该类药物主要为对胎儿听神经损害，无论链霉素、庆大霉素、阿米卡星均有此报道，目前 FDA 分类中属 D 类或 C/D 类，在妊娠期应慎用或禁用。

6）林可霉素类：林可霉素及氯林可霉素在 FDA 分类中属 B 类，孕期可以应用。

7）红霉素：属大环内酯类抗生素，它的抗菌谱与青霉素相似，并对支原体、衣原体、螺旋体、放线菌素等均有所抑制作用。FDA 分类属 B 类，故在妊娠期可用。

8）氯霉素：系酰胺醇类抗生素中之主要抗生素。虽然抗菌谱广，但耐药菌株日见增多，加以对母体有粒细胞减少及肝损之虞，对胎儿有可能发生先天白内障、呼吸循环衰竭、灰婴综合征的可能，在 FDA 分类虽属 C 类，但在妊娠期不宜使用。

9）抗结核药：在 FDA 分类中乙胺丁醇属 B 类，而异烟肼、利福平、利福霉素、对氨基水杨酸钠均属 C 类，故在妊娠期合并结核病者仍可在医师指导下使用。

10）甲硝唑：是治疗厌氧菌感染和滴虫性阴道炎的良药，早年因动物实验发现对啮齿动物有致畸作用而要慎用，但对人类则无此作用，自 1983—1987 年的观察，多个作者报告并未增加致畸率。故 FDA 分类属 B 类，孕期可用。

11）磺胺类：包括多种磺胺药。在 FDA 分类中属于 B 类，但大剂量应用属 D 类，孕晚期因与胆红素和血浆蛋白发生竞争性结合，容易导致新生儿出生后的新生儿黄疸、溶血性黄疸和核黄疸。故在近足月时禁用。

12）抗真菌药：常用的抗真菌药主要用于抗念珠菌，其中克霉唑、制霉菌素 FDA 分类均属 B 类药，如用于阴道塞药，由于其吸收量极小，因此咪康唑（Miconazole）也可用于孕妇，属 FDA 分类为 C 类的。

13）抗病毒药：除利巴韦林即病毒唑属 FDA 分类 X 类外，其中阿昔洛韦、甘昔洛韦等均属 C 类，故于妊娠妇女有必要时仍可应用。而抗 AIDS 病的齐多夫定即叠氮胸苷亦属 C 类，可用于妊娠期的 AIDS 患者。

（2）降压药

1）硫酸镁：在晚期妊娠合并妊娠期高血压综合征时大量应用，安全。属 FDA 分类的 B 类，需注意在临产后时大量应用，出生的新生儿可发生嗜睡、肌张力减弱等现象。

2）肼屈嗪：即肼苯达嗪属 FDA 分类 B 类，常用于妊娠高血压综合征。

3）甲基多巴：属 FDA 分类 C 类，常用于妊娠高血压综合征，安全。

4）硝普钠：属 FDA 分类 D 类，用量大可使胎儿氰化物中毒及颅内压升高，故不宜应用。

5）利血平：属 FDA 分类 D 类，妊娠晚期用之可使新生儿鼻塞、肌张力降低，故不宜使用。

6）卡托普利：即开普通，为血管紧张素转换酶抑制药，属 FDA 分类 D 类。孕早期服用有致先天性肾畸形报道，故妊娠期禁用。

（3）镇痛及镇静剂

1）巴比妥类：在 FDA 分类中苯巴比妥属 B 类，无论妊娠早、中及晚期均可应用。而异戊巴比妥（即阿米妥）及司可巴比妥（即速可眠）则属 C 类，亦可使用。

2）地西泮类：地西泮，即安定，动物实验有致畸，在 FDA 分类中属 D 类，而在妊娠晚期可以发生胎儿心率减慢，新生儿 Apagar 评分降低及肌张力减弱，故应谨慎使用。其他安定类药物如奥沙西泮、氟硝西泮、芬拉西泮均属 D 类，氟西泮属 X 类，均不应该在妊娠期应用。

3）哌替啶：即度冷丁，FDA 分类属 B/D，即一般剂量妊娠期应用对胎儿无碍，但在产前或产时用之，因其对新生儿有轻度抑制作用，估计不可能在四小时内结束分娩，则可用之。但如有中毒成瘾而大量应用时对胎儿有害。

4）吗啡：FDA 分类属 B/D，即一般剂量时应用对胎儿无碍，但其对胎儿呼吸抑制作用强，故目前在产前已很少应用。中毒成瘾而大量应用时对胎儿有害。

5）氯丙嗪及异丙嗪：氯丙嗪即冬眠灵，异丙嗪 FDA 分类属 C 类，在重度妊娠高血压综合征时可于哌替啶合用。

（4）利尿剂

1）呋塞米：即速尿，FDA 分类属 C 类。在妊娠高血压综合征或妊娠合并心脏病时可用之。

2）甘露醇：FDA 分类属 C 类，在重症妊娠期高血压综合征时可用之。

3）氢氯噻嗪：即双氢克尿噻，FDA 分类属 D 类，过去常用于妊娠高血压综合征。长期应用可出现孕妇电解质紊乱，新生儿可出现黄疸、血小板减少等，现已不用。

4）乙酰唑胺：即醋氮酰胺，FDA 分类 C 类。过去常用于妊娠高血压综合征，现已少用。

5）依他尼酸：即速尿酸，FDA 分类 D 类。有动物致畸报告，长期应用可使母、儿电解质紊乱。妊娠时不宜应用。

（5）解热镇痛药

1）阿司匹林：即乙酰水杨酸，FDA 分类属 C 类。妊娠期可用，但长期大剂量应用有致畸报告。在妊娠晚期需注意血凝机制的影响。

2）吲哚美辛：即消炎痛，FDA 分类虽属 B 类，早期妊娠时可用，但晚期妊娠 34 周后可造成胎儿动脉导管狭窄或关闭，故孕晚期不可应用。

3）布洛芬：即芬必得，FDA 分类 B 类，妊娠期可用。

4）双氯芬酸：即扶他林，FDA 分类属 B 类，妊娠期可用。

（6）抗癫痫药：癫痫本身胎儿畸形发生率高，而妊娠期如用抗癫痫药物可能畸形发生率更高，用药种类越多发生率越高。

1）苯妥英钠：在 FDA 分类 D 类。可致畸，妊娠期慎用。

2）扑米酮：即扑痫酮，FDA 分类属 D 类，可致畸，妊娠期慎用。

3）丙戊酰胺：FDA 分类 D 类，可致畸，妊娠期慎用。

其他尚有苯琥胺、卡马西平，前者属 D 类，后者 C 类，均有致畸可能，故服用前需向患者家属说明。

（7）中枢神经系统抗抑郁药物及抗躁狂药物：中枢神经系统抗抑郁剂大多为 C 类或 D 类。其中阿米替、去甲替林、丙咪嗪均属 D 类药，而氟安帕明（安芬尼）、多塞平（多虑平）、苯丙胺（非那明）均属 C 类。用药时可加以选择。

中枢神经抗躁狂药除碳酸锂为 X 类，妊娠期禁用外，其余药物如帕罗西丁属 B 类、氟伏沙明、文拉法辛均属 C 类，可在妊娠期选择应用。

（8）抗甲状腺药：卡比马唑、甲巯咪唑（他巴唑）、丙硫氧嘧啶均属 D 类。碘 ^{131} 则属 X 类。

（9）激素类药

1）肾上腺皮质激素：泼尼松（强的松）及泼尼松龙（强的松龙）均为 FDA 分类的 B 类药，妊娠期可用。倍他米松及地塞米松为 C 类药，妊娠期亦可用。但可的松为 D 类药，妊娠期不用为宜。

2）性激素：乙烯雌酚即乙蔗酚属 FDA 分类的 X 类药，至于雌二醇及孕激素分类均属 D。但在早孕阶段发生先兆流产保胎时可用黄体酮，不用人工合成的安宫黄体酮等孕激素类药物。

口服避孕药属 FDA 分类 X 类，它有使胎儿致畸的变化，故如口服避孕药后失败者应终止妊娠。

RU-486（Mifepristone）FDA 分类属 X 类，亦有使胎儿致畸作用，如为终止早孕用 RU486 失败者亦应终止妊娠。

（10）抗过敏药

1）西咪替丁：即甲基咪胍，FDA 分类属 B 类，妊娠期可用。

2）氯苯那敏：即扑尔敏，FDA 分类属 B 类，妊娠期可用。

其他抗过敏药如苯海拉明、异丙嗪均属 C 类药，妊娠期亦可应用。

（11）抗恶性肿瘤药：由于其对细胞有毒性作用，如常用卡铂、环磷酰胺、阿糖胞苷、阿霉素、氨甲蝶呤、氟尿嘧啶均属 D 类药，妊娠期均禁用。

（12）维生素类药：在一定量之内是安全的，均属 FDA 分类 A 类。但如量过大，某些维生素可以有致畸作用。以维生素 A 为例，如每日口服量在 4000 单位，则 A 类，若超过 20 000 单位，则有致畸可能，X 类。维生素 D 过量，可以使胎儿及新生儿血钙过高、智力发育障碍。

（13）抗凝素

1）华法林：为香豆素口服抗凝剂。常用于人工换瓣后，FDA 分类属 D 类，有致畸作用，妊娠期禁用。

2）双香豆素：作用同华法林，FDA 分类属 D 类，有致畸作用，妊娠期禁用。

（14）其他

1）异维 A 酸：为维生素 A 之衍化物，为治疗皮肤病药物，FDA 分类属 X 类，对胎儿神经系统、头面部及心血管可致畸，妊娠期禁用。

2）乙醇：亦称酒精，FDA 分类属 D 类。如长期较大量饮用，可使胎儿发生致畸，有小头、小眼裂、面部发育不良、智力低下等表现。因此，妊娠期禁止大量服用酒精饮料。

第六章　辅助检查

第一节　产前超声检查与评估

一、多胎妊娠的产前诊断

1. 双胎妊娠的诊断　自在产科广泛应用 B 超检测技术以后，在早、中期妊娠即可发现双胎妊娠。

（1）物理检查：在物理检查时，发现实际子宫大小大于子宫妊娠月份应有大小者，或宫底高度大于妊娠月份应有高度时均应疑有双胎妊娠可能。腹部检查时，如扪及过多的小肢体，或扪及 3 个胎极应疑有双胎可能，如能同时听到两个速率不同的胎心，相差 10bpm 以上时亦可能做出双胎的诊断。

（2）病史及临床表现：部分双卵双胎有家族史，或妊娠前曾用促排卵药或体外受精行多个胚胎移植。但体外受精－胚胎移植后双胎未必一定为双卵双胎。亦可能移植两个胚胎后，只有一个胚胎存活，而该受精卵又分裂为单绒毛膜性双胎。双胎妊娠通常恶心、呕吐等早孕反应重。妊娠中期后体重增加迅速，腹部增大明显，下肢水肿、静脉曲张等压迫症状出现早且明显，妊娠晚期常有呼吸困难，活动不便。

（3）B 超：是诊断双胎的重要工具，它还有鉴别胎儿生长发育，观察胎儿有无畸形及有无羊水过多或羊水过少的功能。

1）早期妊娠时双胎的诊断：用腹部 B 超检查法妊娠最早出现在 6 周，一般妊娠可在 7～8 周发现宫内有两个胚囊。但阴道超声能较腹部 B 超更早地发现双胎。至妊娠 9～13 周，两个胎囊胎儿及其胎动均已清晰可辨。妊娠 16 周以后可测量其双顶径观察胎儿的生长。如遇双角子宫，由于一角内受孕后，对侧角的蜕膜受卵巢及胎盘的影响而蜕膜充分发育，腺体的分泌充满于腔内可造成囊状的假象而误诊为双胎（D'Alton and Mercer，1990）。

早期妊娠时 B 超诊断双胎数较中、晚期妊娠时实际分娩的双胎数为高，因为在早孕时，双胎中之一胎可因各种原因死亡，一胎在宫内消失或死亡的发生率自 20%（Jones 等，1990）至 50%（D'Alton and Mercer，1990）。这种现象称为消失的双胎。报道所有自然妊娠的孕妇中早期妊娠时多胎率为 12%，但其中仅 14% 能存活至足月。单绒毛膜双胎发生流产的危险性明显高于双绒毛膜双胎。

2）中晚期双胎妊娠的诊断和监护：至中晚期妊娠，可用 B 超诊断双胎的正确率达 100%，除可出现两个胎头或躯干及可见各自的胎心及不同的搏动频率以外，应注意双胎胎盘的位置，一方面要区别为单卵或双卵双胎，另一方面需留意是否有胎盘低置或前置胎盘可能。

晚期妊娠时，双胎的两个胎儿的生长速度慢于单胎，且两个胎儿有时可不等大，如伴发双胎输血综合征时两个胎儿的差异更为明显。因此应对两个胎儿做参考数如双顶径、股骨长度、腹径等的测量，以判断发育情况。另外，应当注意羊水的监测。Joern 等（2000）用多普勒超声监测晚期双胎妊娠胎儿的脐血流速度以判断胎儿的预后，凡脐血流速度异常者，小于胎龄儿、早产、剖宫产及围生儿死亡率均显著高于正常者，故此亦可作为监护方法之一。

3）双胎畸形的诊断：双胎的胎儿畸形明显高于单胎。常见的畸形有脑积水、无脑儿、脑脊膜膨出、脐膨出及内脏外翻、双联畸形及无心畸形等，均可经 B 超而诊断。

（4）双胎的产前筛查及产前诊断妊娠：11 ~ 13^{+6} 周超声筛查可以通过检测胎儿颈项透明层（NT）评估胎儿发生唐氏综合征的风险，并可早期发现部分严重的胎儿畸形。外周血胎儿 DNA 作为一种无创的手段也可以用于双胎妊娠的非整倍体筛查。由于较高的假阳性率，不建议单独使用妊娠中期生化血清学方法对双胎妊娠进行唐氏综合征的筛查。双胎妊娠的产前诊断指征基本与单胎相似。对于双绒毛膜性双胎，应对两个胎儿进行取样。对于单绒毛膜性双胎，通常只需对其中任一胎儿取样；但如出现一胎结构异常或双胎大小发育严重不一致，则应对两个胎儿分别取样。

（5）绒毛膜性判断：一旦确诊为双胎，应尽一切努力判定和报告羊膜性和绒毛膜性。双胎的预后取决于绒毛膜性，而并非合子性。绒毛膜性的判断主要依靠产前超声检查。

1）早孕期：早期绒毛膜性的判定最准确的体征（准确率接近 100%）：孕 7 ~ 10 周孕囊的个数以及孕 11 ~ 14 周双胎峰的出现。孕 7 ~ 10 周，如果宫腔内可见两个妊娠囊，为双绒毛膜双胎，如仅见一个孕囊，则单绒毛膜双胎的可能性极大。孕 11 ~ 14 周，根据有无"双胎峰"来判断绒毛膜性。所谓双胎峰指分隔的胎膜与胎盘胎儿面接触处呈三角形，提示双绒毛膜双胎。如分隔的胎膜与胎盘胎儿面接触处呈 T 形，提示单绒毛膜双胎。

2）中孕期：早孕期之后判断绒毛膜性的难度增加，准确率约 80%。可通过检查胎儿性别、两个羊膜囊间隔厚度、胎盘是否独立综合判断绒毛膜性。如有两个独立胎盘和（或）胎儿性别不同，提示双卵双胎；如超声影像图上只有一个胎盘，可以是单绒毛膜双胎，也可以是双绒毛膜双胎。此外，测定两个羊膜囊间隔的胎膜厚度可辅助诊断，如间隔胎膜厚度 ≥ 2mm 提示双绒毛膜双胎可能性大。

2. 三胎及三胎以上妊娠的诊断　B 超是诊断三胎或三胎以上妊娠的有力工具。18 ~ 20 孕周是诊断多胎较为合适的时间。随孕周的增加，诊断准确率也上升。血清甲胎蛋白（AFP）测定亦有助于多胎的诊断。Maefarlane 的多胎资料表明血清 AFP 在双胎中明显升高者仅占 29.3%，三胎为 44.8%，四胎及四胎以上则达 80%。因此，孕妇血清 AFP 的筛查有助于发现多胎。

二、多胎妊娠绒毛膜性质的超声诊断

1. 产前判断绒毛膜性的重要性

（1）妊娠临床结局的主要决定因素是绒毛膜性，而非同卵 / 异卵性。

（2）在单绒毛膜双胎中，流产、临产死亡、早产、胎儿生长迟缓及胎儿畸形的发生率远高于双绒毛膜双胎。

（3）若单绒毛膜双胎的其中一个胎儿死亡，另一胎儿有很大机会突然死亡或出现严重神经受损。

2. 超声多胎妊娠绒毛膜性的判断　要验证是单卵或双卵双胞，唯一方法是 DNA 纹印鉴证，而这要借助羊膜腔穿刺、绒毛取样或脐带穿刺等侵入性检查。而判断绒毛膜性，则可透过超声检查胎儿性别、胎盘数目及双胎间之隔膜而得知。异性别双胞胎必然是双卵双胎，因此亦必是双绒毛膜双胞胎；然而，约 2/3 的双胞胎的性别相同，这种情况下，单卵或二卵双生均有可能。同样的，若双胞胎各有独立分开的胎盘，则胎盘必为双绒毛膜性。然而，在大部分双胎中的两个胎盘融合，故不能单靠此分辨胎盘的绒毛膜性。在双绒毛膜双胎中，双胎间之隔膜包含一层绒毛组织，夹在两层羊膜之间；而在单绒毛膜双胎中，隔膜间并没有这层绒毛层。判断绒毛膜性的最佳方法和时间，是在孕 6 ~ 9 周进行超声检查。若在双胎之间观察有一层厚膜分隔，该厚膜便为绒毛层，可确定是双绒毛膜，否则便是单绒毛膜。这层厚隔会渐变薄，形成双胞膜的绒毛成分，但在膜底部则仍然保持厚度，成三角形状或"λ"字状，这种超声特征又叫"双胎峰"。在 10 ~ 13 周以后超声检查双胞胎间隔膜底部有否出现"λ"字状，亦能可靠地分辨绒毛膜性。但随孕周增长，平滑绒毛膜会消退，"λ"字状便渐渐变得难以辨认，至 20 周时，只有 85% 的双绒毛膜妊娠会出现"λ"字状。故此，在 20 周及其后没有发现"λ"字状并不构成单绒毛膜的证据，亦不能排除双绒毛膜或二卵双生的可能性。相反，由于没有单绒毛膜妊娠会在 10 ~ 13 周扫描后出现"λ"字状，因此在任何时候发现这特征，均可作为双绒毛膜的证据。

三、多胎反向动脉灌注序列征的超声诊断

双胎反向动脉灌注序列也称无心畸胎序列，仅发生于单绒毛膜双胎，约占 1%，大部分发生在双胎妊娠，8% 发生在三胎妊娠中。无心畸胎超声主要表现为无心脏结构或仅有心脏原基而无功能的心脏，正常发育的胎儿称为泵血胎，泵血胎通过胎盘内的动脉 – 动脉吻合支与无心胎体内血管相通，无心胎接受缺乏氧气和营养成分低泵血胎的脐动脉血，因髂血管主要供应躯体下半部分，故下肢发育良好，而躯干上部身体由于供氧不足而出现缺如或发育不良，超声显示为无心脏结构及搏动、无头颅、无上肢、多数有皮下水肿声像，最特征的超声表现是彩色多普勒显示寄生胎的脐动脉流向胎儿体内，脐静脉流向胎盘，与正常胎儿血液循环相反。

四、多胎贫血–多血序列征的超声诊断

双胎贫血 – 多血序列征（TAPS）是指单绒毛膜囊双胎之间血红蛋白浓度不均衡。3% ~ 5% 的单绒毛膜囊双胎于 30 周以后会出现自发性 TAPS；在 TTTS 病例激光治疗后，有 2% ~ 13% 会出现医源性的 TAPS。自发性或医源性 TAPS 病例的胎盘都含有少量的细小的单向动脉 – 静脉吻合血管，而没有代偿性的动脉 – 动脉吻合血管，两胎儿之间可能存在慢性输血，血流量 5 ~ 15 mL/24 h。

TAPS 的产前诊断标准为：双胎之一大脑中动脉 PSV > 1.5 MoM 值，提示贫血；另一胎大脑中动脉 PSV < 0.8 MoM，提示红细胞增多症。TAPS 的生后诊断标准是双胎间的血红蛋白浓度差值大于 8 g/dl 及双胎间网织红细胞比值 > 1.7 或胎盘血管吻合支直径 < 1 mm。

对于单绒毛膜囊双胎，特别是在 TTTS 激光治疗后的病例，应至少每两周常规测量大脑中动脉 PSV。TAPS 的死亡率低于 TTTS，可行期待治疗、引产、宫内输血、选择性堕胎或再次行胎儿镜下激光手术等治疗方案。

五、多胎选择性胎儿生长受限的产前超声诊断

选择性胎儿生长受限（sIUGR）为双胎之一胎儿估计体重低于第10百分位数而另一胎胎儿估计体重在正常范围内（高于第10百分位）；常由于胎儿之一先天畸形、胎盘分布不均或一个胎儿脐带入口异常所致，两个胎儿的羊水量差异不如TTTS明显。sIUGR小胎儿在严重情况下会出现羊水过少甚至无羊水，此时胎儿死亡率明显增加。但其与TTTS的区别在于大胎儿发育正常且无羊水过多。对sIUGR应进行密切认真的定期超声监测，如评估脐动脉频谱及羊水深度等，以帮助预测胎儿急性恶化及宫内死亡，辅助制订临床处理方案。

目前，根据小胎儿的脐动脉多普勒频谱表现将单绒毛膜囊双胎sIUGR分为三型：Ⅰ型：脐动脉频谱舒张期为正向血流；Ⅱ型：脐动脉舒张末期频谱持续性消失或反向；Ⅲ型：脐动脉舒张末期频谱间歇性消失或反向。上述频谱特征在妊娠较早期即出现，频谱形态通常持续到分娩都无明显变化，与临床转归和预后有关。Ⅰ型sIUGR通常预后较好；Ⅱ型sIUGR出现小胎儿宫内缺氧及宫内死亡的风险增加，而Ⅲ型频谱是单绒毛膜囊双胎sIUGR的特有征象，临床转归不典型，小胎儿突发宫内死亡及大胎儿脑实质病变的风险增加，可能与双胎间存在较大的动脉－动脉吻合血管有关。

六、复杂性多胎的超声诊断

1. 双胎输血综合征（TTTS）　是单绒双胎的一种严重并发症，占10% ~ 15%，发病率随着多胎妊娠发生率的增高也逐渐升高。Valentina通过研究发现单绒双胎在11 ~ 13^{+6}周如果两胎儿NT值相差≥ 20%，约有超过一半的双胎会有可能发展成TTTS，早孕期胎儿静脉导管a波低平、舒张末期血流消失或反向预测TTTS的敏感性也较高。超声诊断标准：首先绒毛膜性质为单绒毛膜性双胎，在超声检查中发现一胎儿羊水过多（孕20周前羊水最大深度＞8cm，孕20周后羊水最大深度＞10cm），同时另一胎儿羊水过少（羊水最大深度＜2cm）。

2. 双胎之一流产或死亡　超声检查及诊断要点：①判断绒毛膜性；②流失或死亡胎儿的孕周确认，必要时需经阴道超声检查观察"胎停儿"的内部血流，与TRAPs等相鉴别。扫查脐带血管、胎盘回声及血流等来确定双胎之一死亡；③存活胎儿的超声监测：在没有宫内干预的情况下，每2 ~ 4周进行存活胎儿的超声检查。包括生长发育的评估及血流动力学监测。注意一胎死亡后存活胎儿大脑、肝脏、肾脏等主要器官的发育

情况，双胎之一死亡后 4 周左右，超声检查有无脑室扩张、出血灶、白质软化及脑穿通等改变。

3. 双胎之一合并畸形　超声检查及诊断要点：①胎儿畸形的筛查孕周范围、诊断操作规范同单胎超声检查要求；②应保障双胎有充分的时间进行超声检查；③单绒双胎推荐胎儿心脏超声检查；④单绒双胎注意筛查双胎相关畸形及晚孕期出现的脑及心脏畸形。双胎相关畸形包括神经管缺陷，前腹壁缺损、唇裂、脑畸形、心脏缺陷和胃肠道异常；⑤单绒双胎之一畸形，评估对另一胎儿的影响。

4. 单绒双胎间羊水量不均衡　超声检查及诊断要点如下。①判断绒毛膜性。②评估双胎生长发育情况。③测量最大羊水池深度，诊断标准：2cm＜双胎之一的羊水＜3cm，7cm＞另一胎儿羊水＜8cm；或仅满足双胎之一羊水过多或过少，另一胎羊水量尚属正常。④母胎血流监护：脐动脉及大脑中动脉多普勒指标测定。⑤连续动态监测。

七、连体多胎的超声诊断

连体双胎是十分罕见的胎儿畸形，以女性双胎多见，约占单绒毛膜单羊膜囊双胎的 1%。现有的文献报道大部分为单绒毛膜单羊膜连体双胎，可见于三胎以上的妊娠，但也有少数作者报道过单绒毛膜双羊膜连体双胎。产前诊断以超声检查为首选，经腹部高分辨率二维超声检查可发现连体双胎相连的部位及融合程度，三维超声技术使诊断更直观。彩色多普勒超声检查可为连体双胎间胎儿血流是否畅通提供准确信息，而且对于判断是否合并严重心脏畸形及胎儿的预后具有重要意义。连体双胎种类繁多，有双头相连、胸脐相连、坐骨相连、脐部相连等。

早孕期检查时区分绒毛膜性和羊膜性尤为重要。双绒毛膜双羊膜双胎和单绒毛膜双羊膜都不会发生联体双胎，只有单绒毛膜单羊膜双胎才有联体双胎的可能。孕早期比孕中、晚期更容易发现联体双胎。

孕早期超声诊断要点：确定为单绒毛膜单羊膜双胎；两个胎儿异常靠近，且相对位置无变化；当孕 10 周后羊膜腔增大时，就可以观察到两个胎儿的相连部分。早孕期阴道超声可能有帮助。中孕期以后产前超声检查可以发现两个胎儿之间无羊膜分隔，显示一个胎盘，一个羊膜囊。两胎儿之间总是保持不变的相互关系，或面对面，或背对背，不会改变。单根脐带且内伴 3 根以上血管。约 50% 联体胎儿存在羊水过多，羊水过多并常合并胃肠道、泌尿系及心脏畸形。联体胎儿的诊断应明确共用器官和伴随畸形，尤要明确肝和心脏的情况。根据相联部位的不同，联体双胎的表现各不相同，共同的部位越多，一般越容易发现。由于三维超声重建技术的发展，对联体的部位和脏器的融合程度有一定帮助。寄生胎可以表现为一个正常胎儿体表的一个不成形异常回声或一形态不规则、结构不均质回声和较强的带状团块样强回声，后带声影，其附着部位可在口腔、颌面部、头颅部、胸腹部、骶尾部等。也可表现为正常胎儿腹腔内见一液实混合性包块回声，轮廓不规则，内为无回声、中低点状不均回声及杂乱的强回声团，后带声影。

第二节 胎心监护的运用

近年来，电子胎心监护（EFM）在产前和产时的应用越来越广泛，已经成为产科不可缺少的辅助检查手段。其优点是能连续观察并记录胎心率（FHR）的动态变化，同时描记子宫收缩和胎动情况，反映三者间的关系。EFM的评价指标见表6-1，其中基线变异是最重要的评价指标。电子胎心监护包括无应激试验（NST）、缩宫素激惹试验（OCT）又称宫缩应激试验（CST）。

表6-1 电子胎心监护的评价指标

名称	定义
胎心率基线	指任何10分钟内胎心率平均水平（除外胎心加速、减速和显著变异的部分），至少观察2分钟以上的图形，该图形可以是不连续的。①正常胎心率基线：110～160次/分；②胎儿心动过速：胎心基线＞160次/分；③胎儿心动过缓：胎心基线＜110次/分
基线变异	指每分钟胎心率自波峰到波谷的振幅改变。按照振幅波动程度分为：①变异消失：振幅波动完全消失；②微小变异：振幅波动≤5次/分；③中等变异（正常变异）：振幅波动6～25次/分；④显著变异：振幅波动＞25次/分
加速	指基线胎心率突然显著增加，开始到波峰时间＜30秒。从胎心率开始加速至恢复到基线胎心率水平的时间为加速时间
	妊娠≥32周胎心加速标准：胎心加速≥15次/分，持续时间＞15秒，但不超过2分钟
	妊娠＜32周胎心加速标准：胎心加速≥10次/分，持续时间＞10秒，但不超过2分钟
	延长加速：胎心加速持续2～10分钟。胎心加速≥10分钟则考虑胎心率基线变化
早期减速	指伴随宫缩出现的减速，通常是对称性地、缓慢地下降到最低点再恢复到基线。减速的开始到胎心率最低点的时间≥30秒，减速的最低点常与宫缩的峰值同时出现；一般来说，减速的开始、最低值及恢复与宫缩的起始、峰值及结束同步
晚期减速	指伴随宫缩出现的减速，通常是对称性地、缓慢地下降到最低点再恢复到基线。减速的开始到胎心率最低点的时间≥30秒，减速的最低点通常晚于宫缩峰值；一般来说，减速的开始、最低值及恢复分别延后于宫缩的起始、峰值及结束

名称	定义
变异减速	指突发的显著的胎心率急速下降。减速的开始到m低点的时间 < 30秒，胎心率下降 ≥ 15次/分，持续时间 ≥ 15秒，但 < 2分钟。当变异减速伴随宫缩时，减速的起始、深度和持续时间与宫缩之间无固定规律。典型的变异减速是先有一初始加速的肩峰，紧接一快速的减速，之后快速恢复到正常基线伴有一继发性加速（双肩峰）
延长减速	指明显的低于基线的胎心率下降。减速程度 ≥ 15次/分，持续时间 ≥ 2分，但不超过10分钟。胎心减速 ≥ 10分钟则考虑胎心率基线变化
反复性减速	指20分钟观察时间内，≥ 50%的宫缩均伴发减速
间歇性减速	指20分钟观察时间内，< 50%的宫缩伴发减速
正弦波形	胎心率基线呈现平滑的类似正弦波样摆动，频率固定，3~5次/分，持续 ≥ 20分钟
宫缩	正常宫缩：观察30分钟，10分钟内有5次或者5次以下宫缩
	宫缩过频：观察30分钟，10分钟内有5次以上宫缩。当宫缩过频时应记录有无伴随胎心率变化

一、无应激试验

无应激试验（NST）是指在无宫缩、无外界负荷刺激下，对胎儿进行连续胎心率的观察和记录，以了解胎儿储备能力。

1. 操作方法

（1）妊娠晚期产前的常规检查，一般每周进行1次。高危妊娠每周检查酌情增加，一般2~3次。

（2）监测时间一般为20分钟，如无反应，可让孕妇改变体位或经母体推动胎体，然后延长监护20分钟。

（3）结果评价：根据胎心率基线、胎动时胎心率变化等分为有反应型无应激试验、可疑型无应激试验和无反应型无应激试验。

2. 注意事项

（1）胎儿睡眠周期和孕妇应用镇静药、硫酸镁等情况下可表现为无反应型图形。

（2）必要时，妊娠28周即可进行检测。32周前的加速幅度为10次/分，持续 > 10秒，32周后的评估标准与前述标准相同。

二、缩宫素激惹试验

缩宫素激惹试验（OCT）即宫缩应激试验（CST）。其原理为诱发宫缩，并用胎心监护仪记录胎心率变化，测定胎儿的储备能力。

1. 操作方法

（1）适应证：适用于 NST 可疑型者，以及高危妊娠可能有胎盘功能低下，临产前用以测定胎盘功能。

如怀疑胎儿已有严重缺氧者或瘢痕子宫不宜经阴道分娩者禁用此试验。

（2）有两种方法可以诱导宫缩产生：静脉内滴注缩宫素；乳头刺激法，透过衣服摩擦乳头 2 分钟直到产生宫缩。

（3）结果评价：①正常宫缩建立后，若无明显减速，监护记录 20 分钟，若无明显减速为缩宫素激惹试验阴性，是否有加速反应则为非必须条件，提示胎儿储备功能良好；②如反复有晚期减速发生、其频率超过全部宫缩的 1/2 以上为缩宫素激惹试验阳性，说明胎儿氧合状态不理想；③若是偶有晚期减速，或过度应激（宫缩频率＞1 次 12 分钟或每次宫缩持续时间＞90 秒）下出现反复晚期减速，以及图形不满意，视为缩宫素激惹试验可疑阳性。

2. 注意事项

（1）缩宫素激惹试验需住院进行，并有一旦发生胎儿窘迫可立即急救的准备。

（2）发现缩宫素激惹试验为可疑阳性时，以及宫缩过强、持续时间过长或宫缩过频，及时停止静脉滴注缩宫素。

三、胎心监护在产科中的应用

电子胎心监护仪在产科中的应用范围较广，通过胎心监护，可对胎儿的生长发育状态、孕妇的妊娠状态进行有效检查诊断，可应用在产前、产时及高危妊娠的监护中。

1. 产前的胎心监护　在产前胎心监护中，主要以无应激试验检测方式为主。张国丽的研究中有提及，对产科孕妇进行胎心监护，利于医师对孕妇宫内胎儿状态进行综合评估诊断，尤其是针对胎儿缺氧症状，通过胎心监护，能有效检出胎儿是否存在缺氧症状，利于宫内窘迫等症状的临床诊断，可尽早发现宫内窘迫等妊娠期病症，医师可根据孕妇的妊娠状态给予干预治疗，对降低围生儿死亡率有重要意义。且经其在产前给予孕妇胎心监护和未给予孕妇胎心监护间对比可知，接受胎心监护及相关干预治疗的孕妇，无胎儿重度窒息病症的发生，有极少孕妇出现胎儿轻度窒息，轻度窒息与重度窒息发生率均显著低于未接受胎心监护的孕妇。说明在产前对孕妇进行胎心监护能有效降低胎儿窒息的发生率，对提升围生儿生存率，改善围生儿结局等均有重要意义。

2. 产时的胎心监护　在妊娠晚期、产时也可对产妇进行胎心监护。这主要是由于在生产时，孕妇对氧气的需求量增加，胎儿易处于低氧状态，若产程过长，且胎儿长时间处于低氧状态，则不仅会对胎儿的脑部发育、智力等造成影响，还会危及胎儿的生命安全。因此在产时适当给予产妇胎心监护也尤为重要，尤其是第二产程中的胎心监护，会对母婴结局造成直接影响。王一楠等研究中，就有对产妇产时行持续胎心监护的应用情况进行研究探讨，经其相关研究数据可知，接受产时持续胎心监护和相关护理干预的产妇，其产后出血、宫颈裂伤等产后并发症总发生率更低，新生儿不良结局，如胎儿窘迫、新生儿轻度重度窒息等发生率更低，说明在产时给予孕妇胎心监护，对提升分娩质量，改善妊娠结局等均有积极影响。这主要是由于通过持续性胎心监护，能及时捕捉到孕妇生产时的不良动态，医师可根据检测情况，及时给予产妇干预治疗，如宫内复苏、改善产妇体位、阴道分娩转剖宫产等，均可及时改善孕妇的不良生产状态，能有效保障母婴的生命安全。

第三节　MRI在多胎妊娠中的运用

一、MRI诊断胎儿双胎和双胎畸形的价值和优势

尽管目前大多数研究尚未发现胎儿 MRI 的不良反应，但 MRI 的生物学效应对胎儿的影响目前还不确切，因此妊娠前 3 个月胎儿 MRI 的检查应极为谨慎，因这一时期胚胎自发性异常发生率极高，加之这时胎儿各脏器并没完善、组织结构也不清晰，一般主张对孕 3 个月以上的孕妇必要时可行 MRI 检查。MRI 具有较高的软组织对比度，图像质量不受气体、骨骼、羊水少、母体肥胖等因素影响，可以清晰显示中枢神经系统微细结构、甲状腺、胸部及胃肠道畸形，提供超声以外的额外信息，MRI 还具有大视野，可显示较大病变和周围组织的关系，尤其是在双胎及双胎畸形中可以同时显示两胎儿、两胎儿更多的结构以及两胎儿之间的关系，能更全面、准确的诊断胎儿双胎及双胎畸形。

对于胎儿的一般畸形及单胎妊娠中发生的畸形很多研究表明了 MRI 在中枢神经系统畸形、复杂的胎儿异常（如肺先天性囊性腺瘤样畸形、先天性膈疝、肺隔离症等）、胃

肠道梗阻等方面能提供超声以外的额外信息。但在先天性心脏畸形方面胎儿 MRI 因不能应用增强对比剂，而还不能很好的显示心内结构。

对于单绒毛膜双胎（MDT）特有的双胎畸形，MRI 能提供优于二维超声的图像和产前畸形特征，是产前诊断单绒毛膜双胎特有双胎畸形超声检查的重要补充手段。对于连体双胎，MRI 能较好地评价连体胎儿的形态及共用器官的程度，T_2WI 能较好地显示胎儿头颅、双肾及胸部的详细结构，T_2WI 能提供肠道和肝脏超声以外的信息，而且能诊断每个胎儿连体部位以外的畸形，预测每个连体儿的生存能力，为是终止妊娠还是产后行外科分离术以及分娩的方式提供重要的影像学信息。1989 年，MRI 第一次用于脐部连体双胎分离的术前准备。

对于双胎反向动脉灌注序列征，MRI 除能显示泵血胎儿形态的正常以及受血胎儿形态的异常外，还能进一步证实双胎反向动脉灌注序列征干预前泵血胎儿颅内结构的正常，但对受血胎儿无胎心搏动，尽管动态 MRI 能显示但不如超声直接、准确，干预后 MRI 能检测对泵血胎儿的不良反应，如颅内出血、脑部破坏性改变、脑穿通性囊肿形成等，这是超声所不能及的。

对于 TTTS，MRI 除能显示两胎儿生长及羊水分布的不协调外，还能特异性证实干预前胎儿颅内脑部结构的正常，检测激光凝固交通血管后的不良反应，如颅内出血、脑部破坏性改变、脑穿通性囊肿形成等，这也是超声所不能及的。

对于双胎之一死亡，MRI 能显示死亡胎儿的外部形态异常，但对于无胎心搏动的显示不如超声直观、准确。

总之，MRI 在诊断双胎及双胎畸形方面不仅是超声的重要补充手段，而且很多方面能发挥超声所不能比拟的作用，尤其对于单绒毛膜双胎的特有畸形。随着胎儿内外科学的发展，对产前胎儿的影像学评价要求将会进一步提高，MRI 将会更深入地应用于胎儿畸形的产前诊断。

二、MRI联合超声在异常双胎妊娠中的应用价值

目前双胎妊娠发生相关并发症的监测主要依靠超声检查，近年来 MRI 凭借其大视野、较好的软组织对比度、多方位的快速扫描，且不受胎儿体位、胎儿颅骨、母体肥胖、羊水少等多种因素的干扰等优点，在胎儿各系统的检查应用越来越多。MRI 在胎儿中枢神经系统应用比较成熟，对胎儿颅脑的发育异常检出率较高，如侧脑室扩张、胼胝体发育异常、透明隔缺如、Dandy-Walker 畸形、后颅窝囊肿以及颅脑损伤的检出较超声更为直观和明确。MRI 除了清晰显示胎儿各系统的异常，可观察病变与周围组织的关系，

在双胎异常中可以同时显示两胎儿的结构以及两胎儿之间的关系，还可观察胎盘有无异常以及是否合并其他的并发症，如葡萄胎、前置胎盘、胎盘植入以及附件区病灶等MRI都均有很好的诊断价值。

双胎之一死亡的发病率在双胎妊娠中约为0.5%，是指妊娠最初时是双胎，由于多种因素的原因其中一胎未能妊娠至足月。发生于孕早期者最为多见且对母体和存活胎儿的影响极小。发生于中晚孕期则可明显增加存活胎儿的患病率和死亡率，尤其是在单绒毛膜双胎中发病率更高。MRI凭借其大视野和全方位可观察死亡胎儿的外部形态和结构异常，同时观察存活胎儿的情况，显示两胎儿之间的关系，MRI虽然对于无胎心搏动的显示不如超声直观、准确，但也可通过一些间接征象来推断胎儿是否存活。死胎的MRI征象具有特征性，表现为死亡胎儿明显小于胎龄，胎头变扁不成形，胎儿皮下软组织水肿、心包积液、胸腔积液、腹腔积液，以及体部及肢体堆聚在一起等。如果为双胎死亡的胎儿则均明显小于活胎的同期孕龄，并缩在宫体一角、体部于肢体模糊不清，颅骨重叠。有文献报道MRI对于胎儿-胎儿输血综合征、联体双胎的检出也比较敏感，为临床提供更多的信息。

总之，产前MRI能较超声提供更多的母体和胎儿的信息，其联合检查能更全面、准确的检出异常双胎妊娠以及其他合并症，对尽早的指导临床干预并采取有效措施、减少不良妊娠结局具有重要的意义。

三、超声联合磁共振成像诊断单绒毛膜多胎妊娠畸形效果

多胎妊娠中胎儿畸形和死胎风险更高，围术期并发症也更多。其中单绒毛膜多胎妊娠占1/4。单绒毛膜多胎妊娠作为多胎妊娠中的一种特殊类型，产后畸形率及围生期死亡率高于双绒毛膜多胎及单胎妊娠。其中中枢神经系统畸形是胎儿死亡重要原因，鉴于胎儿中枢神经系统发育较早，早期选择合适的诊断筛查方法十分必要。

超声能够清楚显示宫内胎儿细微结构，判断胎儿健康状态。在孕早期超声即可显示胎儿脑发育重大缺陷，孕中晚期也可检出多数中枢神经系统畸形，结合彩色多普勒血流显像还能反映颅内血流情况，判断是否具有脑血管畸形。超声诊断通过观察侧脑室、丘脑、小脑平面等横切面，适用于较严重中枢神经系统畸形诊断，但在实际操作中，孕周大、羊水少、胎位异常、孕妇腹壁肥厚以及近场混响伪像等均会对超声结果造成一定干扰，难以清晰显示胎儿颅内状况。另外，胎儿中枢神经系统畸形种类较多，对于侧脑室扩张和透明隔腔变异等单独运用超声诊断效果有限。

MRI凭借其多方位快速扫描、高软组织分辨率、大视野优势，广泛应用于胎儿各系

统的检查中，能清晰显示胎儿颅内空间结构及与周围组织器官的关系，有效减少胎儿运动产生的伪影，故 MRI 结果往往不受胎儿体位、母体肥胖、羊水少等因素干扰，利于医师准确诊断中枢神经系统畸形。MRI 在胎儿中枢神经系统畸形诊断检查中应用较为成熟，检出率较高，且较超声检查更为直观明确。MRI 除了可显示胎儿各系统的异常，还能判断病变与周围组织间关系，有助于多胎妊娠中分辨多个胎儿结构及胎儿之间的关系，还便于胎盘异常及其他并发症发现，如前置胎盘、胎盘植入、葡萄胎等。超声的敏感度低于 MRI 和超声联合 MRI，说明对于疑为单绒毛膜多胎妊娠畸形的孕妇，仅采取超声检查存在一定漏诊，而联合 MRI 检查能有效降低漏诊率。

对于轻症、影像显示明确的胎儿可采用超声监测病情发展，指导孕妇妊娠进程；但若影像结果受到孕妇妊娠情况的影像响较大时应当加用 MRI 进一步检查，以提供更准确的结果，从而指导临床妊娠管理。

综上所述，MRI 联合超声对单绒毛膜多胎妊娠的孕妇产前检查，对单绒毛膜多胎妊娠畸形有较高的检出率及诊断准确度，对指导临床干预并采取有效措施、减少不良妊娠结局有一定指导意义。

第七章　多胎妊娠产前筛查与诊断

一、概述

自从开展唐氏综合征的产前母体血清学筛查以来，大大降低了唐氏儿的出生率。Shaw Sheng-Wen（2008）报道自 1994 年中国台湾开展中孕期唐氏儿血清学两联（即 β-HCG、AFP）筛查后，唐氏儿的出生率由 0.63‰下降到 0.16‰。对于筛查的方法，目前国际上没有统一的联选标准，各国、各地区，甚至一个城市的不同医院使用的筛查方案也不尽相同。有早孕期两联血清学筛查（即 3-HCG、PAPP-A）合并超声测量胎儿颈项透明层（NT），中孕期两联血清学筛查（β-HCG、AFP）、三联血清学筛查（β-HCG、AFP、uE），四联血清学筛查（β-HCG、AFP、uE、inhibinA）结合中孕期遗传学超声检查软指标（如颈项皮肤厚度、心室强光点、肠管强回声、肾盂增宽、四肢骨短小等）。美国妇产科协会（ACOG，2007）建议将早孕期的联合筛查作为所有孕妇的常规筛查方法。而逐步序贯筛查，即早孕期采用两联血清学筛查合并胎儿颈项透明层（NT）测量，加上中孕期四联血清学筛查可获得 95% 以上的检出率，而假阳性率可控制在 5% 以内。

随着辅助生殖技术的开展，双胎、三胎等多胎发生率大大增加。对于多胎妊娠如何进行唐氏儿的筛查和诊断，提出了新问题和新挑战。Dahoun（2008）曾报道一例单绒毛膜双羊膜双胎的核型分析一胎为 47，XX，+21，另一胎为 47.XX.21/46，XX。Pelikan（2007）报道一例罕见的 18- 三体和 21- 三体双卵双胎病例。相比于单胎妊娠，采用早孕期、中孕期超声及母体血清学筛查的方法可行，但敏感性低，假阳性率高。对于双胎而言，在早孕期判断"绒毛膜性"和测量 NT 非常重要，是测定和修正"风险率"的重要基础。双卵双胎中每个胎儿的唐氏风险是独立的，双绒毛膜双胎的风险应求每个胎儿风险之和，单绒毛膜双胎的风险计算应以 NT 为基础，计算拟然比的几何均值。对于多胎妊娠，相比于中期妊娠的血清学筛查，早孕期的 NT 测量更为重要。

目前，羊水穿刺染色体检查是判断胎儿有无染色体疾病的金标准。对于高风险的双卵双胎和双绒毛膜双胎应分别穿刺，检查两个胎儿的核型；对于单绒毛膜双胎或单羊膜双胎，只需用检查一个胎儿的核型即可。

二、双胎绒毛膜性的判别

双胎绒毛膜性的判别关系到产前筛查、诊断及后续处理等方面的问题，在同卵双胎中，一个受精卵分裂形成两个独立的个体。大部分这种类型的双胎，他们的遗传物质及性别相同。在某些特殊情况下，例如基因突变或染色体不分离可导致两胎儿表型或染色体不一致。两个卵子分别受精的情况下产生的是异卵双胎，这种类型双胎一般从遗传物质到表型都具有一定差异。由于区分双胎的绒毛膜性对制订产前筛查与诊断方案及评估预后极为重要，在孕早期，超声检查对绒毛膜性判断的准确率可达 96%～100%，孕中期为 80%。异卵双胎在超声下都表现为双绒毛膜，而 33% 的同卵双胎可表现为双绒毛膜，66% 表现为单绒毛膜，取决于受精卵分裂的时间。应在孕 13^{+6} 周之前判定双胎妊娠绒毛膜性及羊膜性。通过观察分隔膜与胎盘交界处的厚度及胎盘数量进行判断。双绒毛膜双胎之间分隔膜较厚，包括两层绒毛膜和两侧各一层的羊膜，分隔膜插入胎盘的位置，呈 "λ" 征即双胎峰；单绒毛膜双羊膜囊分隔膜为两层薄的羊膜，与胎盘交界处呈 "T" 征。如为 2 个胎盘，则双绒毛膜双羊膜囊双胎可能性大。孕 14 周后，仍采用上述方法判断绒毛膜性，但未见双胎峰不能排除双绒毛膜双胎。

三、双胎染色体非整倍体筛查

1. 孕早期血清学筛查 孕早期，双胎的唐氏风险可以通过母亲血清学 [人绒毛膜促性腺激素（β-HCG）和妊娠相关蛋白（PAPP-A）] 与胎儿颈项透明层（NT）检测值来进行评估。其优点在于两胎儿有独立的风险值，有报道称早期唐氏筛查双胎的检出率为 80%，假阳性率为 5%。但由于两胎儿对于母亲血清学指标升高的贡献无法分别评估，故实际唐氏风险无法预测。就目前而言双胎的孕早期血清学筛查在全国的应用尚不普及，因此没有可靠的数据支持。

2. 孕中期血清学筛查 孕中期，双胎可以通过联合检查（孕妇年龄、NT 检测、血清 β-HCG 和 PAPP-A）进行 21- 三体综合征的筛查。出现一胎消失情况时，可能会影响筛查结果。2011 年加拿大妇产科学会及加拿大医学院产前诊断协会联合推出的双胎产前诊断及筛查指南指出，单卵双胎的染色体异常风险与单胎相同，而有研究表明孕中期唐氏筛查在双胎中的检出率为 51%～53%，假阳性率为 5%。因此该指南认为孕中期血清学筛查结合 NT 检测可作为双胎染色体非整倍体筛查选择之一，但需要大样本研究数据的进一步支持，由于检出率的确差强人意，我国目前不推荐对双胎单独进行孕中期血清学筛查。

3. 无创 DNA 检测（NIPT）　近期英国胎儿基金会资助的一项单中心前瞻性研究数据，结合多中心的检索数据的荟萃分析，确认 NIPT 在双胎妊娠 cfDNA 筛查中与单胎筛查结果基本一致，双胎 NIPT 对 21- 三体综合征的检出率目前可达到 93.7% 以上，假阳性率为 0.23%，优于传统筛查方法。而 NIPT 应用于双胎 18- 三体综合征及 13- 三体综合征的筛查数据十分有限，需更多的研究及数据积累。就目前而言，NIPT 成为双胎非整倍体筛查的主流方式的观点越来越被接受。

（1）双胎孕妇选择：NIPT 前的产前诊断咨询双胎 NIPT 的开展应在有产前诊断咨询经验的医疗机构进行。医生对于选择进行 NIPT 的双胎孕妇，需详细询问家族史及受孕方式，评估其是否适合进行 NIPT 检测。需告知孕妇，NIPT 只对 13、18 和 21 号染色体进行检测；NIPT 不能够替代介入性产前诊断；NIPT 可以出现假阳性和假阴性结果，无法提示非整倍体是否是由于染色体易位所引起；对于双胎，NIPT 只能对于整个孕期出具一份染色体非整倍体风险评估报告，无法区别单个胎儿的染色体异常风险；检测低风险并不等同于胎儿无染色体异常风险；NIPT 报告不能替代超声检查。NIPT 有时也会检出其他的染色体异常，结构异常风险，已有研究提示其与一些妊娠并发症，例如子痫前期风险等有一定的相关性。

（2）双胎 NIPT 检测时机：2015 年国家卫健委出台的关于推荐的 NIPT 检测孕周为孕 12^{+0} ~ 22^{+6} 周。对于双胎而言，早孕 12 周，NT 检测完成后，对头臀长（CRL）一致，NT 正常范围者，NIPT 检测可及早了解非整倍体风险，但仍有一些潜在风险是我们必须考虑的：①获知结果后漫长的 2 ~ 3 周等待羊水穿刺会增加孕妇的焦虑情绪；② NIPT 双胎检测失败率较高，有文献报道甚至高达 11.1%，这可能与检测孕周较早，母亲外周血中胎儿 DNA 含量较低有关，亦不能除外一部分辅助生殖技术（ART）以及孕期需要使用低分子肝素等药物影响检测的敏感性；③对于早孕阶段的双绒毛膜双羊膜囊（DCDA）双胎，单绒毛膜双羊膜囊（MCDA）双胎胎盘共享不均者，两胎儿的 DNA 释放入血的含量不一致，从而可能掩盖另一胎儿的影响。此外染色体三体胚胎往往早期淘汰，其存在于母体外周血循环中的 DNA 可能影响对另一胎儿的判断；④不同的绒毛膜性，NIPT 检测时机对后续处理的可能影响。DCDA 双胎可以来源于两枚受精卵，也可以由 1 枚受精卵早期（1 ~ 3 天）分裂而来，因此，大部分 DCDA 双胎遗传物质是不同的，但也可能完全一致。如果孕 23 周后行 NIPT 检测发现高风险，再行羊水穿刺提示一胎异常，则后续的减胎方式是以绒毛膜性来选择的，而常用的单绒毛膜性减胎方案，如射频减胎，其安全的操作孕周为 15 ~ 26 周，因此双胎 NIPT 的适宜检测时间在孕 22^{+6} 周前，大于此孕周的双胎由于报告周期以及后续需要羊水穿刺明确阳性结果等因素，特别是 MCDA 双胎会错过最佳宫内干预时机。另外 MCDA 双胎一般是由 1 枚受精卵分裂而来，但在减数分裂或有丝分裂时期出错时，可能导致 MCDA 双胎遗传物质不一致可能。一些特殊情况的 MCDA 双胎可以是异卵来源，如超受精、异期复孕等，其遗传物质亦是不同的。笔者推荐孕 15 ~ 16 周是最佳的 NIPT 检测时机。因为这一孕周是国际双胎管理流程中需要对不同绒毛膜性双胎妊娠进行规范化管理的重要一环。在此孕周无论何种绒毛膜性，均需进行继早孕 NT 筛查后的第 2 次超声评估，该孕周也是评估 MCDA 双胎中复杂性双胎发生的潜在风险以及子宫颈长度检测的最佳时机，NIPT 检测可以推荐给那些超声检测未提示异常的孕妇。而对于存在双胎生长不一致倾向孕妇，则 2 周后的复查至关重要，该孕周可进行早期胎儿结构的筛查，同时也是最佳的羊水穿刺时机。如发现胎儿异常，则选择性减胎基本可在孕 20 周之前完成。

（3）NIPT 提示高风险后的进一步检测：NIPT 提示高风险后羊水穿刺，是进行原位杂交技术（FISH）还是染色体芯片分析（CMA）是临床中经常碰到的问题，目前尚无统一意见。参考国际产前诊断协会 2015 年对 CMA 临床应用的建议，当临床提示高度怀疑某种染色体疾病时，可以先进行 FISH 检测。可以快速提供诊断结果，从经济角度来说也比较容易被接受。

四、介入性产前诊断

多胎妊娠的介入性产前诊断操作应至有能力进行胎儿宫内干预的胎儿医学中心进行。随着产前诊断分子遗传学检测手段的不断发展，对于双胎介入性产前诊断的取样方法推荐早期的绒毛穿刺术（CVs）以及孕中期的羊水穿刺术，应严格掌握脐血穿刺的适应证。

1. 多胎介入性产前诊断的适应证　针对所有孕妇的产前诊断的适应证双胎妊娠均适用，包括：①35 岁以上孕妇；既往推荐双胎孕妇年龄界限在 32 岁以上，但如今随着筛查模式的改变这一界限是否提高有待进一步取得共识。②血清学筛查或 NIPT 结果提示高风险的孕妇。③有遗传病家族史或者曾经分娩过先天性缺陷新生儿者。④产前影像学检查提示双胎或双胎之一胎儿结构异常的孕妇。⑤夫妇双方一方为染色体异常携带者。⑥多胎妊娠出现一胎消失的情况，推荐进行产前诊断而非产前筛查。⑦孕早期接触过可能导致胎儿先天缺陷物质者。⑧产前咨询后医师认为需进行产前诊断的其他情况，如辅助生殖第二代单精子胞浆注射（ICSI）及第三代种植前遗传诊断（PGD）等。

2. 多胎羊膜腔穿刺技术的操作要点　多胎的介入性产前诊断中羊膜腔穿刺是最常用的技术。由于多胎的特殊性，需在超声引导下，对每个单独的羊膜腔进行穿刺。但由于二维平面和空间概念的不一致性，存在对同一个羊膜腔进行两次取样的风险。如果核型结果与胎儿性别定位一致，对判断识别是否误入同一羊膜腔有帮助，但不能解决所有这样的问题。故有人建议使用彩色染料标记已穿刺的羊膜腔，并期望在下一个羊膜腔取样时得到无染料的羊水。但由于目前临床使用的染料都有胎儿死亡或消化道畸形的报道，多数专家都不建议在羊膜腔内注入染料。另一种用于确保膜两侧取样的改进方法是单次穿刺，用 1 根针在离隔膜很近的地方进入第 1 个囊。一旦样品被收集，针被推进通过膜，前 1 ~ 2mL 收集的羊水被丢弃，然后在膜的另一边收集样本，从而确保两个羊膜囊都被采样。这样做的风险包括第 2 个羊膜囊的样本可能被第 1 个羊膜囊的羊水污染；并有可能破坏双胎间隔膜的完整性，而产生医源性单羊膜囊。第 3 种方法是同时超声显像技术。即两根针同时插入并显影在双胞隔膜的每一侧。尽管抽样具有理论上的优势。从确认的角度来看，获得这种可视化的挑战和所需的时间成本很高，因此这种技术使用也比较局限。目前更为共识的双胎羊水穿刺，以及笔者自己的经验，制好取样前后的诊疗常规将会最大限度保障双胎羊水穿刺的安全性及准确性。

五、特殊情况的多胎介入性产前的诊断

1. 外院已行介入性产前诊断提示一胎异常者　譬如一胎 21- 三体，但转诊后超声定位不明的双胎妊娠，有两种方案可供选择。首选方案：可双针再次穿刺，详细定位，羊水行 FIH 检测，可 3 天获得诊断报告，再拟行减胎。次选方案：适用于一些病史较为明确的双绒毛膜双胎，如为极珍贵儿，详细超声检查如发现一胎儿正常，一胎儿有较为明显的潜在胎儿发育异常可能，如生长发育受限、心脏发育异常等，可跟家属反复沟通后，只穿刺该胎儿羊膜腔，如为阳性结果则可对该胎儿进行选择性减胎。但仍需警惕可能存在单合子双绒毛膜双胎的情况；或第 1 次穿刺取到同一羊膜囊可能，因此应用该方案需十分谨慎。

2. 单绒毛膜多胎羊水穿刺及宫内治疗　许多专家提出，对单绒毛膜多胎可以仅行单个羊膜腔穿刺。但由于多个案例报道，存在单绒毛膜多胎染色体核型不一致的情况，而且在孕 14 周后再判断绒毛膜性的可靠性较低，所以目前较为一致的共识是对单绒毛膜多胎的每个羊膜腔都应进行穿刺，除非孕 14 周前可以确定绒毛膜性，且两胎儿生长发育相对一致，超声胎儿各结构及颈后皮肤厚度无明显异常。当单绒毛膜妊娠行介入性产前诊断时，均应考虑若后续发生双胎输血综合征或选择性胎儿生长受限等情况，后续可行胎儿镜治疗的可能性。因此，如近期曾行羊水穿刺检查，可能导致的羊水血性污染使得胎儿镜手术视野不清晰，需术前做好羊水置换预案。

3. 羊水血性污染　因特殊原因需再次羊水穿刺时，需警惕前次羊水穿刺血性污染情况，即使前次仅穿刺了一个羊膜腔，由于羊膜本身是一个渗透膜，另一羊膜腔在数日后亦可能成为血性羊水或茶色羊水。另外，临床常遇见双胎一胎胎死宫内情况，有时亦会出现存留胎儿羊水血性污染情况；此外孕期曾出现过阴道流血症状者，其茶色羊水概率亦较大，因此需做好备选方案。如出现茶色羊水可能会导致结果污染则建议行脐血穿刺，或者羊水穿刺需排除母源污染情况。

4. 绒毛膜性无法确认的双胎　有些双胎首次超声检查的孕周比较晚，且孕中期超声检查无法明确绒毛膜性；且考虑也存在单合子双绒毛膜双胎的可能，故建议所有双胎介入性产前诊断均进行合子性鉴定（STR）。现在常用的单核苷酸多态性 – 微阵列比较基因组杂交技术（SNP array）芯片亦可进行 STR。

5. 三胎妊娠的介入性产前诊断　对于不同绒毛膜性的三胎妊娠，由于没有较好的产前筛查方案，同时后续的减胎亦相对复杂，因此对有产前诊断指征的三胎妊娠孕妇进行介入性产前诊断需慎之又慎，必须详细标记三胎儿两两之间的绒毛膜性，三胎儿胎盘特征及胎儿个体特征。

六、双胎妊娠产前筛查/产前诊断及后续处理的伦理挑战

随着遗传学技术的进步，以及 NIPT 及芯片检查在产前诊断中的普及，作为目标疾病的唐氏综合征相反不再是遗传检测第一常见的疾病，性染色体异常成为发生率最高的遗传性疾病，特别是在双胎妊娠，其发生率更为常见。这就涉及一些并非一定发生严重致愚、致残、畸形的染色体病，如 47.xxy 等，甚至表型基本正常的 47.xxx 如家属固执要求选择性减胎，则如何平衡减胎与流产之间的利益与风险，同时针对既往有专家提出为减少流产风险，可将一些选择性减胎时机推迟到孕 29 周或孕 32 周左右，其中涉及的伦理该如何评价，这需要业界进一步讨论。大量研究显示，减胎时间越早，对孕妇的影响越小，残留的坏死组织越少，妊娠结局越优。目前对于三胎及以上多胎妊娠业界共识是选择性减胎可大大改善围产结局。

孕 11 ~ 14 周进行多绒毛膜多胎的减胎，我们可称之为部分选择性的减胎，在这个孕周可以完成早期的超声筛查及 NT 检测，有助于发现较为严重的胎儿结构异常，再行选择性减胎。而对于双绒毛膜三胎妊娠者，过去原则上建议对单绒毛膜双胎行减胎术，保留单绒毛膜单胎。但现今随着各种热消融技术（射频、微波、高频超声）更为普遍应用于孕中期 15 ~ 26 周的单绒毛膜双胎的选择性减胎，总体胎儿的活产率可达 81.3%。随着技术的成熟，这一概率会进一步提高，但其中涉及的只为降低胎数或因为某种"完

美"情结要求减除可疑发育异常胎儿，笔者认为充分跟患者沟通选择个体化的方案将会是更好的选择，同时建议，在孕早中期（孕 13 周左右）仅完成选择性减胎而对保留胎未做绒毛产前诊断者，后续由于没有更好的筛查方案，仍建议行羊水穿刺。而对于孕 16 周之后的减胎，则可在减胎操作同时行保留胎的羊水穿刺。

第八章　多胎妊娠监护与处理

第一节　妊娠期

一、多胎妊娠孕产期规范化管理

1. 孕前准备

（1）计划妊娠："计划妊娠"新理念倡导从生理、心理、环境、营养、遗传、经济等各方面做好充分准备，减少孕后并发症的发生，降低出生缺陷发生率。建议准备怀孕的夫妇到正规妇幼保健机构至少看一次孕前门诊。

（2）不滥用促排卵药物。

（3）规范辅助生育技术的临床应用，避免三胎或三胎以上妊娠。

2. 孕期管理

（1）强调正规建卡、定期产前检查的重要性，从孕3个月开始建卡，在有资质的产科医院定期、正规产前检查，可早期发现和诊断多胎妊娠，筛查胎儿结构或染色体异常，诊断和治疗多胎妊娠的各种并发症，使多胎妊娠对母儿的不良影响降到最低。

（2）妊娠期处理及监护

1）监测胎儿生长发育：注意依靠超声检查，了解胎儿是否生长一致，有无生长受限或胎儿畸形，诊断双胎绒毛膜性，早期发现并治疗双胎输血综合征。

2）营养指导：补充含一定叶酸量的复合维生素，纠正贫血，适当补充铁及钙剂，合理饮食，保证胎儿生长所需的足够营养。

3）防治早产：合理应用宫缩抑制药。一旦出现宫缩或阴道流水，应住院治疗。对可疑早产孕妇，可检测宫颈及阴道分泌物中的胎儿纤维连接蛋白，结合B超了解宫颈内口形状和宫颈管长度，及时采取治疗。

4）定期监测胎心、胎动变化，可自孕33周起，每周行NST检查。

5）妊娠晚期通过腹部触诊和B超检查确定胎位，帮助选择分娩方式。

6）多胎妊娠的母体监护：随着妊娠胎儿数目的增加，孕妇的产科发病率和死亡率也随之增加，子痫前期、产后出血和孕产妇死亡的风险较单胎增加，因此，除了胎儿监护，双胎的母体监护也极为重要。

A. 妊娠期高血压疾病的监测：多胎妊娠是妊娠期高血压疾病的高危群体，尤其合并多囊卵巢综合征、促排卵受孕、肥胖以及孕期体质量增加过度的孕妇。合理饮食，控制孕期体质量的合理增加，增加产前检查次数，严密监测血压、血糖、体重、尿蛋白等指标。2018 年 ACOG 建议子痫前期高危孕妇（有子痫前期病史、有不良妊娠结局史、多胎妊娠、慢性高血压、糖尿病、肾脏病、自身免疫性疾病等）在孕 12 周后预防性应用小剂量阿司匹林（81 mg/d），以减少子痫前期、早产和胎儿生长受限的发生风险。

B. 妊娠期肝内胆汁淤积症的监测：多胎妊娠孕妇容易引起妊娠期肝内胆汁淤积症，且发病早、症状重，极易引起早产、胎死宫内等并发症。因此，对于有瘙痒、黄疸、肝酶和胆红素升高的孕妇应注意胆汁酸的监测，对于高危患者，孕 28 周测定血清胆汁酸水平。一旦发现胆汁淤积，要尽早治疗并严密监测胎儿情况，适时终止妊娠，防止不良妊娠结局的发生。

C. 母胎镜像综合征的监测：母胎镜像综合征最好的预防是 TTTS 的早诊断和早处理，一旦 TTTS 进展至出现胎儿水肿，则需警惕母胎镜像综合征的发生，严密监测孕妇血压、尿蛋白等指标，注意有无低蛋白血症、血液稀释等改变，并注意与子痫前期相鉴别。与子痫前期不同的是，母胎镜像综合征为血液稀释，表现为贫血、低蛋白血症和低血细胞比容，而子痫前期则多表现为血液浓缩，出现血细胞比容的升高；镜像综合征的预后与胎儿水肿密切相关，当胎儿水肿经治疗缓解时，母体的病情同时得到缓解；子痫前期则需要终止妊娠母体的病情才会好转。

二、多胎生长不一致的诊断和治疗

双胎生长不一致指胎儿大小不等。双胎生长不一致可以因为双胎间胎盘血管吻合引起的血流动力学不平衡，也可以因为胎盘植入部位不理想，另外双卵双胎可能有不一样的遗传生长潜力，特别在性别不同时也是原因之一。

1. 诊断标准　生长不一致双胎的产前诊断主要通过妇科超声分别测量双胎的双顶径、腹围、股骨长、头臀长等指标，计算其差异，从而对双胎体重差异进行预测。产后诊断则通过计算双胎出生体重差异，评估双胎出生体重不一致程度。国际上普遍采用的双胎出生体重差异的计算公式为：（双胎中较重者出生体重－双胎中较轻者出生体重）/双胎中较重者出生体重 ×100%。但是，目前对双胎生长不一致的诊断标准尚不统一。

加拿大妇产科医师学会提出以胎儿腹围差异大于 20mm 或出生体重差异大于 20% 作为诊断标准，该标准也被爱尔兰围产医学研究联盟涵盖 8 所妇产医院的多中心双胎研究所采用，也被国内一些相关研究采用。而美国妇产科医师学会则认为，双胎出生体重相差 15% ~ 25% 即为双胎生长不一致，英国皇家妇产科医师学会则以大于 25% 作为诊断标准，也有研究建议分别以 15% ~ 25%、> 25% 作为标准分级诊断，即按照出生体重差异程度进一步细分为 Ⅰ、Ⅱ 级出生体重不一致双胎。

2. 围生期监测、干预

（1）妊娠期监测：双胎妊娠属高危妊娠，故双胎的妊娠监测具有更高的复杂性及必要性。超声作为产前检查的主要检查手段，对双胎生长不一致发生风险的预测有一定价值，但研究认为其诊断价值有限。针对双胎生长不一致，第一孕程的超声监测可确定双胎的卵胎类型及绒毛膜类型，该期间对双胎生长不一致的预测主要以测量并计算头臀长差异为主。研究显示，孕早期头臀长差异大于 3mm 时，较小胎儿流产率可达 50%。该时期的头臀长差异大仅提示可能存在双胎生长不一致的风险，但对双胎出生体重差异及围生期不良结局的预测价值不大。第二孕程超声测量双胎腹围差异较头臀长差异对双胎生长不一致的预测价值更高，同时超声可评估两胎儿的胎盘分布、脐带附着形式及脐血流［脐动脉收缩末期峰值 / 脐动脉舒张末期峰值（S/D）］等可能影响双胎生长差异的因素，也有一定的预测作用。但国外有研究认为，当双胎先天畸形、染色体异常及 TTTS 均被排除后，此时期的胎儿体重、腹围差异对围生期不良结局的预测价值不大。针对单绒毛膜双胎，对羊水量的监测与胎儿脐动脉血流的测定对于早期诊断 TTTS 及进行 TTTS 分级有重要价值。国内相关指南建议单绒毛膜双胎自妊娠 16 周开始，至少每 2 周即进行 1 次超声检查，该频率为双绒毛膜双胎推荐检查频率的 2 倍。在细胞遗传学检查方面，国内指南提出双胎检查指征同单胎，应严格按照正规产前检查流程进行。第三孕程，对于在上一孕程高度怀疑或已诊断的生长不一致双胎，该时期需密切随访超声，评估差异程度，同时检测胎心、胎儿生理活动评估等，并选择合适的分娩时机。

（2）妊娠期干预：对于妊娠期已排除染色体疾病、先天畸形及 TTTS 的生长不一致双胎，现有证据关于生长不一致双胎与生长一致双胎的围生期预后有无显著差异结果不一致，国内相关指南针对此类生长不一致双胎未提出特殊干预措施，但建议孕晚期适当增加产前检查频率，需综合母婴情况考虑，选择合适分娩时机。对于不明原因的选择性宫内发育受限，S/D 异常升高的生长不一致双胎，国内研究指出给予针对性的抗凝治疗后，S/D 有一定下降，较小胎儿有一定追赶生长，可能对双胎生长不一致程度有一定改善作用。针对双胎之一异常者，如染色体疾病、先天畸形等，是否行减胎治疗涉及社会伦理因素，需结合异常程度及家属意愿综合考虑。针对明确诊断的 TTTS，目前多采用 Quintero 分期方法进行评估，对于 II 期及以上的 TTTS 双胎，妊娠 16～26 周首选胎儿激光镜手术治疗，以提高双胎存活率，改善预后。

三、多胎妊娠的孕期胎儿监护

双胎妊娠胎儿出生缺陷较单胎高，且由于双胎特有并发症的发生，导致其围产儿病率及致残率的风险均高于单胎妊娠，因此需要规范的孕期监护，及时发现异常并及时干预，以降低出生缺陷，改善围产儿预后。多胎妊娠的监护建议从孕早期明确多胎妊娠时即开始。

1. 孕早期的监护　包括超声检查及孕早期的染色体非整倍体血清学筛查。

（1）核对孕周：孕早期可以通过超声测量胎儿头臀长来核对孕周。辅助生殖技术后的妊娠也可根据胚胎移植或人工授精的时间来核对孕周。

（2）判断绒毛膜性：孕早期的超声检查是判断多胎绒毛膜性的最佳时机。孕 6～9 周可通过孕囊数目判断绒毛膜性，2 个孕囊应考虑双绒毛膜双胎，若 1 个孕囊内 2 个胎芽即为单绒毛膜双胎。孕 10～14 周，可以通过双胎间的隔膜与胎盘交界的形态判断绒毛膜性：单绒毛膜双胎间的隔膜由两层羊膜组成，与胎盘交界呈 "T" 征改变；而双绒毛膜双胎间的隔膜除了两层羊膜还有绒毛膜，胎膜融合处夹有胎盘组织，因此胎盘融合处可见 "λ" 征（或 "双胎峰"）。

（3）孕早期的染色体非整倍体血清学筛查：孕早期的染色体非整倍体血清学筛查推荐胎儿颈项透明层（NT）＋血清学的联合筛查。建议孕 11～13^{+6} 周对每个胎儿分别行超声筛查并分别测量 NT、静脉导管、三尖瓣反流等情况，结合血清标志物（妊娠相关血浆蛋白 A）以及孕妇的基本情况，计算胎儿发生非整倍体的风险。对于单绒毛膜双胎，由于理论上是由一个受精卵而来，因此具有一致的遗传物质，推荐使用较大的头臀长和平均 NT 值计算。而双绒毛膜双胎则应独立计算各个胎儿的非整倍体发生风险。

（4）孕早期的畸形筛查：孕 11～13^{+6} 周的超声检查除可判断绒毛膜性、测量 NT 外，还可筛查多种胎儿异常如脐疝、脐膨出、无脑畸形。

2. 孕中期的监护

（1）胎儿结构筛查：与单胎一样，孕 20～24 周是筛查胎儿结构畸形的最佳孕周，应对每个胎儿进行系统的超声筛查，包括详细的胎儿心脏结构的筛查，及早发现胎儿结构异常，尽早综合评估、尽早干预以改善围产儿预后。

（2）孕中期的染色体非整倍体血清学筛查：由于双胎妊娠孕中期血清学筛查的检出

率低（45%），且假阳性率高达 10%，目前并不推荐单独使用血清学指标进行双胎的非整倍体筛查。

（3）双胎特有并发症的监测：单绒毛膜双羊膜囊双胎由于 TTTS、sFGR、TRAPS 等单绒毛膜双羊膜囊双胎特有并发症的发生，具有较高的围产儿病率和死亡率，自孕 16 周开始，至少每 2 周 1 次超声检查，监测 2 个胎儿的生长发育、羊水有无差异，脐动脉血流有无异常，必要时检测胎儿大脑中动脉血流和静脉导管血流。当孕妇出现严重腹胀、甚至呼吸困难等压迫症状时尤其注意 TTTS 羊水过多的发生。双绒毛膜双胎，则建议在妊娠中期开始每月至少进行 1 次超声检查，评估胎儿生长发育及脐动脉血流，以便于尽早发现两个胎儿间生长发育的差异，并准确评估胎儿宫内状况。

3．孕晚期的监护

（1）超声监测：孕晚期的监护仍然以超声监测为主，监测频率和评估内容同孕中期，如出现多胎发育的不均衡、羊水量的差异、脐血流的异常等，则需酌情增加监测频率。

（2）胎心监测：与单胎一样，胎心监测是评估胎儿状况最直接的手段。

（3）磁共振检查：适用于单绒毛膜双胎发生一胎死亡时存活胎的监测。单绒毛膜双胎一胎死亡后，由于单绒毛膜双胎中存在着胎盘血管吻合，使存活胎的血液流向死胎，15% 的存活胎因急性大量失血而死亡，而 26% 的胎儿由于脑缺血缺氧而出现远期神经系统后遗症。死胎发生后 3～4 周，可对存活胎进行头颅磁共振扫描，了解有无胎儿颅脑损伤的征象，以期较超声更早地发现胎儿颅脑损伤的证据。

四、选择性减胎指征和方法

1．射频消融减胎

（1）射频消融选择性减胎术适应证：单绒毛膜双胎中，在无法同时保障 2 个胎儿生存的前提下，射频消融减胎术以最大限度的延长优势胎儿的孕周及改善围生期结局为治疗原则。

1）单绒毛膜多胎妊娠者（≥ 3 胎）或绒毛膜性不确定者：建议实施射频消融减胎术，减至单胎或双胎。

2）双胎反向动脉灌注序列征（TRAPs）：Ⅰb～Ⅱb 期，即无心胎与泵血胎腹围比值≥ 50% 或（和）泵血儿受累症状。双胎反向动脉灌注序列征分期见表 8-1。

表8-1　双胎反向动脉灌注序列征（TRAPs）分期

分期	无心胎与泵血胎腹围比值（%）	泵血儿受累症状[a]	处理
Ⅰa	< 50	不存在	2周后重新分期；如果分型无变化，但无心胎体积增大或持续存在明显的血流，考虑给予治疗
Ⅰb	< 50	存在	2周后重新分期；如果分型无变化，但无心胎体积增大或持续存在明显的血流，迅速给予治疗
Ⅱa	≥ 50	不存在	迅速给予治疗
Ⅱb	≥ 50	存在	立即给予治疗

注：[a] 定义为二维超声下的物理指标（中 – 重度的羊水过多，心脏扩张或心包积液）或异常的多普勒信号（三尖瓣反流、静脉导管血流反向、脐静脉搏动、大脑中动脉血流峰值增加）。

3）单绒毛膜双胎其中一胎合并致死性畸形。

4）选择性生长受限Ⅱ型与Ⅲ型：在序贯的超声随诊过程中，当出现静脉导管搏动指数（PI）升高＞2个标准差或静脉导管血流a波反向等危及胎儿生命的多普勒信号时，需结合患者本人意愿及所处单位的医疗水平及伦理，实施减胎术或终止妊娠。

5）双胎输血综合征（TTTS）：对于TTTS中一胎儿合并致死性畸形、两脐带插入部紧邻而无法实施胎儿镜下激光凝结术操作等情况者，可实施射频消融减胎术；而对于TTTS Ⅳ期，合并胎儿水肿或严重的心功能异常者，建议转到经验丰富的胎儿治疗中心实施胎儿镜下激光凝结术；不具备转院条件者，也可考虑射频消融减胎治疗。

（2）射频消融选择性减胎术禁忌证

1）泌尿生殖系统感染。

2）先兆流产者。

3）胎动频繁、胎儿位置、胎盘位置等因素造成穿刺困难者。

4）母体合并严重的内外科疾病、凝血功能、肝功能等异常者。

（3）射频消融选择性减胎术（RFA）

1）术前知情同意告知：①充分告知患者目前病情的严重性、最佳治疗方案、其他替代方案以及保守治疗方案等；②充分告知实施射频消融减胎术的成功率、妊娠结局、母儿的近远期并发症等。

2）减胎时机：射频消融减胎术根据病情不同，建议尽早实施（大于14周），但不应超过26周。具体手术时机的选择要根据临床情况综合决定。虽然大量研究显示减胎时间越早，对孕妇的刺激越小，操作越容易，残留的坏死组织越少，因而越安全、妊娠结局越优。但过早的实施减胎术不能完全除外保留胎儿的结构及染色体异常。另外，有文献报道，对于一些特定的疾病来说，如双胎反向动脉灌注序列征，19周以下行射频消融减胎术者，会增加泵血儿胎死宫内的风险。

3）术前准备：①向患者及家属解释手术方法和过程、手术的必要性及其风险以及可能的并发症，并签署知情同意书；②进行血尿常规、肝肾功能、心电图、凝血功能、阴道清洁度和细菌学检查，排除急性炎症特别是泌尿生殖道急性炎症；③进行胎儿系统超声检查，明确绒毛膜性、胎儿及胎盘位置、宫颈情况等常规指标。明确诊断，排除保留胎儿的结构异常，必要时需完善胎儿磁共振检查；④完善胎儿染色体检查，尤其是一胎结构或染色体异常者，必须排除保留胎儿的染色体异常；⑤必要时预防性使用抗生素及宫缩抑制药。

4）设备及器械：实时超声显像仪、腹部穿刺探头及配套的穿刺架、射频消融仪、射频消融电极。

5）镇痛或麻醉：手术宜在手术室内进行，一般给予局部麻醉即可，适当使用镇痛、镇静药物；必要时也可采用硬膜外麻醉，开放静脉通路，手术过程中进行心电和血氧监护等。

6）操作方法：术前采用超声定位胎盘、拟减目标胎儿及保留胎儿的位置。患者取仰卧位，2块电极板分别置于臀部或大腿外侧。给予患者适量的镇静剂，穿刺部位行局部麻醉。于超声引导下，将射频消融电极经皮穿刺进入拟减胎儿腹腔内，使穿刺针针尖位置靠近拟减灭胎儿的脐带附着处，展开伞形针芯，超声再次确定穿刺针位置，以20W的初始能量发射射频，每分钟增加5～10W，达到设定温度（100℃左右），维持此温度至脐带血流消失，提示手术成功。术中实时监测保留胎儿的心搏及多普勒血流。

2. 氯化钾减胎　经腹部药物注射减胎术适用于孕中期非单绒毛膜双胎。术前受术者排空膀胱，取平卧位，常规腹部手术野消毒、铺巾。腹部超声穿刺探头置于腹部探测子宫、各妊娠囊及胎儿位置及其相互关系，选择拟穿刺的妊娠囊及胎儿，待胎儿处于静息状态时，采用脐带穿刺所用的20G～22G穿刺针在穿刺探头引导下，沿穿刺引导线刺入胎儿心脏或近心脏的胸腔部位，回抽无液体或少许胎儿血后即可注入10%氯化钾1.5～7.5mL，B超下见胎心搏动消失、胎动停止、胎体张力消失并下沉至妊娠囊底部，观察5～10分钟未见胎心搏动恢复，提示减胎成功，拔针。若见胎心恢复，及时用同法再次减胎。

对于胎体活动频繁影响操作的，可先向胎心方向进针至胎体表面，对准胎儿心脏位置再次进针。若孕11～14周的多胎妊娠因胎盘位置、胎方位等原因导致穿刺心脏困难时，胎儿头颅相对胎儿心脏是更容易定位的目标，并且氯化钾在颅内的吸收比别的组织快，可行经胎儿颅内药物注射。

五、多胎妊娠早产的预防处理

多胎早产的预测比单胎更有意义。在单胎中预测早产的方法以经阴道或经会阴 B 超测宫颈及测纤维结合蛋白均可用于预测双胎。

具体处理：

1. 卧床休息　是预防早产的一个重要方法。但对它的认识有一个渐变过程。以瑞典的 Peterson 等（1979）报告 1973—1977 围产儿死亡率在该院产前自孕 28 ~ 36 周休息组与不休息组比较，各为 6‰及 105‰，其结论是，休息组平均孕期为 255 天，早产及小于 1500g 的早产婴发生率明显降低，如妊娠已达 38 周（根据瑞典统计，该时期围产儿死亡率最低）引产，剖宫产率为 15%。近年来，由于经济及医疗条件的改善，家庭护士可按时做产前检查，不少医生认为除有高血压、先兆早产等特殊情况外，可在家中休息。也有医生提出的折衷方案是：孕 24 周开始少活动，孕 30 ~ 35 周住院以预防早产，36 周后回家休息待产。

2. 预防早产药物的应用　①β 型拟肾上腺能药物的应用：不少学者如 O'Conner 等（1979）、Cetrido 等（1980）用双盲法做 β 型肾上腺能药物预防早产的研究，发现无论是羟苄羟麻黄碱或其他药物均不能显示其延长孕期及增加胎儿体重的结果。Ashworth（1990）用 Salbutamol 的结果亦相同，因对此类药物研究不多，故尚无定论；②孕激素：Johnson 等（1975）报告已用己酸羟黄体酮于孕 16 ~ 20 周开始每周肌内注射 250mg 可能对预防早产有效；③地塞米松：皮质类激素有促进胎儿肺成熟的功能，目前使用较多的是地塞米松，为预防早产所致的新生儿呼吸窘迫综合征（RDS）。双胎妊娠已达孕 26 周以后可用地塞米松 10mg 每天连续静脉注射 3 天，直至孕 34 周为止，可有效地减少早产儿中 RDS 的发生率。

3. 宫颈环扎术　如有前次早产史，B 超证实宫颈内口关闭不全，可做宫颈环扎术以预防早产。但为预防早产而做此手术，Der 等（1982）及 Grant 等（1991）都认为无助于改善围生儿死亡率，有的学者还认为它可诱发早产、胎膜早破、绒毛膜羊膜炎，其弊可能大于利，故不宜常规用之。

第二节　分娩期

一、多胎妊娠分娩方式及分娩时机的选择

1. 多胎妊娠的分娩时机

（1）概述：多胎妊娠与母亲发病率、新生儿发病率及早产有关，所有这些都可能难以预防。多胎妊娠的分娩较单胎妊娠要早，双胎妊娠平均为35周。双胎的出生体重较轻，一个研究提示在37周进行择期双胎分娩的产科结局优于38周及以后。多数的双胎妊娠在37周前分娩。在一个包含138 660例双胎分娩的调查中，约60%是在37周之前分娩。

（2）分娩时机的医学适应证：简单的双绒双胎可以在37～38周分娩。美国妇产科医师协会（ACOG）推荐简单的双绒双胎在第38周分娩。单绒双胎推荐更早分娩（34～37周），许多美国的医师在34周分娩单绒双胎，以降低围生期发病率和死亡率。

（3）预防多胎妊娠早产：目前缺乏有效的手段来避免多胎妊娠早产。17a-羟黄体酮和阴道黄体酮不能预防双胎妊娠早产。环扎术可能是有害的。

2. 多胎妊娠的分娩方式

（1）概述：依据ACOG的实践指南，双胎妊娠的分娩方式由胎儿的胎位、产程中监测胎儿的能力、母胎健康状况来决定。多胎妊娠会增加胎儿异常先露及先天异常的发生率，这些可能会影响分娩方式的选择。

（2）分娩方式：阴道分娩对顶先露的双胎妊娠是适合的。非双胎的多胎妊娠应该剖宫产分娩。单绒双胎妊娠常常经剖宫产分娩以降低围生期死亡率。

（3）头－头先露的双胎（占双胎妊娠的40%）：最适合阴道分娩。剖宫产的可能性为6.3%，头位双胎的第一个胎儿分娩时，器械助产的可能性为8.3%，当出现胎儿窘迫、脐带脱垂等紧急情况时，剖宫产对第二个胎儿可能是必需的。阴道分娩失败后双胞胎中的第二个发病率是最高的。如果双胎中的第二个很可能阴道分娩失败，对两个双胞胎进行剖宫产是最佳的分娩方式。

（4）头－非头先露的双胎：尽管剖宫产最常见的原因是异常先露，头－非头先露的双胎在非头位的第二个胎儿倒转术后还是有较高的阴道分娩成功率。一项随机对照研究纳入了2800例双胎妊娠（顶先露，32～38周），比较了阴道分娩与计划剖宫产，发现

母亲与新生儿的严重疾病发病率与分娩方式无关，其主要研究终点（即新生儿复合发病率）在两种分娩方式是类似的（2.2% VS 1.9%，OR 1.16，95% CI 0.77 ~ 1.74），因此在头先露的双胎妊娠支持阴道分娩。

二、正常产程处理与分娩

以双胎为例，双胎多能阴道分娩。分娩过程中，严密观察产程进展及胎心变化，对有并发症的产妇进行母、儿监护。

1. 第一产程　首先要明确2个胎儿的胎位，尤其第1个胎儿的胎位与分娩是否顺利，关系密切。若第1个胎儿为纵产式，可任其自然分娩，并做好输血、输液及抢救新生儿准备工作。一旦出现下列情况之一可行剖宫产术结束分娩。①第1个胎儿横位；②联体双胎；③脐带脱垂、胎心存在；④妊娠高血压综合征已发生子痫；⑤前置胎盘（中央型）；⑥胎膜早破、羊水污染、胎心异常。如阴道分娩在第一产程出现宫缩乏力，可用缩宫素2.5 ~ 5U加入5%葡萄糖注射液500mL静脉滴注加强宫缩。

2. 第二产程　第1个胎儿娩出后，立即断脐，靠胎盘端脐带应注意扎紧，以免在单卵双胎时因胎盘端脐带出血影响第2个胎儿。随后行阴道检查，确定第2个胎儿的胎先露。在腹部同定第2个胎儿，保持纵产式并勤听胎心。第2个胎儿娩出时间，掌握在距离第1个胎儿娩出后约20分钟。若15分钟时仍无宫缩，可行人工破膜加缩宫素静脉滴注促进子宫收缩。若发现脐带脱垂或胎盘早剥，及时用产钳或臀牵引术娩出第2个胎儿。若胎头高浮，则应行内倒转术，娩出胎儿。第1个胎儿为臀位，第2个胎儿为头位时，为预防双胎交锁，助手在腹部上推第2个胎儿，以便使第1个胎儿顺利娩出。若出现双胎交锁，并且第1个胎儿已死，可行断头术，确保第2个胎儿顺利娩出。当两个胎儿均为头位，第1个胎儿娩出时，助手应从腹部推开第2个胎儿，以免妨碍第1个胎儿的肩娩出。

3. 第三产程　预防产后出血及休克，当第2个胎儿娩出后，立即行腹部包扎或腹部放置2kg重的沙袋，以防腹压突然下降致休克。由于双胎妊娠子宫过度膨胀，产后子宫收缩较差，在第2个胎儿娩出后，静脉快速滴注缩宫素，胎盘娩出后持续按摩子宫防止产后大出血。

三、异常产程处理与分娩

1. 双胎妊娠异常分娩的处理

（1）胎膜早破与脐带脱垂：多胎妊娠胎膜早破发生率较高，破膜后易发生脐带脱垂。

当破膜后胎心有改变时，应想到脐带脱垂的可能，需立即进行阴道检查以明确诊断。当第一胎儿娩出后，若发现第二胎儿脐带脱垂，对头先露且已衔接者施产钳助产；对胎头浮动或其他胎位，应立即行内倒转术或臀牵引术，迅速娩出胎儿。

（2）宫缩乏力与产程延长：多胎妊娠易发生宫缩乏力或产程延长。应适时人工破膜，必要时给予 6% 葡萄糖注射液 500 mL ＋催产素 2.5 U 静脉滴注。经处理宫缩仍无好转时，行剖宫产术。

（3）胎儿宫内窘迫：当第一胎儿娩出后，常因子宫收缩而致第二胎儿缺氧。因此，两个胎儿娩出间隔应控制在 20 分钟以内。

（4）两头交锁：发生率极低，Cohen（1965）在 817 例双胎中发生 1 例，其条件是第一胎儿为臀位，第二胎儿为头位，发生后第一胎儿常在数分钟内死亡；为娩出第二胎以剖宫产为上策。挤压则发生在两个胎儿为头位时，一个已入盆，另一个部分入盆挤压在第一胎儿的颈部下胸部上；如产程无进展，则应疑及此可能。B 超可以协助诊断，并以剖宫产为上策。至于一头一横，第一胎儿头部嵌于横位的颈部或腹部而不能下降，或两个臀位，第二胎儿的腿落于第一胎儿的臀部以下，发现后均以剖宫产终止妊娠。

（5）两头碰撞：如果双头位先露部同时入盆，两者在盆腔内互相碰撞，或因第二胎儿较大影响第一胎儿胎头俯屈和内旋转，使胎轴偏斜，导致宫口扩张迟缓和不匀称扩张，此时，应将第二胎儿先露部向上推移，同时将第一胎体推向胎轴偏斜的对侧，使第一胎儿的胎轴与产轴一致，促使宫口开大，先露部下降。

（6）胎盘早剥：第一胎儿娩出后，如果发生子宫出血或胎盘排出，而第二胎儿之胎心无改变，说明与第二胎儿及胎盘无关，对第二胎儿不造成影响；若两个胎盘相连，则后果严重，必须尽快娩出胎儿。

2. 多胎妊娠的延迟分娩　自 1880 年，Carson 首次报道双胎妊娠发生一胎流产后，宫内留存胎儿在母体子宫内继续妊娠，待其各器官进一步成熟后延迟分娩（DID）案例。1978 年，Thomsen 报道对双胎妊娠孕妇的宫内留存胎儿成功实施 DID 的案例。目前，随着辅助生殖技术的应用，使多胎妊娠发生率显著提高，约占所有活产妊娠的 4%。多胎妊娠 DID 是指，多胎中的一胎（胎儿 1）在中孕期，特别是胎龄 ≤ 24 周时发生流产或早产（自然分娩）后，母体子宫收缩可逐渐减弱，宫口逐渐回缩，甚至宫颈管闭合，若及时采取措施，则可使宫内留存胎儿在宫腔内继续妊娠数天，甚至数周，待其各器官进一步成熟后再娩出。DID 的适应证包括：胎儿 1 于胎龄 ≤ 24 周时分娩后，母体宫缩消退，不伴胎膜早破（PROM）与绒毛膜羊膜炎、严重阴道流血、可疑胎盘早剥及严重内科与外科合并症，宫内留存胎儿无胎儿宫内窘迫、先天畸形等。DID 的禁忌证包括：母体合并前置胎盘、胎盘早剥、子痫前期，宫内留存胎儿存在先天畸形、PROM 及其他需终止妊娠的情况。目前 DID 临床处理措施包括：高位结扎胎儿 1 脐带，采取宫缩抑制药抑制母体宫缩、抗菌药物预防母胎感染、宫颈环扎术及对母胎进行严密监护，必要时可使用糖皮质激素促胎肺成熟。对 DID 胎儿的分娩时机选择，亦非常重要。

（1）延迟分娩条件及时机

1）延迟分娩条件：第 1 胎分娩后宫缩消退为前提，同时还需除外以下情况，即未娩出胎儿发生窘迫、先天畸形、胎膜早破、绒毛膜羊膜炎、严重阴道流血、可疑胎盘早剥及孕妇疾病等。

2）延迟分娩时机

A. 孕周时限：施行延迟分娩孕周的相关报道不一致。Benden 等提出，实庭延迟分娩的第 1 胎娩出孕周下限为 20 ~ 22 周，孕 28 周后新生儿死亡率及患病风险降低，延迟分娩孕周上限可为 28 孕周；Rosbergen 等认为，新生儿死亡率及患病率于孕 32 周后均明显下降，采取延迟分娩的最大孕周可为 31 周。但 Cristinelli 等则认为，孕 30 周后不适宜采取延迟分娩。Padilla-lserte 等报道了第 1 胎儿流产孕周为 15 周，间隔 109 天后，于孕 31 周因臀位剖宫娩出第 2 胎儿，产妇无并发症，新生儿出生后两年随访其认知、神经系统、体格发育均正常。新生儿的结局与其自身的发育成熟度有关，同时，在延迟分娩孕周的决策中也需充分考虑当地新生儿救治水平。研究表明，孕 32 周前的早产有较高的新生儿死亡率及患病率，67% 的新生儿死亡发生于孕 32 周之前的早产，而孕 32 ~ 39 周每增加 1 周新生儿不良结局减少 23%。因此，相应的孕周时限为延迟分娩至 32 周以后应根据情况适时终止；接近 32 周不建议常规实施延迟分娩。

B. 绒毛膜性质与延迟分娩的相关性：现有文献报道双绒毛膜双胎的案例较多，在双绒毛膜双胎实施延迟分娩明显改善了围产结局。Feys 等系统回顾了 128 例双绒毛膜双胎延迟分娩结局，结果提示延迟分娩儿死亡率比第 1 胎儿低（95% CI 0.34 ~ 0.57，$P < 0.0001$）。在单绒毛膜双胎中实施延迟分娩的报道不多，Arabin 等回顾性分析的 38 例双胎及 12 例三胎妊娠延迟分娩中 4 例为单绒毛膜双羊膜囊双胎，延迟间隔时间为 3 ~ 16 天，1 例为双绒毛膜三羊膜囊三胎。第 1 胎儿娩出 5 天后娩出第 2、第 3 胎儿。但也有学者认为单绒毛膜双胎第 2 个胎儿可能因胎盘低灌注遗留严重神经损伤。虽然 Sofie 等回顾性分析了 554 例≥孕 36 周经阴道分娩双胎资料，其中 57 例单绒毛膜双胎，485 例双绒毛膜双胎，结果显示双胎儿分娩间隔时限的延长，绒毛膜性对第 2 胎儿的 Apgar 评分、血 pH、NICU 入住率等无明显影响；但该研究中双胎儿分娩间隔最长时间仅为 40 分钟，并不是真正的延迟分娩。单绒毛膜双胎共用 1 个胎盘，双胎儿通过胎盘血管交通支存在血流的交通，当第 1 胎儿娩出后胎盘循环可能发生血流动力学的变化，对延迟儿的影响值得进一步探讨，对于不同绒毛膜性双胎实施延迟分娩的适宜抉择及相

关胎儿预后，尚需更多临床资料的累积和分析。

（2）对多胎妊娠宫内留存胎儿延迟分娩的临床管理：对多胎妊娠宫内留存胎儿如何规范实施 DID，迄今尚无最佳方案。目前，对这类留存胎儿实施 DID 的常规临床管理措施包括：对母体采取预防感染、抑制宫缩、宫颈环扎术措施，对胎儿采取促胎肺成熟措施等。

1）预防感染：对多胎妊娠宫内留存胎儿成功实施 DID 的前提之一，是除外母体合并绒毛膜羊膜炎。Arias 认为，若母体阴道内存在大量细菌，如大肠埃希菌、粪肠球菌及 β- 溶血性链球菌等，而生殖道内任何缺乏血供或者已经死亡的组织，均为上述细菌生长的良好培养基，容易引发母体宫内感染。因此，目前多数学者认为，若多胎妊娠胎儿 1 娩出后，对孕妇采取预防性抗菌药物治疗和对其阴道进行严格消毒后，采用可吸收缝线高位结扎胎儿 1 脐带，对母体采取第Ⅳ代广谱抗菌药物持续治疗 72 小时后，根据宫颈分泌物及阴道分泌物培养结果，继续进行口服抗菌药物治疗 7 天，也有学者建议对孕妇连续采取口服抗菌药物治疗，直至 DID 胎儿娩出，由此可有效预防孕期感染。Porreco 与 Farkouh 认为，对多胎妊娠宫内留存胎儿实施 DID 前，需排除留存胎儿羊膜腔感染。首先，对孕妇通过羊水穿刺术抽取羊水，进行细菌培养、革兰染色与白细胞计数及葡萄糖浓度测定，若诊断结果为绒毛膜羊膜炎阴性，排除宫内留存胎儿羊膜腔感染后，可对宫内留存胎儿实施 DID；然后对孕妇采取广谱抗菌药物，尤其是可覆盖厌氧菌的抗菌药物治疗。然而，是否对这类孕妇的胎儿 1 分娩后，常规进行脐带高位结扎及常规采取抗菌药物治疗，尤其是对于双胎之一娩出后无宫内感染临床证据孕妇，则迄今尚存在争议。

Fayad 等对 35 例多胎妊娠宫内留存胎儿实施 DID 时，对孕妇进行预防性抗菌药物治疗的回顾性分析结果显示，对孕妇是否进行预防性抗菌药物治疗，对于流产胎儿与 DID 胎儿分娩间隔时间影响不大，差异无统计学意义（49.4 天 VS 41.3 天，$P = 0.90$）。

由于该项研究仅为回顾性研究，并且存在纳入样本量较小的缺陷，故其结论尚需进一步采取大样本、多中心、前瞻性临床试验予以证实。

2）抑制宫缩：多胎妊娠胎儿 1 娩出后，对宫内留存胎儿成功实施 DID 的另一个前提是，胎儿 1 娩出后，母体宫缩逐渐变弱。目前，对这类孕妇抑制宫缩使用的宫缩抑制药为预防早产药物，包括抗炎药物、钙离子通道阻滞剂、β_2 受体激动剂、缩宫素受体拮抗药等。但是，对宫内留存胎儿实施 DID 时，对于这类宫缩抑制药的用法、用量，迄今尚无统一标准。劳子僖等认为，对这类孕妇的宫缩抑制药选择，应首选口服硝苯地平，起始剂量为 30mg，1 小时后再加服 10mg，然后每 6 小时加服 10mg；Porreco 与 Farkouh 则认为，应首选吲哚美辛，持续直肠给药 24 ~ 48 小时，剂量为 100mg，每 8

小时给药 1 次，此 2 种治疗方案，均应至宫缩消退 48 小时后停药。

3）宫颈环扎术：对多胎妊娠宫内留存胎儿实施 DID 时，是否对母体常规进行宫颈环扎术，迄今尚存争议。目前尚无关于对多胎妊娠宫内留存胎儿实施 DID 的随机临床对照试验，现有文献报道均为小样本研究。文献报道，双胎妊娠胎儿 1 流产或早产后，对母体进行宫颈环扎术，可延长 DID 胎儿分娩胎龄，使当时无存活能力的胎儿，因 DID 而进入围存活期，最终达到改善围生儿结局的目的。Zhang 等对 1880—2002 年发表的对多胎妊娠宫内留存胎儿实施 DID 的临床研究进行荟萃分析发现，病例组（双胎妊娠胎儿 1 自然分娩后，对母体立即进行宫颈环扎术组）DID 胎儿，与胎儿 1 的平均分娩间隔时间为 26 天，而对照组（未进行宫颈环扎术组）仅为 9 天，2 组比较，差异有统计学意义（$P < 0.001$），并且对母体进行宫颈环扎术后，不增加母体宫内感染发生率。Doger 等对双胎妊娠宫内留存胎儿实施 DID 的 20 例孕妇，按照胎儿 1 娩出后母体是否立即接受宫颈环扎术，将其分为宫颈环扎组（$n = 11$）及对照组（$n = 9$）的结果显示，2 组 DID 胎儿的延迟胎龄（40 天 VS 12 天）比较，差异有统计学意义（$P = 0.003$）。究其原因是，多胎妊娠胎儿 1 娩出后，母体宫颈口扩张、宫颈变软，此时对其进行宫颈环扎术，可以增加子宫壁张力，降低子宫下段负荷，阻止子宫下段伸展及宫口扩张，减少胎膜暴露于阴道细菌和酸性环境及降低 PROM 发生风险，为 DID 胎儿继续妊娠提供稳定环境。Zhang 等认为，多胎妊娠胎儿 1 娩出后，是否对母体实施宫颈环扎术，应根据孕妇对 DID 的接受程度，有无宫内感染症状、宫缩情况及宫颈内口松弛程度等决定，如果确需实施宫颈环扎术，则建议在胎儿 1 娩出后 2 小时内立即进行。宫颈环扎术后，应对孕妇常规采取宫缩抑制药抑制宫缩治疗，同时采取抗菌药物输注预防感染及监测其感染指标等措施。目前，对宫内留存胎儿成功实施 DID 后，对母体的宫颈环扎术，多数学者选择 McDonald 法。Farkouh 等对宫颈外口扩张过大的孕妇，则采取 Wurm 法缝合宫颈。国外多项研究结果表明，双胎和 3 胎妊娠的胎儿 1 娩出后，对母体预防性采取宫颈环扎术措施，与未采取该项措施的孕妇比较，并未延长 DID 胎儿分娩胎龄，反而因为宫颈环扎术系有创性操作，而增加孕妇发生 PROM 及绒毛膜羊膜炎的风险。

4）促胎肺成熟治疗：劳子僖等建议，当胎龄约为 24 周，双胎妊娠胎儿 1 娩出后，对宫内留存胎儿实施 DID，若 DID 胎儿早产风险极高时，则可对孕妇预防性使用糖皮质激素促胎肺成熟，降低宫内留存胎儿发生肺透明膜病及呼吸窘迫综合征的风险。对这类孕妇的糖皮质激素促胎肺成熟治疗的首个疗程为：若胎龄 ≤ 24 周，则至胎龄约为 28 周时，可再进行 1 个疗程治疗。Porreco 与 Farkouh 认为，对于胎龄为 22 ~ 23 周胎儿，可以在产前进行 1 个疗程糖皮质激素促胎肺成熟治疗，若小于此胎龄，则不建议采取此项治疗措施。因为胎龄 < 22 周胎儿仅有很少量原始肺泡，糖皮质激素不能起到促胎肺成

熟目的，反而增加不良反应发生风险。完成第 1 个疗程糖皮质激素促胎肺成熟治疗 2 周后，若 DID 胎儿有早产征象，可再次给予 1 个疗程治疗。

第三节 产褥期

一、多胎妊娠产后出血的预防和处理

产后出血是分娩的严重并发症，是指阴道分娩 24 小时内失血量大于 500 mL，剖宫产分娩时失血量大于 1000 mL，是导致我国孕产妇死亡的最主要原因。目前我国因产后出血所导致的孕产妇死亡中，大部分是可避免或创造条件可避免的。随着辅助生殖技术的不断发展，双胎妊娠的发生率随之逐渐增加。双胎妊娠并发症多，产后出血发生率高，其围生期管理需受到高度重视。

1. 多胎妊娠产后出血的预防

（1）产前准备：做好产前检查，尽早改善凝血功能，加强营养，纠正贫血，增加抵抗力，妊娠大于 34 周者劝其住院待产。产后子宫收缩乏力、前置胎盘、IVF-ET 术后是双胎妊娠产后出血的高危因素。加强产前宣教及孕期系统保健，筛查高危因素，加强高危妊娠的管理，积极预防产后出血，以降低产后出血发生率及孕产妇死亡率。

（2）临产后护理：做好产妇心理护理，解除其紧张、焦虑情绪，要避免产程延长，及时排空膀胱。在第 1 个胎儿前肩娩出后静脉推注 50% 葡萄糖注射液 20 mL ＋催产素 20 U。及时处理胎盘粘连和胎盘植入，常规检查软产道有无裂伤，及时缝合，缝合后常规肛查，了解有无血肿。

（3）产后处理：产后（或剖宫产后）2 小时内指导家属按摩产妇子宫，严密监测产妇心率、血压、脉搏及宫底高度、硬度、阴道出血量及性状。协助早吸吮刺激子宫收缩。回病房后要按时测血压并检查宫底，观察阴道出血情况，指导母乳喂养，鼓励患者多饮开水，勤排尿以免影响宫缩。产后 6 小时如未排尿，则应诱导排尿，无效则留置导尿。

2. 产后出血的处理　处理原则：针对出血原因，迅速止血；补充血容量，纠正失血性休克；防止感染。

（1）一般处理：在寻找产后出血原因的同时需要进行一般处理。包括向有经验的助产士、产科医师、麻醉医师及重症医学医师等求助；交叉配血，通知检验科和血库做好准备；建立双静脉通道，积极补充血容量；保持气道通畅，必要时给氧；监测生命体征和出血量，留置尿管，记录尿量；进行基础的实验室检查（血常规、凝血功能及肝肾功能等）并动态监测。

（2）针对产后出血原因的处理

1）子宫收缩乏力：加强宫缩能迅速止血。导尿排空膀胱后可采用以下方法。

A. 按摩或按压子宫。①腹壁按摩宫底：胎盘娩出后，术者一手的拇指在前、其余四指在后，在下腹部按摩并压迫宫底，挤出宫腔内积血，按摩子宫应均匀而有节律。若效果不佳，可选用腹部-阴道双手压迫子宫法。②腹部-阴道双手压迫子宫法：一手戴无菌手套伸入阴道，握拳置于阴道前穹隆，顶住子宫前壁，另一手在腹部按压子宫后壁，使宫体前屈，两手相对紧压并均匀有节律地按摩子宫或按压子宫。注意：按摩子宫一定要有效，评价有效的标准是子宫轮廓清楚、收缩有皱褶、阴道或子宫切口出血减少。按压时间以子宫恢复正常收缩并能保持收缩状态为止，按摩时配合使用宫缩剂。

B. 应用宫缩剂。①缩宫素：是预防和治疗产后出血的一线药物，治疗产后出血的方法为：10～20U加入晶体液500mL中静脉滴注；也可缩宫素10U肌内注射或子宫肌层注射或宫颈注射，但24小时内总量应控制在60U内。卡贝缩宫素：为长效缩宫素九肽类似物，100μg缓慢静脉推注或肌内注射，2分钟起效，半衰期1小时。②麦角新碱：尽早加用马来酸麦角新碱0.2mg直接肌内注射或静脉推注，每隔2～4小时可以重复给药。但禁用于妊娠期高血压疾病及其他心血管病变者。③前列腺素类药物：当缩宫素及麦角新碱无效或麦角禁用时加用，主要包括卡前列素氨丁三醇、米索前列醇和卡前列甲酯等，首选肌内注射。

C. 宫腔填塞：包括宫腔纱条填塞和宫腔球囊填塞。阴道分娩后宜使用球囊填塞，剖宫产术中可选用球囊填塞或纱条填塞。宫腔填塞后应密切观察出血量、宫底高度及患者生命体征，动态监测血常规及凝血功能。填塞后24～48小时取出，注意预防感染。同时配合强有力宫缩剂，取出纱条或球囊时亦应使用麦角新碱、卡前列素氨丁三醇等强有力宫缩剂。

D. 子宫压缩缝合术：适用于经宫缩剂和按压子宫无效者，尤适用于宫缩乏力导致的产后出血。常用B-Lynch缝合法，近年来出现了多种改良的子宫缝合技术，如Hayman缝合术、Cho缝合术及Pereira缝合术等，可根据不同的情况选择不同术式。

E. 结扎盆腔血管：以上治疗无效时，可行子宫动脉上、下行支结扎，必要时行髂内动脉结扎。

F. 经导管动脉栓塞术（TAE）：此方法在有介入条件的医院使用。适用于保守治疗无效的难治性产后出血且患者生命体征平稳者。经股动脉穿刺插入导管至髂内动脉或子宫动脉，注入吸收性明胶海绵颗粒栓塞动脉。栓塞剂可于 2 ～ 3 周吸收，血管复通。

G. 切除子宫：经积极抢救无效、危及产妇生命时，应尽早行次全子宫切除或全子宫切除术，以挽救产妇生命。

2）胎盘因素：对已剥离但不能排出的嵌顿胎盘可导尿排空膀胱后，轻压宫底，牵拉脐带即可娩出。如无效多用手取方法，术后检查胎盘胎膜是否完整。

对胎盘粘连应及时人工剥离，一般用手能剥离取出者为粘连性胎盘，如徒手取粘连胎盘时，手感分不清附着界限，此时切忌强行撕裂剥脱或用手指用力挖取，应考虑胎盘植入的可能性，需做进一步检查明确诊断后再处理。

对胎盘胎膜残留的处理是立即清宫同时用宫缩剂和抗生素。

3）软产道损伤：应彻底止血，缝合裂伤。宫颈裂伤＜1 cm 且无活动性出血不需缝合；若裂伤＞1 cm 且有活动性出血应缝合。缝合第一针应超过裂口顶端 0.5 cm，常用间断缝合；若裂伤累及子宫下段，可经腹修补，缝合时应避免损伤膀胱和输尿管。修补阴道和会阴裂伤时，需按解剖层次缝合各层，不留无效腔，避免缝线穿透直肠黏膜。软产道血肿应切开血肿、清除积血，彻底止血、缝合，必要时可置橡皮片引流。

4）凝血障碍处理：如发现出血中无血块或糊状薄血块，应想到凝血障碍，并做以下测定。①试管凝血法：室温 25℃，一般 6 分钟凝固且有回缩，6 分钟以上不凝，则纤维蛋白原＜1.5 g/L，30 分钟不凝，则纤维蛋白原为 1 g/L；如凝固不牢，血块一摇即溶，表示有纤溶存在，应用抗纤溶药。②血型、血常规和血小板计数。③测定纤维蛋白原量。④测凝血酶原时间（PT）和部分凝血酶时间（PTT）。⑤ 3P 试验；⑥测 FDP 含量。

治疗原则为去除病因，输新鲜全血、冰冻血浆、血小板、纤维蛋白原、凝血复合物等凝血物质。但止血和扩容仍是主要的方法。

5）失血性休克处理：①密切观察生命体征，保暖、吸氧、呼救，做好记录；②及时快速补充血容量，有条件的医院应做中心静脉压指导输血输液；③血压低时临时应用升压药物及肾上腺皮质激素，改善心、肾功能；④抢救过程中随时做血气检查，及时纠正酸中毒；⑤防治肾衰竭，如尿量少于 25 mL/h，应积极快速补充液体，监测尿量；⑥保护心脏，出现心力衰竭时应用强心药物同时加用利尿剂，如呋塞米 20 ～ 40 mg 静脉滴注，必要时 4 小时后可重复使用。

6）预防感染：通常给予大剂量广谱抗生素。

（3）产后出血的输血治疗：应结合临床实际情况掌握好输血指征，做到输血及时合理。血红蛋白＜60 g/L 几乎均需要输血，血红蛋白＜70 g/L 可考虑输血，若评估继续出血风险仍较大，可适当放宽输血指征。通常给予成分输血：①红细胞悬液；②凝血因子：包括新鲜冰冻血浆、冷沉淀、血小板和纤维蛋白原等。大量输血方案（MTP）：最常用的推荐方案为红细胞：血浆：血小板以 1 ∶ 1 ∶ 1 的比例输入（如 10U 红细胞悬液 ＋1000mL 新鲜冰冻血浆＋1U 机采血小板）。有条件的医院可使用自体血液过滤后回输。

二、产后随访、复查

1. 产后随访　社区医疗保健人员在产妇出院后 3 天、产后 14 天和产后 28 天分别做 3 次产后访视。

2. 访视内容　①了解产妇饮食、睡眠等一般情况；②检查乳房，了解哺乳情况；③观察子宫复旧及恶露；④观察会阴切口、剖宫产腹部切口；⑤了解产妇心理状态；⑥新生儿体检，发现异常，及时给予指导。

3. 产后复查　产后 6 周至医院进行常规检查，包括全身检查及妇科检查。

（1）全身检查：测血压、脉搏，查血、尿常规，了解哺乳情况，若有内外科合并症及产科合并症，应做相应检查。

（2）妇科检查：观察盆腔内生殖器是否已恢复至未孕状态。

（3）同时对婴儿进行检查。

三、产后盆底功能评估及质量

妊娠和分娩是女性盆底功能障碍性疾病发生的首要因素和独立危险因素，盆底康复是防治盆底功能障碍疾病的首选一线措施，因此建议产后 42 天常规进行盆底功能评估，必要时采取针对性的方案治疗。

1. 病史采集、盆底功能问卷、档案记录　病史采集包括孕产史、行为习惯、尿失禁等临床症状以及疼痛、性功能障碍等伴随症状。可根据患者症状选择填写尿失禁生活质量问卷（I-QOL）、盆底功能障碍影响简易问卷 7（PFIQ-7）、国际尿失禁咨询委员会尿失禁问卷表简表（ICI-Q-SF）、盆腔脏器脱垂 / 尿失禁性功能问卷（PISQ-12）及女性性功能积分表，来了解症状的严重程度及对患者生活质量的影响，录入电子档案。

2. 体格检查

（1）一般检查：产后常规妇科检查及辅助检查。

（2）专科检查：①外阴情况；②阴道口是否松弛；③阴道、宫颈情况及 Valsalva 运动时盆腔脏器的改变；④盆腔器官脱垂采用 POP-Q 评分；⑤下尿路评估；⑥下消化道评估；⑦神经系统检查；⑧形体、骨盆检查；⑨会阴或者腹部伤口检查。

（3）盆底肌力评估。①手法评估：采用改良牛津分级法；②盆底肌电或压力测试：

压力测试常用测量指标有最大收缩肌电位、Ⅰ类肌纤维耐力及疲劳度、Ⅱ类肌纤维耐力及疲劳度、盆底肌最大阴道动态压、盆底张力。

（4）盆底控尿功能测试：压力诱发试验、膀胱颈抬举试验、A3 反射、场景反射、尿流率检测，必要时进行尿动力检查。

（5）盆腹动力测试：测试盆腹收缩是否协调以及腹直肌分离情况。

（6）影像学评估：必要时进行盆底超声、MRI 检查。

3. 处理

（1）行为治疗：避免长期腹压增加及剧烈运动等，保持大便通畅，改变不良生活习惯。

（2）Kegel 运动：未发现有关症状、体征时，进行预防性盆底康复方案。推荐在治疗师指导下进行至少 3 个月的 Kegel 运动。

（3）生物反馈联合低频电刺激：发现相关体征时，进行预防性盆底康复训练加针对性治疗。推荐生物反馈联合低频电刺激治疗，同时配合家庭康复器训练＋ Kegel 运动。

（4）产后 3 ~ 6 个月复诊，已经康复者（症状缓解、体征基本恢复），指导日常自行盆底肌锻炼。若存在影响生活质量症状和（或）有明显体征，需在第 1 个疗程结束 3 个月以后，追加康复方案。并使用盆底康复器进行辅助锻炼，以巩固治疗效果。

（5）追加康复方案后，若仍未获效果（存在影响生活质量症状、明显体征），进一步查明原因，指导产妇日常自行盆底肌康复训练，随访观察，待哺乳期结束后再做进一步的治疗选择。

（6）随访：产后 3 ~ 6 个月、产后 1 年随访。

四、产褥感染

1. 概述　产褥感染指分娩及产褥期生殖道受病原体侵袭，引起局部或全身感染，其发病率约 6%。产褥病率指分娩 24 小时以后的 10 天内，每日测量体温 4 次，间隔时间 4 小时，有 2 次体温达到或超过 38℃。产褥病率常由产褥感染引起，但也可由生殖道以外感染如急性乳腺炎、上呼吸道感染、泌尿系统感染、血栓静脉炎等原因所致。

2. 病因　女性生殖道对细菌的侵入有一定的防御功能，其对入侵病原体的反应与病原体的种类、数量、毒力及机体的免疫力有关。妇女阴道有自净作用，羊水中含有抗菌物质。妊娠和正常分娩通常不会增加感染机会。只有在机体免疫力、细菌毒力和细菌数量三者之间的平衡失调时，才会增加产褥感染的机会，导致感染发生。诱因有：胎膜早破、产程延长、孕期生殖道感染、严重贫血、产科手术操作、产后出血等因素。

3. 病原体　常见病原体有需氧性链球菌（β-溶血性链球菌、大肠埃希菌、葡萄球菌）、厌氧菌（革兰氏阳性球菌、脆弱类杆菌等）、支原体、衣原体。

4. 感染途径

（1）内源性感染：正常孕妇生殖道内的病原体在机体抵抗力降低、病原体数量与毒力增加时，引起感染。内源性感染时病原体还能够通过胎盘、胎膜、羊水间接感染胎儿，引起流产、早产、胎儿生长受限、胎膜早破、死胎等。

（2）外源性感染：产妇通过接触消毒不严格或被污染的衣物、用具、各种手术器械等感染。

5. 临床表现及病理

（1）急性外阴、阴道、宫颈炎：会阴裂伤及后-斜切开部位是会阴感染的最常见部位，会阴部可出现疼痛，局部伤口充血、水肿，并有触痛及波动感，严重者伤口边缘可裂开，产妇活动受限。阴道若有感染，可出现阴道部疼痛，严重者可有畏寒、发热，阴道黏膜充血、水肿，甚至出现溃疡坏死。宫颈裂伤引起的炎症，症状多不明显，若深度达穹隆部及阔韧带底部，又未及时缝合，则病原体可直接上行或通过淋巴播散引起盆腔结缔组织炎。

（2）子宫感染：产后子宫感染包括急性子宫内膜炎、子宫肌炎。细菌经胎盘剥离面侵入，先扩散到子宫蜕膜层引起急性子宫内膜炎。炎症可继续侵犯浅肌层、深肌层乃至浆膜层，导致子宫肌炎。由于子宫内膜充血、坏死，阴道内有大量脓性分泌物且有臭味。若为子宫肌炎，则子宫复旧不良。体检腹部有压痛，尤其是宫底部，可伴发高热、头痛、白细胞增多等感染征象。

（3）急性盆腔结缔组织炎和急性附件炎：感染沿淋巴管播散引起盆腔结缔组织炎和腹膜炎，可波及输卵管、卵巢，形成附件炎。如未能有效地控制炎症，炎症可继续沿阔韧带扩散，直达侧盆壁、髂窝、直肠阴道隔。可出现持续高热、寒战、腹痛、腹胀，检查下腹部有明显压痛、反跳痛及腹肌紧张，宫旁组织增厚，有时可触及肿块，肠鸣音减弱甚至消失；白细胞持续升高，中性粒细胞明显增加。

（4）急性盆腔腹膜炎及弥漫性腹膜炎：炎症扩散至子宫浆膜，形成急性盆腔腹膜炎，继而发展为弥漫性腹膜炎，出现全身中毒症状，病情危重。

（5）血栓静脉炎：多由厌氧性链球菌引起。炎症向上蔓延可引起盆腔内血栓静脉炎，可累及子宫静脉、卵巢静脉、髂内静脉、髂总静脉，盆腔静脉炎向下扩散可形成下肢深静脉炎。早期表现为下腹痛，而后向腹股沟放射。当下肢血栓静脉炎影响静脉回流时，可出现肢体疼痛、肿胀，局部皮肤温度上升，皮肤发白，习称"股白肿"。若小腿深静脉有栓塞，可有腓肠肌和足底部压痛。小腿浅静脉炎症时，可出现水肿和压痛。若患侧踝部、腓肠肌部和大腿中部的周径大于健侧 2cm 时，则可做出诊断。血栓静脉炎可表现为反复高热、寒战、下肢持续性疼痛。

（6）脓毒血症和败血症：感染血栓脱落进入血液循环，可引起脓毒血症。若细菌大量进入血液循环并繁殖形成败血症，表现为持续高热、寒战、全身中毒症状明显，甚至休克危及生命。

6. 诊断

（1）仔细检查，确定感染部位和严重程度。询问病史提示分娩前存在某些感染、产程较长、产程进展中多次阴道内操作等病史，分娩后出现发热、腹痛、恶露变化、伤口感染症状，并排除引起产褥病率的其他疾病。

（2）体温升高，脉搏加快，宫底有压痛，有的伴有一侧或双侧的下腹剧痛；外阴或腹部伤口局部红肿、压痛、触之有硬结，或伤口有裂开，有的并有脓性分泌物。

（3）血常规示白细胞计数明显升高；B 超示子宫复旧差，宫腔内胎盘组织残留；局部血流超声检查发现血栓性静脉炎。

（4）宫腔分泌物、脓肿穿刺物、后穹隆穿刺物做细菌培养和药敏实验，确定病原体。

7. 处理　一旦诊断产褥感染，原则上应给予广谱、足量、有效抗生素，并根据感染的病原体调整抗生素治疗方案。对脓肿形成或宫内残留感染组织者，应积极进行感染灶的处理。

（1）支持疗法：加强营养并补充足够维生素，增强全身抵抗力，纠正水、电解质失衡。病情严重或贫血者，多次少量输新鲜血或血浆，以增加抵抗力。取半卧位，利于恶露引流或使炎症局限于盆腔。

（2）胎盘、胎膜残留处理：在有效抗感染同时，清除宫腔内残留物。患者急性感染伴发高热，应有效控制感染，同时行宫内感染组织的钳夹术，在感染彻底控制、体温正常后，再彻底清宫，避免因刮宫引起感染扩散、子宫内膜破坏和子宫穿孔。

（3）应用抗生素：未能确定病原体时，应根据临床表现及临床经验，选用广谱高效抗生素。然后依据细菌培养和药敏试验结果，调整抗生素种类和剂量，保持有效血药浓度。当中毒症状严重者，短期加用适量的肾上腺皮质激素，提高机体应激能力。

（4）抗凝治疗：血栓静脉炎时，应用大量抗生素同时，可加用肝素钠，即 150U/（kg·d）肝素加入 5% 葡萄糖注射液 500mL 静脉滴注，每 6 小时 1 次，体温下降后改为每日 2 次，连用 4～7 天；尿激酶 40 万 U 加入 0.9%，氯化钠注射液或 5% 葡萄糖注射液 500ml，静脉滴注 10 天。用药期间监测凝血功能。同时，还可口服双香豆素、阿司匹林等其他抗凝药物。

（5）手术治疗：会阴伤口或腹部切口感染，应及时切开引流；盆腔脓肿可经腹或后穹隆穿刺或切开引流；子宫严重感染，经积极治疗无效，炎症继续扩展，出现不能控制的出血、脓毒血症或感染性休克时，应及时行子宫切除术，清除感染源，挽救患者生命。

8. 预防

（1）加强孕期保健及卫生宣传工作：临产前 2 个月内避免盆浴和性生活。做好产前检查，早期发现感染性疾病并予以治疗。积极治疗贫血等内科合并症。

（2）待产室、产房及各种器械均应定期消毒：严格遵守无菌操作，减少不必要的阴道检查及手术操作，认真观察并处理好产程，避免产程过长及产后出血。产后仔细检查软产道，及时发现和处理异常情况。产褥期应保持会阴清洁，每天擦洗 2 次。加强对孕产妇的管理，避免交叉感染。

（3）预防性应用抗生素：对于阴道助产及剖宫产者，产后预防性应用抗生素。对于产程长、阴道操作次数多及胎膜早破，也应预防性应用抗生素。

五、腹部切口愈合不良

1. 概述　腹部切口愈合不良常由于腹部切口血肿、积液引起。腹壁血肿是伤口内血液聚集的结果，主要是止血不彻底所致。腹壁切口脂肪液化性坏死可致伤口积液，常见于肥胖患者伤口。

2. 常见因素　造成腹部切口愈合不良的因素有很多，如止血不彻底、分离腹直肌时手伸入腹直肌后损伤小血管、横切口筋膜前后剥离面积大、患者有凝血功能障碍或接受抗凝治疗、孕妇肥胖、产后出血多、妊娠合并症及手术医生缝合技术不过关等。术后剧烈咳嗽或呕吐也可引起。

3. 处理　对于筋膜上小型积液或血肿，每日检查挤压，必要时给予腹部切口理疗及封闭，其有可能自行吸收。积液血肿部位较深，可经穿刺抽吸，或在此部位拆除 1～2 针缝线，探查、清创伤口，并予以引流，伤口无感染可缝合。脂肪液化而无感染者应实施引流；有感染者且有积血、血肿时，应打开局部切口，每日换药至愈合。必要时彻底清创，给予二期缝合。

六、产褥期抑郁症

1. 概述　产褥期妇女精神疾病的发病率明显高于其他时期，尤其以产后抑郁症较常见。1968 年 Pitt 首次将产妇在产褥期内出现抑郁症状称为产褥期抑郁症（PPD）。据报道，PPD 的发病率国外报道约为 30%，国内为 3.8% ~ 16.7%。需要重视的是临床中仍有较多 PPD 患者未被发现。

2. 病因及高危因素　病因不明。有不良生育史、多产、不易怀孕、青少年产妇、早产孕妇、有妊娠合并症、婴儿住院中的产妇、家庭关系不和睦、新生儿性别与期望不符等情况更易发生产褥期产后抑郁症。

3. 临床表现　复杂多样，异质性较大，主要分为核心症状群、心理症状群和躯体症状群 3 个方面。典型的产褥期抑郁症常在产后 2 周内出现，产后 4 ~ 6 周症状明显。

（1）核心症状群：主要包括三个症状，即情感低落（典型病例有晨重夜轻的节律性改变）、兴趣和愉快感丧失、导致劳累感增加和活动减少的精力降低。

（2）心理症状群：包括焦虑（经常会出现严重的焦虑，甚至是惊恐发作）。注意和集中注意的能力降低。自我评价和自信降低，自罪观念，无价值感。认为前途暗淡悲观。自杀或伤婴的观念或行为。强迫观念。精神病性症状（幻觉、妄想等）。感知综合障碍。

（3）躯体症状群：患者合并躯体症状的概率很高，有时躯体症状可能成为患者的首发症状或就诊主诉。包括：睡眠障碍、食欲及体质量下降、性欲下降、非特异性的躯体症状（如头痛、腰背痛、恶心、口干、便秘、胃部烧灼感、肠胃胀气等）。

4. 诊断　产褥期抑郁症至今尚无统一的诊断标准。许多产妇有不同程度的抑郁表现，但大多数能通过心理疏导而缓解。根据美国精神病学会（APA，1994 年）在《精神疾病的诊断与统计手册》（DSM-Ⅳ）中制定的标准，产褥期抑郁症诊断标准如下：

（1）在产后 2 周内出现下列 5 条或 5 条以上的症状，必须具备 1）、2）两条。

1）情绪抑郁。

2）对全部或多数活动明显缺乏兴趣或愉悦。

3）体重显著下降或增加。

4）失眠或睡眠过度。

5）精神运动性兴奋或阻滞。

6）疲劳或乏力。

7）遇事均感毫无意义或有自罪感。

8）思维能力减退或注意力不集中。

9）反复出现想死亡的想法。

（2）在产后 4 周内发病。

5. 筛选量表

（1）爱丁堡产后抑郁量表（EPDS）：是目前多采用的自评量表，该表包括 10 项内容，于产后 6 周进行调查，每项内容分 4 级评分（0 ~ 3 分），总分相加＞9 分或 10 分提示可能有抑郁障碍。这一调查问卷易于管理、简便、可靠，是目前普遍采用的一种有效的初级保健筛查工具，但不能评估病情的严重程度。

（2）Zung 抑郁自评量表（SDS）：为短程自评量表，操作方便，容易掌握，不受年龄、经济状况等因素影响，适于综合医院早期发现抑郁患者、衡量抑郁状态的轻重度及治疗中的变化。这是一个 20 道题的自评调查表，将抑郁程度分为 4 个等级；中国常模 SDS 标准分为（41.88 ± 10）分，分界值标准为 53 分，即将 SDS＞53 分者定为阳性（抑郁症状存在）。

（3）贝克有抑郁问卷（BDI）：也是一种常见抑郁筛查工具，BDI 是一个 21 道题的问卷，包括认知、情感和身体因素，被证实对诊断产后抑郁临床患者和非临床患者均具有较好的一致性和重复性；但是 BDI 问卷中包含了身体状况方面的内容，对于身体处于不适状态的孕妇和产妇来说，BDI 问卷结果会比其他方法偏高。

（4）汉密尔顿抑郁量表（HAMD）：是经典的抑郁评定量表，也是临床上评定抑郁状态时应用得最为普遍的量表，本量表有 17 项、21 项和 24 项 3 种版本，简单、准确、便于掌握，但有时与焦虑不易鉴别。

（5）症状自评量表（SCL-90）：是当前使用最为广泛的精神障碍和心理疾病门诊检查量表，对于有心理症状（即有可能处于心理障碍或心理障碍边缘）的人有良好的区分能力，适用于检测是否有心理障碍、有何种心理障碍及其严重程度如何。

6. 处理　包括心理治疗和药物治疗。

（1）心理治疗：为重要的治疗手段。包括心理支持、咨询与社会干预等。通过心理咨询，解除致病的心理因素（如婚姻关系紧张、想生男孩却生女孩、既往有精神障碍史等）。为产褥期产妇提供更多的情感支持及社会支持，指导产妇对情绪和生活进行自我调节，尽量调整好家庭关系，指导其养成良好的睡眠习惯。

（2）药物治疗：适用于中重度抑郁症及心理治疗无效患者。应在专科医师指导下用药为宜，可根据以往疗效及患者特点个性化选择药物。首选 5- 羟色胺再吸收抑制药，尽量选用不进入乳汁的抗抑郁药。

1）5- 羟色胺再吸收抑制药：①盐酸帕罗西汀：起始量和有效量为 20mg，每日早餐时 1 次，2 ~ 3 周后，若疗效不佳且不良反应不明显，可以 10mg 递增，最大剂量 50mg（体弱者 40mg），每日 1 次。肝肾功能不全患者慎用。注意不宜骤然停药；②盐酸舍曲林：口服，开始每日 50mg，每日 1 次，与食物同服。数周后增至每日 100 ~ 200mg。常用剂量为每日 50 ~ 100mg，最大剂量为每日 150 ~ 200mg（此量不得连续应用超 8 周以上）。需长期应用者，需用最低有效量。

2）三环类抗抑郁药：阿米替林常用量开始一次 25mg，每日 2～3 次，然后根据病情和耐受情况逐渐增至每日 150～250mg，分 3 次口服，最高剂量每日不超过 300mg，维持量每日 50～150mg。

7．预防　产褥期抑郁症的发生，受到许多社会因素、心理因素及妊娠因素的影响。因此，加强对孕妇的精神关怀，了解孕妇的生理特点和性格特点，运用医学心理学、社会学知识，及时接触致病的心理因素、社会因素，在孕期和分娩过程中，多给一点关心、爱护，对于预防产褥期抑郁症具有积极意义。

（1）加强围生期保健，利用孕妇学校等多种渠道普及有关妊娠、分娩常识，减轻孕妇对妊娠、分娩的紧张、恐惧心情，完善自我保健。

（2）对有精神疾患家族史的孕妇，应定期密切观察，避免一切不良刺激，给予更多的关爱、指导。

（3）在分娩过程中，医护人员要充满爱心和耐心，尤其对产程长、精神压力大的产妇，更需要耐心解释分娩过程。

（4）尽量减少无指征的剖宫产术，从而降低产后抑郁症的发生。

（5）对于有不良分娩史、死胎、畸形胎儿的产妇，应向她们说明产生的原因，用友善、亲切、温和的语言，给予她们更多的关心，鼓励她们增加自信心。

第九章　多胎妊娠相关疾病及产科急救技术

第一节　多胎妊娠未足月胎膜早破的处理

胎膜早破（PROM）是指临产前发生的胎膜破裂，多发生在近足月时；若发生在未满 37 周的临产之前即为未足月胎膜早破（PPROM）。国外报道多胎的 PPROM 发生率在 7% ~ 20%。国内杨晓燕等报道双胎的 PPROM 发生率为 21.0%，与沈瑜等的研究结果相似，而郑文佩等报道的全国多中心双胎胎膜早破的发生率为 13.99%，其中未足月胎膜早破发生率为 12.89%，较沈瑜等的研究低，可能与沈瑜等研究中心为高危孕产妇转运中心有关。

PPROM 的发病机制是多因素引起的。感染是被普遍认为的首要因素，大量的炎性因子浸润导致胎膜水肿，细菌产生的各种蛋白酶和胶质酶可降解，使胎膜的抗张力性减弱、胶原合成减少、脆性增加直至破裂。孕妇微量元素摄入不足、宫颈功能不全、羊膜腔穿刺术等也是导致 PPROM 的因素。双胎妊娠子宫容量大，宫腔压力增高，覆盖于宫颈内口处的胎膜成为薄弱环节易发生胎膜早破。因此，双胎发生胎膜早破的风险也高。郑文佩等推测 32 ~ 36 周胎膜早破发生率最高的原因可能是胎儿生长发育迅速，宫腔容量大，胎位相对逐渐固定，宫腔压力增高或胎位异常导致前羊膜囊受力不均导致胎膜破裂。

多数情况下，当破膜发生在先露的羊膜囊（最下方的羊膜囊）时，临床上根据阴道积液、羊齿状结晶和 pH 试纸检测不难做出诊断；而对于非先露羊膜囊的破膜，由于阴道流液断续而较难诊断，其准确的发生率和发生过程并不清楚。一个纳入 116 例双胎 PPROM 和 116 例单胎 PPROM 的配对研究表明，从胎膜早破到分娩这段"潜伏期"，在不考虑孕周时，双胎明显短于单胎妊娠，在 30 周前破膜者，双胎妊娠的潜伏期也缩短，但双胎和单胎在 48 小时和 7 天内的分娩率没有差别，因此认为双胎妊娠较短的潜伏期没有意义。Jacquemyn 等对双胎和单胎 PPROM 的对照研究表明，在 30 周前，从胎膜早破到分娩这段"潜伏期"，双胎妊娠明显短于单胎妊娠，双胎破膜后 48 小时内的分娩率也明显高于单胎；在 30 周后，上述差别不再存在。目前多数研究均表明，在胎膜早破增加感染、脐带脱垂、胎盘早剥的危险性以及围生儿发病率和死亡率等方面，单胎妊娠和双胎妊娠没有明显差异。但应注意双胎发生 PPROM 时，已破膜的胎儿和未破膜的胎儿的发病率有显著差别，未破膜的新生儿发生呼吸窘迫综合征增多，氧疗时间延长，但两者在发生感染性疾病方面没有显著差异，这似乎提示胎膜破裂能促进胎肺成熟。

PPROM 可分为无生机儿（＜23 周）、远离足月者（23～31 周）和邻近足月者（32～36 周）三种。

对多胎妊娠近足月的胎膜早破的处理与单胎时相似，当破膜发生在 34 周之后，围生期并发症主要考虑绒毛膜羊膜炎和脐带受压引起的胎儿死亡，所以多推荐分娩。如果培养结果未回，应预防性使用对 B 族链球菌有效的抗生素；如果有任何宫内感染的征象应使用广谱抗生素。对 32～34 周的多胎妊娠，如果胎儿肺成熟，可以分娩；如果胎肺不成熟，使用单疗程糖皮质激素有利于减少呼吸窘迫综合征和心室内出血。对远离足月的胎膜早破的处理也和单胎妊娠者相同。当胎膜早破发生在 23～31 周时，由于 32 周前的分娩有很高的新生儿发病率和死亡率，所以推荐保守疗法来延长孕期。推荐住院观察胎儿及母亲情况，单疗程使用糖皮质激素，使用抗生素以延长"潜伏期"。尽管在多胎妊娠的胎膜早破时使用宫缩抑制药的数据很少，但预防性使用宫缩抑制药为糖皮质激素和抗生素的起效赢得了时间。但要注意，即使没有阵痛发作、胎盘早剥、胎儿情况不良或绒毛膜羊膜炎，一旦期待到孕 34 周，就应该考虑分娩。如果所有胎儿的肺都成熟了，并且没有其他并发症，也可以考虑在 32～34 周分娩。对胎膜早破的无生机儿（＜23 周）的处理，多胎妊娠没有单胎妊娠那么规范，目前没有特殊的建议来处理这种情况，可选择期待疗法或终止全部妊娠。患者夫妇将面临着困难的选择，应详细告知患者两种疗法的危险和优缺点，给予心理支持，并在其同意下执行下一步的处理。如果患者拒绝终止妊娠，在排除了感染和胎盘早剥后，可以由最初的住院转为门诊治疗。

对多绒毛膜妊娠发生胎膜早破时，除了期待疗法和终止所有妊娠外，还可以选择性减灭已破膜的胎儿或是通过侵入性的操作使该胎儿流产，由此来保留剩余的胎儿。Dorfman 最早提出选择性减灭已破膜的无生机儿，理论依据是，破膜的无生机儿死亡或流产后，羊水漏随之停止，上行性感染的危险降低，剩余胎儿发生流产或早产的风险也降低。Catte 报道了 12 例 13～20 周发生 PPROM 的多绒毛膜多胎妊娠，9 例采取期待疗法，3 例在破膜 3 天内进行了选择性减胎；结果期待疗法者从破膜到分娩的平均间隔为 7.4 周，其中有 3 个新生儿存活；3 例选择性减胎者中有 2 例孕周延长至 33 周。因为资料有限，选择性减胎术的价值仍需要进一步评价。对＜23周的多胎PPROM使用侵入性的宫颈环扎术和使用宫缩抑制药来延后分娩的方法有待观察，它有可能加重母儿的危险。由于期待疗法的流产率高，孕妇卧床时间长，感染等并发症多，在一些情况下，终止所有的妊娠可能是最好的选择，尽管在严格选择的病例，上述挑战性的操作（选择性减胎、宫颈环扎等）也可以使用，可它们的价值在常规使用之前必须充分评估。因此对多胎妊娠中无生机儿的胎膜早破的处理尚无最好的方法，应对该类患者进行个体化治疗。

第二节　多胎妊娠子痫前期预防与管理

子痫前期是孕期常见的并发症，发病率为2%～5%。常发生严重的、破坏性的并发症，可以导致母亲和胎儿的死亡或者发病率明显升高。子痫前期目前仍然是导致孕产妇死亡的主要原因之一，全球每年约76 000例孕产妇死亡与此相关。子痫前期与高发的孕妇并发症、胎儿生长受限、胎盘早剥及死产相关。

子痫前期是一种自限性疾病，就目前而言没有明确的治疗方法可以阻止疾病的进展。终止妊娠，尤其是胎盘的娩出才可以有效地治疗这个疾病。产科医师对于他们的两类患者（母亲和胎儿）的最佳处理方案可能是互相冲突的，因而很难抉择。子痫前期是导致每年50万以上早产的主要原因，这些早产儿有非常高的病死率。子病前期是孕20周以后新发的、进展性的高血压。诊断标准是多次测量收缩压≥140 mmHg，或者舒张压≥90 mmHg。子痫前期与妊娠期高血压病是通过相关临床表现来鉴别。过去主要依据是有没有蛋白尿（≥300 mg/d或者是≥++，有没有肾功能的损害？）及周围组织明显水肿近年来普遍认为应该包括血液系统、肾脏及肝脏的损伤，神经系统的并发症，或者妊娠20周后新发高血压基础上出现的胎儿生长受限，这些都可以诊断为子痫前期。

高血压在双胎妊娠较单胎妊娠更常见。一项1982—1987年的围生期数据库的病例对照研究，包括1253例双胎妊娠和5 119例单胎妊娠，结果显示高血压的风险双胎妊娠是单胎的2.5倍（OR 2.5；95% CI 2.1～3.1）。子痫前期在多胎妊娠时更常见。Foo等报道多胎妊娠时新发的高血压较单胎妊娠更易进展到子痫前期（24/70，34% VS 279/1881，15%，$P < 0.001$），慢性高血压进展到子痫前期的发生率双胎妊娠（53%）也是高于单胎妊娠（18%）（$P < 0.01$）。双胎妊娠的原发高血压疾病的诊断更可能是子痫前期而非妊娠期高血压。

一、多胎妊娠发生子痫前期的风险因素评估

根据 2015 年我国发表的《妊娠期高血压疾病诊治指南》，子痫前期的高危危险因素有年龄 ≥ 40 岁、初产、体重指数（BMI）≥ 28、多胎妊娠、子痫前期家族史（母亲或姐妹）、既往子痫前期病史以及存在的内科病史或隐匿存在（潜在）的疾病（包括原发性高血压、肾脏疾病、糖尿病和自身免疫性疾病如系统性红斑狼疮、抗磷脂综合征）等。多胎妊娠子痫前期的危险因素主要有以下几个方面：

1. 母体因素

（1）高龄：随着辅助生殖技术的应用、二胎政策的开放，高龄妊娠逐年增加。在单胎妊娠中，高龄孕妇的子痫前期及子痫的发生率升高。Sultana 等通过对年龄与多胎妊娠并发症的相关研究发现，子痫前期在 20 ～ 34 岁、35 ～ 39 岁及 40 岁以上的发生率分别为 4.5%、5.6% 和 6.2%。可见，高龄同样是多胎妊娠子痫前期的独立危险因素。

（2）孕前肥胖或孕期体重增长过多：Fox 等对 2006—2012 年的 513 例双胎妊娠孕妇进行了病例对照研究，发现孕前肥胖（BMI ≥ 30）较孕前体重正常孕妇（BMI 18.5 ～ 24.9）发展为子痫前期的危险性增加，为多胎妊娠子痫前期的风险因素之一。在肥胖的双胎妊娠孕妇中，孕期体重增长过多，子痫前期的发生风险更大。

（3）高血压家族史及既往妊娠期高血压疾病史：妊娠期高血压疾病有可遗传性的特点，主要表现为母系遗传。在多胎妊娠中，存在高血压家族史的孕妇其子痫前期发生风险明显增加。而且既往有妊娠期高血压疾病史的孕妇可能因存在疾病易感基因，再次妊娠时更易发生子痫前期。

（4）初产：一项对 742 例双胎妊娠孕妇进行的回顾性研究，对其中 165 例（22%）发展为妊娠期高血压疾病的孕妇进行独立危险因素分析，发现初产为显著危险因素。这可能是因为初产妇对妊娠期出现的生理变化缺乏了解，较经产妇易出现紧张情绪，易出现血压升高。

（5）辅助生殖技术：在多胎妊娠中，体外受精 - 胚胎移植（IVF-ET）会增加子痫前期的发生风险。Sekhon 等对 1988—2010 年 4 288 例双胎妊娠孕妇的研究发现，在使用辅助生殖技术受孕和自然受孕的双胎妊娠中，子痫前期的发生率分别为 13.8% 和 7.6%，其中严重子痫前期分别占 40.6% 和 30.8%，且差异有统计学意义，该研究结果提示，IVF-ET 是双胎妊娠子痫前期的危险因素。另外，研究还发现，辅助生殖技术受孕双胎有子痫前期发生时间更早、疾病更重的趋势。在使用 IVF 受孕的双胎妊娠者中，卵母细胞捐赠会增加子痫前期的发病风险。Sekhon 等对比研究了接受卵母细胞捐赠与使用自体卵母

细胞的 IVF-ET 双胎孕妇各 56 例，发现接受卵母细胞捐赠增加了子痫前期的发生风险，这可能是因为外源性抗原引起同种免疫应答，导致抗原 – 抗体复合物增加并诱发血管内皮级联反应。此外，胚胎冷冻可能诱发胚胎及滋养细胞的基因表达变化，易引起子痫前期的发生。因此，产科医生在工作中需注意监测卵细胞捐赠及冷冻胚胎移植孕妇，早期识别高危人群，制订合理的预防监测计划。

2. 母体生物物理指标　生物物理检查结果获得迅速、易于统计及分析，妊娠期常用的检查项目包括母体血压测量及超声检查。

（1）超声指标：在单胎子痫前期患者中，胎盘滋养层细胞对子宫螺旋动脉的侵袭不完全，子宫动脉管径狭窄，循环阻力增高，呈现高阻低排的特征，导致子宫动脉阻力指数（RI）、搏动指数（PI）、收缩期与舒张期血流速度比值（S/D）增高，并出现单侧或双侧子宫动脉舒张早期切迹。但目前关于 PI 对双胎或多胎子痫前期发生的预测研究较少。Svirsky 等认为，在早孕期，双绒双胎 PI 值低于单绒双胎，且都显著低于单胎 PI 值。然而，与单胎研究相反的是，并发子痫前期的双胎 PI 水平明显低于正常双胎。但也有研究与之不同，认为并发子痫前期的双胎孕妇其子宫动脉 PI 水平显著高于正常组，且不同绒毛膜性的 PI 水平差异无统计学意义。因此，多胎妊娠中子宫动脉 PI 值变化与子痫前期的关系仍需大样本的临床研究证实。

（2）母体平均动脉压（MAP）：在单胎妊娠中，MAP 预测子痫前期的能力优于单独采用收缩压或舒张压。在正常双胎及单胎孕妇中，早孕期的 MAP 水平差异无统计学意义，且绒毛膜性不同的孕妇其 MAP 水平相近，然而在并发子痫前期的双胎妊娠孕妇中，早孕期的 MAP 水平显著升高（$P < 0.02$）。

3. 母体血清学指标　母体血清中的各种因子在子痫前期的发生发展过程中起重要作用，这些因子的成分、来源和作用机制各不相同。

（1）免疫因子：主要包括妊娠相关血浆蛋白 A（PAPP-A）和胎盘蛋白 13（PP-13）。当 PAPP-A 水平下降时，胰岛素样生长因子活性受到抑制，从而增加妊娠不良结局的发生，包括自然流产、早产、子痫前期、胎儿生长受限等。在双胎妊娠中，发展为子痫前期的孕妇孕早中期血清 PAPP-A 水平较正常组明显升高，恰恰与单胎妊娠中的结论相反。在联合预测模型中纳入 PAPP-A 可增加孕早、中期双胎子痫前期的检出率。

PP-13 主要在胎盘合体滋养细胞层细胞表达，其表达异常可影响胎盘的植入和血管重铸，最终导致子痫前期。研究表明，PP-13 可作为早发型子痫前期，尤其同时合并胎儿生长受限孕妇的预测指标。Maymon 等发现，并发子痫前期的双胎孕妇其早孕期 PP-13 血清水平高于正常双胎，结果具有统计学意义，虽然这与单胎妊娠相反，但将 PP-13 纳入双胎子痫前期的风险预测模型可提高子痫前期的检出率。但也有研究结果与之不同，并发重度子痫前期的双胎孕妇 PP-13 低于对照组，而轻度子痫前期孕妇却高于对照组。可见，PP-13 与双胎子痫前期的关系还有待进一步研究。

（2）血管生成因子：主要包括促血管生成因子，如胎盘生长因子（PLGF）和血管内皮生长因子（VEGF），还有抗血管生成因子，如可溶性酪氨酸激酶 -1（sFlt-1）和可溶性内皮因子（sEng）。sEng 血清浓度在子痫前期孕妇中明显升高，且这种差异在子痫前期发生前的 2～3 个月开始出现，但目前对于 sEng 在双胎子痫前期孕妇中的表达变化尚不明确。现有血清学指标研究多关注于 sFlt-1 和 PLGF。与单胎妊娠孕妇相比，正常双胎孕妇血清中的 sFlt-1 及 sFlt-1/PLGF 比值显著升高，但 PLGF 水平与其差异无统计学意义。并发子痫前期的双胎孕妇可见 sFlt-1 及 sFlt-1/PLGF 比值升高，且高水平的 sFlt-1 多与不良妊娠结局相关，同时伴有 PLGF 水平的显著降低，这与单胎的研究结果一致。近年来发现，sFlt-1/PLGF 比值对子痫前期的发生有一定的预测作用。Dröge 等在双胎人群中进行验证，sFlt-1/PLGF 预测双胎妊娠子痫前期发生风险的最佳截断值为 53，敏感度与特异度分别为 94.4% 和 74.2%，但目前研究的病例数少，还需大样本研究验证。

（3）内分泌因子：主要包括抑制素 A 及激活素 A，主要由胎盘释放的糖蛋白。发生子痫前期的双胎孕妇在早中孕期的血清抑制素 A 水平显著高于未发生子痫前期组，这与单胎妊娠一致。而激活素 A 在双胎子痫前期孕妇中的表达尚缺乏相关研究。近年也有多项临床研究表明，早孕期血清 HCG 升高与母体不良妊娠结局有关。在 Svirsky 等的研究中发现，双胎妊娠早孕期血清 HCG 水平高于单胎妊娠，且最终发展为子痫前期者的早孕期血清 HCG 水平显著高于正常双胎。

4. 胎儿治疗与子痫前期　国外有病例报道，对生长不一致双胎的生长受限且超声评估宫内状况不良的胎儿行减胎术，可缓解母体子痫前期的临床表现，这可能是因为被减胎儿胎盘缺血退化，进而减少或阻断与子痫前期临床表现相关的因子表达及释放。2017 年的一项 Meta 分析对比研究了三胎行减胎术后的双胎与未行减胎术的双胎其妊娠结局及胎儿预后，发现两组中妊娠期高血压疾病的发生率相近。根据现有文献，很难确定选择性减胎术与子痫前期的预后关系。所以，当面临减胎术选择时，临床医生要综合考虑绒毛膜性、胎儿疾病、孕妇自身条件、孕妇及家属意愿等多方面因素，在充分告知相关风险及可能预后的前提下，慎重选择。

胎儿镜激光治疗技术是双胎输血综合征（TTTS）的首选治疗方式，尤其是对于 Quinter Ⅱ期及以上 TTTS 的治疗，可提高围产儿生存率、改善围产儿结局。胎儿镜手术是否会影响妊娠期并发症的发生，相关的文章较少。一篇最近的病例对照研究提到，行胎儿镜治疗并没有增加合并 TTTS 孕妇的子痫前期发生风险。国内关于此方面研究尚是空白。

5. 联合筛查 诸多流行病学研究发现，多胎妊娠孕妇自身存在以上提到的高危因素或某些慢性基础疾病，其子痫前期发生风险增加。因此，产前检查应详细采集病史，对子痫前期的高危因素进行评估，早期识别高危人群，指导孕前及孕期管理。生物物理指标及血清学指标对多胎妊娠子痫前期的发生有一定的预测价值，但采用单一的生物物理或血清学指标预测子痫前期，难以达到理想效果。目前，单胎妊娠子痫前期风险预测模型的相关因素主要包括母体病史、子宫动脉 PI、MAP、血清 PAPP-A、PLGF、PP-13、抑制素 A、激活素 A、sEng 等，但在双胎或多胎妊娠孕妇中的联合预测模型尚缺乏大样本研究。Francisco 等结合母体因素、MAP、子宫动脉 PI 和母体血清 PLGF 水平对双胎妊娠孕妇进行联合预测，发现 32 周前的子痫前期检出率是 100%，37 周前的检出率是 99%，但假阳性率较高（75%）。Svirsky 等联合早中孕期 PLGF、PAPP-A 浓度及子宫动脉 PI、MAP 对 144 例双胎妊娠进行子痫前期风险预测，在假阳性率为 10% 时检出率为 65%。另有研究结合母体病史、PLGF、PAPP-A 及子宫动脉 PI、MAP，并另将 PP-13 加入预测模型，发现其检出率为 75%。虽然诸多研究中预测模型的纳入因素不同，检出率也各有不同，但不可否认的是，联合预测对于多胎妊娠子痫前期的早期发现有重要意义。

6. 绒毛膜性及卵型 绒毛膜性与多胎妊娠子痫前期发生风险的关系尚有争议。根据王金光等的 Meta 分析提示，单绒毛膜性（单绒）及双绒毛膜性（双绒）分别是欧洲和北美洲双胎妊娠子痫前期的高危因素，而在亚洲人群中，绒毛膜性并非该病的危险因素。Sarno 等的回顾性研究显示，双绒双胎子痫前期的发生率高于单绒双胎（30.4% VS 12.8%，$P < 0.05$）。2017 年发表的一项包括 1789 例双绒双胎和 430 例单绒双胎的前瞻性研究发现，单胎妊娠、双绒双胎、单绒双胎子痫前期的发生风险为 2.3%、8.1% 和 6.0%，与单胎妊娠相比，双绒及单绒双胎发生子痫前期的相对风险值分别为 3.5 和 2.6。另有研究认为，异卵双胎较同卵双胎孕妇子痫前期及子痫的发生率高，但也有研究表明，同卵与异卵双胎子痫前期的发生率差异无统计学意义。因此，绒毛膜性及卵型与子痫前期的相关性仍有待研究。

二、双胎妊娠子痫前期的处理

双胎妊娠子痫前期的发生率高，而且与单胎相比，双胎妊娠子痫前期发生的更早且具有一定特殊性，对孕产妇及围产儿造成的影响更大。《妊娠期高血压疾病诊治指南（2020）》指出，子痫前期处理的基本原则是正确全面评估母儿情况，休息、镇静，积极降压，预防抽搐以及抽搐的复发，有指征的利尿、纠正低蛋白血症，密切监测母儿情况，预防和及时治疗严重并发症，适时终止妊娠，治疗基础疾病，做好产后处置和管理。

1. 门诊及住院患者管理　由于双胎妊娠子痫前期的病情进展快，变化难以预测，因此，高质量的产前检查和动态监测极其重要。有严重症状的子痫前期患者应该住院治疗并接受专科管理，对于无严重表现的子痫前期患者可以选择家庭动态管理，指导自我监测，每天可以早、中、晚和睡前4次测量血压并记录列表，每周1次血糖监测。门诊产前检查频率应保持在1～2次/周，项目包括胎心监护和胎儿生长发育情况的超声监测、羊水量测定、血小板计数、血肌酐、肝酶水平和蛋白尿评估等。对于无严重病变的患者，若情况稳定，可进行期待治疗至妊娠37周。

2. 降压药物与硫酸镁的应用　分娩期管理子痫前期患者的2个主要目标是控制高血压和预防抽搐，这两点在双胎妊娠子痫前期中尤为重要。

（1）降压药物的应用：对于双胎妊娠的孕妇，即使血压正常也要在妊娠20周后监测血压。当测量收缩压≥160mmHg和（或）舒张压≥110mmHg时，应进行降压治疗；当收缩压≥140mmHg和（或）舒张压≥90mmHg时，应酌情应用降压药，预防重度高血压的发生。为预防心力衰竭和胎儿生长受限的发生，降压过程需要尽可能平稳缓和，最终达到目标血压（不低于130/80mmHg）。

（2）硫酸镁：已有大量证据表明，硫酸镁能够预防子痫前期患者发生抽搐，但其用药指征还存在一定争议。《妊娠期高血压疾病诊治指南（2019）》与《妊娠期高血压疾病诊治指南（2020）》均指出，对有严重症状的子痫前期患者，硫酸镁是预防抽搐的一线用药；而非重度子痫前期患者是否使用硫酸镁需要由临床医生根据患者实际情况权衡利弊后决定，且非重度子痫前期患者使用后若病情稳定可以停用。需要注意的是，由于硫酸镁最终以尿液形式排出体外，因此，除了监测肌腱反射和呼吸状态，筛查有无肺水肿等高危因素外，尿液镁离子浓度测定也应被列入监测范围内。

（3）终止妊娠的时机：子痫前期发病机制尚不明确，控制病情最有效的方法是终止妊娠，在必要的时候终止妊娠是治疗双胎妊娠子痫前期的唯一选择。终止妊娠时机的选择在临床上有较多争议，需要临床决策者权衡利弊，综合评估孕周及母体–胎儿–胎盘情况后决定。《妊娠期高血压疾病诊治指南（2020）》中提出，对于有严重并发症的双胎孕妇，要及时终止妊娠；而某些症状类的子痫前期可以积极控制病情，在密切监测母胎情况的条件下期待治疗至34周终止妊娠，如不足34周时病情进展，可使用糖皮质激素促胎肺成熟以提高新生儿生存率。绒毛膜性是双胎妊娠子痫前期的高危因素，对于无妊娠合并症及并发症双胎孕妇，单绒毛膜双胎可于孕36～37周时终止妊娠；双绒毛膜双胎可于孕37～38周时终止妊娠；单绒毛膜单羊膜囊双胎建议于孕32～34周时终止妊娠，也可根据病情进展适当延长孕周。

（4）分娩方式的选择：需综合考虑母亲病情、子宫颈条件、胎龄、胎儿受损情况以及对后代的期望值等临床因素。有研究提出与剖宫产分娩相比，无严重表现的子痫前期孕产妇阴道分娩并没有增加围产儿不良预后，若条件允许建议孕 28～32 周有严重症状的子痫前期患者首选阴道试产。相反，有研究认为阴道分娩导致平均动脉压增加，加之子宫收缩引发毛细血管楔压增加，会加重原有的缺血缺氧，导致新生儿的死亡率增加，甚至诱发子痫发生。因此，剖宫产术是子痫前期患者最便捷有效的终止妊娠方式，适时的剖宫产术可降低新生儿不良预后的发生率。以上研究均提示实际操作中，临床决策者应根据孕妇和围产儿情况适当放宽剖宫产指征，以改善围产儿的存活率。

（5）双胎妊娠子痫前期产后管理

1）产后高血压及头痛：国际妊娠期高血压研究协会（ISSHP）2018 年发布指南，子痫前期患者产后 3 天内仍有子痫发生的可能。产后必须定期测量血压和观察临床表现。若出现产后血压升高、子痫前期、肺水肿或脑卒中表现，应及时就医。同时需格外注意产后头痛的出现，大多数脑血管意外和产后子痫的发生都与此相关。Wasden 等发现子痫前期患者使用硫酸镁预防抽搐与服用非甾体抗炎药（NSAIDs）相比，效果比较差异无统计学意义且推荐优先考虑 NSAIDs。

2）产后心血管疾病的预防：美国心脏协会于 2011 年发表的女性心血管疾病预防指南中指出，子痫前期或妊娠糖尿病的既往史可能与产后心血管风险增加有关，是风险评估系统中的主要风险因素。建议对妊娠高血压妇女进行定期的血压、血脂和血糖水平的随访，并对此类患者加强产后个人护理的教育，提高心血管风险的认知，改善作息习惯。国外一项调查发现，30% 足月子痫前期的妇女在产后 2 年患有高血压，25% 患有代谢综合征及血管内皮功能障碍。Berks 等提出，对子痫前期患者产后生活方式进行干预，如规律运动、均衡饮食和戒烟等可使心血管疾病风险降低 4%～13%。由此看来，产后对于双胎妊娠子痫前期患者心血管疾病的认识和预防十分关键。

三、多胎妊娠子痫前期的预防

在过去的几十年里，诸多专家学者致力于子痫前期的预防工作，但子痫前期的病因复杂，涉及多因素、多机制和多通路，临床表现多系统受累，加之尚无有效的临床预测方法，另外多胎妊娠又属高危妊娠，发生子痫前期的风险较高，故对其预防较为困难。结合国内外研究进展，符合我国国情的预防手段主要有以下几方面。

1. 饮食及生活方式调整　各地区医生需结合当地民情注意饮食管理，宣教孕妇蛋白质与水果、蔬菜间的饮食平衡。另外，对于盐的摄入要考虑发病群体的不同，对于我国某些喜咸高盐饮食习惯的群体，要注意限制食盐摄入。孕前肥胖或孕期体重增加过多是多胎子痫前期的危险因素之一。但对于肥胖孕妇来说，限制蛋白质和热量的摄入不会降低孕期高血压的发生风险，反而会增加胎儿生长受限的风险，因此应避免对其限制蛋白和热量的摄入。已有研究证明，在非妊娠期适量运动可减少高血压和心血管疾病的发生率。在妊娠期，适量运动可能通过改善血管功能、刺激胎盘血管生成，从而对子痫前期的发生起到某些预防作用，但仍然缺乏足够证据，因此，需要进一步临床研究去评估适量运动是否可以改变母体内皮功能紊乱及预防不良妊娠结局。所以，对无流产、早产等其他高危因素的肥胖孕妇，经综合评估后，可考虑通过调节饮食及适量运动来控制体重。

2. 药物预防

（1）抗凝药物：我国《妊娠期高血压疾病诊治指南（2015）》推荐对存在子痫前期复发风险如子痫前期史，胎儿生长受限、胎盘早剥病史，存在肾脏疾病及高凝状况等子痫前期高危因素者，可以在妊娠早中期（妊娠 12 ~ 16 周）开始服用小剂量阿司匹林（50 ~ 100 mg），维持到孕 28 周。一项系统性综述纳入 9 篇随机对照研究，包括 898 例多胎妊娠孕妇，发现小剂量阿司匹林可降低子痫前期的发生率，尤其是轻度子痫前期。另一项对 225 例双胎妊娠进行的前瞻性研究，提示了一致的结果。该研究同时结合血清 HCG 进行风险预测，并将 HCG 浓度大于 29.96 U/L 设为高危组，在该组中使用阿司匹林较使用安慰剂的子痫前期发生率明显降低，且发病孕周延后，而低危组中使用小剂量阿司匹林与安慰剂在子痫前期的发生率及发病孕周上差异均无统计学意义。可见小剂量阿司匹林对于多胎妊娠子痫前期的预防有一定作用，但要注意，对于存在自身免疫性疾病者，单纯小剂量阿司匹林的应用不能全然起到预防子痫前期和治疗自身疾病的作用，此时需要更精准的对症药物干预。

（2）抗氧化剂：氧化应激与子痫前期的发病有关，因此有人提出抗氧化剂维生素 C 和维生素 E 可预防子痫前期的发生。一些随机对照试验及安慰剂对照试验研究中发现口服维生素 C、维生素 E 并不能降低子痫前期发生的风险。近期发表的一项随机对照研究发现，补充钙、镁、锌、维生素 D 的孕妇其子痫前期的发生率较安慰剂组降低，且差异有统计意义，而补充维生素 C、维生素 E 的孕妇子痫前期发生率与对照组差异无统计学意义。ACOG 指南并不建议使用维生素 C、维生素 E 预防子痫前期的发生。

（3）钙剂：我国指南推荐对于钙摄入低的人群（＜ 600 mg/d），推荐口服钙补充量至少 1 g/d 以预防子痫前期。研究表明，补钙能在一定程度上降低子痫前期发生的风险，尤其是基础钙摄入量不足的孕妇。也有研究怀疑维生素 D 缺乏是导致子痫前期的危险因素之一。但是，补充维生素 D 是否有效仍是未知。

四、多胎妊娠子痫前期的管理

1. 多胎妊娠子痫前期的临床特点　子痫前期常伴发多器官功能受损，包括心血管系统受损（心肌缺血、心力衰竭等）、肝肾功能严重受损、凝血功能异常、中枢神经系统受损（脑血管意外、视网膜剥离等）等，死胎、早产、极低及低出生体重儿、新生儿窒息等新生儿不良结局的发生率高。双胎或多胎妊娠更易出现子痫前期，易出现产科不良结局，如产后出血、心力衰竭、低蛋白血症、胎膜早破、胎盘早剥等母儿并发症发生率均高于单胎并发子痫前期孕妇。而且多胎妊娠孕妇较单胎更易由妊娠期高血压进展为子痫前期，且发病时间更早，临床表现更重。所以，对于多胎孕妇而言，早期识别高危因素，根据孕妇自身情况制订合理的监测计划，做到早发现、早干预，延缓病情进展，预防不良并发症的发生。

2. 多胎妊娠子痫前期的治疗　妊娠期高血压的治疗目的是预防重度子痫前期和子痫的发生，降低母儿围生期病率和死亡率，改善围产结局。现有的国内外指南多针对单胎子痫前期治疗及监测管理，暂没有关于多胎妊娠期高血压疾病治疗的权威性文献，所以临床管理多根据现有指南及专家共识，结合多胎妊娠临床特点，制订治疗方案。

（1）评估和监测：妊娠期高血压疾病有病情复杂、变化快的特点，分娩和产后的生理变化以及各种不良刺激等均可导致病情加重，多胎妊娠更是如此。因此，对产前、产时和产后的病情进行密切监测和评估十分重要，进而了解病情进展，及时合理干预，早防早治，避免不良妊娠结局的发生。

主要监测母体有无头痛、眼花等症状，检查其血压、尿量变化等，胎儿胎心监护、超声监测胎儿生长发育情况，特别的还要进行眼底、凝血功能、重要器官功能的检查。检查项目及频率依据病情变化决定，多胎妊娠可酌情增加监测频率。

（2）一般处理：监测母儿情况，具体内容参考《妊娠期高血压疾病诊治指南（2015）》。由于多胎妊娠孕妇有发病时间早、临床表现重的特点，易向子痫前期进展，对于妊娠期高血压或非重度子痫前期的孕妇需依据临床表现及病情进展情况决定是否住院监测，而对于重度妊娠期高血压、重度子痫前期及子痫孕妇均建议住院监测和治疗。由于多胎妊娠孕妇营养需求较大，建议其保证摄入足量的蛋白质和热量，适度限制食盐摄入。同时注意休息，保证充足的睡眠，必要时可睡前口服地西泮。

（3）扩容治疗：通常情况下，子痫前期孕妇需限制补液量以避免肺水肿，不推荐扩容治疗，除非有严重的液体丢失（如呕吐、腹泻、分娩失血）使血液明显浓缩，血容量相对不足或高凝状态。扩容疗法会增加外周血容量，可能导致一些严重并发症的发生，故而需慎重选择，尤其在多胎妊娠中，需严密监测孕妇有无心功能不全、肺水肿等不良并发症的临床征象。

（4）利尿剂：子痫前期孕妇不主张常规应用利尿剂，仅当孕妇出现全身性水肿、肺水肿、脑水肿、肾功能不全、急性心力衰竭时，可酌情使用呋塞米等快速利尿剂。甘露醇主要用于脑水肿，甘油果糖适用于肾功能有损害的孕妇。

（5）低蛋白血症的治疗：由于妊娠期高血压疾病病理表现为全身小动脉痉挛，肾血流减少，肾小球损伤而致血浆蛋白大量漏出，加之肝血管痉挛致肝细胞缺血缺氧，蛋白合成降低。多胎妊娠由于孕期营养需要增加，相对的营养缺乏，加之血浆总量增加更易出现低蛋白血症。当严重低蛋白血症伴腹水、胸腔积液或心包积液时，可能影响孕妇呼吸及循环系统功能，应补充白蛋白或血浆，同时注意配合应用利尿剂且严密监测病情变化。

（6）硫酸镁：是子痫治疗的一线药物，也是重度子痫前期预防子痫发作的重要用药。国内外指南对硫酸镁的使用剂量、使用方法、使用时间基本一致。有研究提到，孕妇体重影响镁离子浓度达峰值的时间，体重越大，镁离子达峰值浓度越晚，可能是因为较大的体重增加了药物稀释作用。24小时内应用 20 ～ 24 g 硫酸镁可控制 95% 的体重小于 60 kg 子痫前期孕妇的子痫抽搐。在多胎妊娠中，体重增加、血容量增加、肾功能改变等因素可能影响镁离子的代谢。所以，在临床上应避免千篇一律的治疗方案，应在监测膝腱反射、呼吸频率、尿量、血清镁离子浓度的前提下，观察病情变化，适时调整用药方案及用药时间。

（7）控制血压：其目的是延缓病情进展，预防心脑血管意外和胎盘早剥等严重母胎并发症。轻中度的妊娠期高血压孕妇孕期血压控制并维持在较低水平，有助于延缓病情进展，降低子痫前期的发生率。有文献报道，在正常双胎妊娠中，首诊时收缩压和舒张压均低于单胎 [（106 ± 11）/（61 ± 9.0）mmHg VS（110 ± 11）/（63 ± 9.1）mmHg，$P < 0.001$]，在并发子痫前期的双胎中，其 34 周前入院时收缩压和舒张压也低于单胎（163.5/100.1 mmHg VS 181.1/108.4 mmHg，$P < 0.001$），而双胎并发子痫前期的 MAP 高于单胎。那么，适用于单胎妊娠的降压标准是否适用于多胎妊娠，还需要大量的临床研究探讨。现有的临床应用多结合孕妇病情，参考国内外指南，收缩压 ≥ 160 mmHg 和（或）舒张压 ≥ 110 mmHg 的高血压多胎孕妇应进行降压治疗，收缩压 ≥ 140 mmHg 和（或）舒张压 ≥ 90 mmHg 的高血压多胎孕妇酌情应用降压药。根据 2015 年我国发表的指南，孕妇未并发器官功能损伤，收缩压应控制在 130 ～ 155 mmHg 为宜，舒张压 80 ～ 105 mmHg；孕妇并发器官功能损伤，则收缩压应控制在 130 ～ 139 mmHg，舒张压应

控制在 80 ~ 89 mmHg。与单胎相比，多胎妊娠子宫 – 胎盘血流灌注量大，血容量增加，易发生心力衰竭等并发症，所以，降压过程更要注意血压波动不可过大、降压不可过快，要平稳降压，且血压不可低于 130/80 mmHg，以保证胎盘及重要器官的血流灌注。

（8）促胎肺成熟治疗：现多采用与单胎妊娠并发子痫前期相同的治疗方案。子痫前期是一种严重的妊娠期并发症，对该病预测及预防尤为重要。目前，单胎妊娠子痫前期的发病机制和预测研究较多，但在双胎及多胎妊娠中，受到样本量等因素的限制，各种因子及指标与子痫前期的关系尚未明确。如何建立一个检出率高、假阳性率低的预测模型、如何对双胎及多胎妊娠子痫前期进行预防，治疗上与单胎有何异同，仍需进一步大样本的临床研究。但根据目前研究及国内外指南，应做到重视孕前筛查，早期识别高危人群、联合病史、物理及化学指标预测，早期干预，严密监控，避免不良并发症的发生，进而改善母儿妊娠结局。

第三节　多胎妊娠与胎儿生长受限

胎儿生长受限（FGR）不仅是导致围产儿患病和死亡的重要原因，还会导致儿童期、成年期的不良结局，增加肥胖、糖尿病、心血管疾病的发生风险。2019 年，中华医学会围产医学分会胎儿医学学组和中华医学会妇产科学分会产科学组发表了《胎儿生长受限专家共识（2019 版）》。2020 年，国际妇产科超声学会（ISUOG）、美国母胎医学会（SMFM）分别发布和更新了 FGR 的诊断与管理指南，即《2020 ISUOG 实践指南：小于胎龄儿及胎儿生长受限的诊断和管理》和《2020 SMFM 咨询系列 #52：胎儿生长受限的诊断和管理》。2021 年 2 月，美国妇产科医师学会（ACOG）也发布了《2021 ACOG 实践简报：胎儿生长受限（No.227）》，距上一版仅时隔 2 年。上述文件说明，FGR 日益受到全球胎儿医学、围产医学领域的重视。

胎儿生长受限（FGR）是指因各种病理因素影响而导致胎儿生长未达到其应有的遗传潜能，胎儿超声估测体重或腹围低于相应胎龄第 10 百分位。我国 FGR 的发病率约为 6.39%，FGR 不仅是围产儿患病和死亡的重要原因，而且还可能会对其远期的生长发育带来不良影响，例如儿童期的认知障碍及代谢性疾病的发生风险增加等。由于 FGR 胎儿在不良的宫内环境中生长，面临各种影响其生命安全的危险因素，因此，加强对 FGR 胎儿的监测十分重要，特别是动态评估其在宫内生长发育和氧供的情况，可为发现胎儿异常并及时采取处理措施提供指导。

一、胎儿生长受限的定义

FGR 诊治的第一个临床步骤就是在诸多正常妊娠中发现"真正的"FGR。但是，国际上对 FGR 的定义并没有统一的"金标准"。小于胎龄儿（SGA）指的是超声估测胎儿体质量（EFW）或腹围低于同胎龄应有体质量或腹围第 10 百分位数以下的胎儿。2013 年加拿大妇产科医师协会（SOGC）的指南将 FGR 定义为胎儿因病理性因素未达到其生长潜能，超声 EFW 或胎儿腹围低于相应胎龄第 10 百分位。2019 年 ACOG 发布的 FGR 实践指南将 FGR 定义为超声 EFW 低于相应胎龄第 10 百分位数以下的胎儿，并指出这一定义没有考虑每个胎儿的生长潜能，可能会漏诊部分体质量正常但是未达到生长潜能的生长受限胎儿，同时可能误诊部分 SGA。如何区分 FGR 与 SGA，降低围产儿的死亡率与发病率，是临床工作的一大挑战。

我国专家共识（2019）将 FGR 定义为受母体、胎儿、胎盘等多种因素影响，胎儿生长未达到其应有的遗传潜能，多表现为超声 EFW 或腹围低于相应胎龄第 10 百分位。这一定义强调了 FGR 与 SGA 的区别，即胎儿生长是否达到遗传潜能，是否存在病理因素，同时采用 EFW 与腹围来提高 FGR 的检出率。

二、胎儿生长受限的病因

FGR 的定义中强调了病理性因素的作用，其诊断、后续医疗干预及预后都与病因相关，按来源大致分为母体、胎儿、脐带与胎盘因素。

母体血管病变引起子宫胎盘灌注不良占 FGR 病因的 25% ~ 30%。能够引起 FGR 的母体疾病包括孕前糖尿病、自身免疫疾病、肾功能不全、妊娠相关高血压疾病、多胎妊娠等能引起血管病变的妊娠合并症与并发症。虽然有研究发现孕妇在孕 26 周前摄入蛋白质严重不足与 SGA 相关，但是目前没有证据表明额外摄入营养能够增加胎儿出生体质量或改善 FGR 预后。

与 FGR 相关的胎儿疾病主要为遗传学异常和胎儿结构异常，其中，胎儿染色体异常占 15% ~ 20%；13- 三体综合征或 18- 三体综合征的胎儿，FGR 发生率＞ 50%；腹裂畸形的胎儿 FGR 发生率为 25%。先天性心脏病的胎儿发生 FGR 的风险增加。胎盘、脐带相关因素，如小胎盘、胎盘栓塞、脐带过细及脐带扭转等也是引起 FGR 的常见原因。需要注意的是，胎盘植入和前置胎盘与 FGR 没有直接关系。在胎儿染色体或结构正常的情况下，目前尚无高质量证据表明胎儿单脐动脉与 FGR 存在相关性。除上述 3 种病因外，宫内感染占 FGR 病因的 5% ~ 10%，其中最常见的病原体是疟原虫，其次为巨细胞病毒、弓形虫和梅毒等。

三、分类及临床表现

胎儿发育分三阶段。第一阶段（妊娠 17 周之前）：主要是细胞增生，所有器官的细胞数目均增加。第二阶段（妊娠 17 ~ 32 周）：细胞继续增殖并增大。第三阶段（妊娠 32 周之后）：细胞增生肥大为其主要特征，胎儿突出表现为糖原和脂肪沉积。胎儿生长受限根据其发生时间、胎儿体重以及病因分为 3 类。

1. 内因性均称型 FGR　一般发生在胎儿发育的第一阶段，因胎儿在体重、头围和身长三方面均受限，头围与腹围均小，故称均称型。其病因包括基因或染色体异常、病毒感染、接触放射性物质及其他有毒物质。

2. 外因性不均称型 FGR　胚胎早期发育正常，至妊娠晚期才受到有害因素影响，如妊娠期高血压疾病等所致的慢性胎盘功能不全。

3. 外因性均称型 FGR　为上述两型的混合型。其病因有母儿双方因素，多因缺乏重要生长因素，如叶酸、氨基酸、微量元素或有害药物影响所致，在整个妊娠期间均产生影响。

四、胎儿生长受限与多胎妊娠

多胎妊娠是导致胎儿生长受限的另一个相关因素，然而，双胎胎儿生长受限的发病机制还不十分清楚。认为宫内环境对胎儿生长有一定影响，遗传因素，约束胎盘生长、强制分享胎儿营养或结合所有因素可限制一个或两个胎儿的生长。Gmenwald 观察到双胎生长的羊膜腔是由单一囊腔分离而来，32 周后增长下降；双胎 FGR 的发生率比单胎增加 5 ~ 10 倍。D'Alton 和 Simpson 报道了增加双胎围产儿病率和死亡的几个相关因素，大部分与双胎不合和 FGR 有关。包括：联体双胞，单丰膜囊双胎、双胎妊娠一胎死亡，一胎儿先天畸形，双胎输血综合征等。

其中双胎输血综合征可引起两个胎儿不平衡生长，供血胎儿常发生贫血、低血容量、生长受限、甚至早期死亡。

五、胎儿生长受限的诊断与监测

胎儿生长受限专家共识（2019 版）将临床实践中诊断 FGR 的步骤总结为三步，即核实孕周与胎龄、超声评估胎儿大小、寻找病因。

诊断 FGR 首先要核实孕周。无论临床或超声在评估胎儿生长情况时都不能脱离孕周。因此，产科医生在做出诊断或开具检查时，首先应向孕妇核实月经史与相关辅助生殖等技术信息，并结合孕早期彩超检查结果，准确评估胎龄后，结合当前超声及其他指标做辅助判断。孕周不满 34 周的 FGR 称为早发型 FGR，其发病机制、诊断难度、管理方式均与迟发型 FGR 不同，前者围生期发病率与死亡率更高、预后更差，在临床上应引起重视。

在核实孕周后，应详细了解孕妇病史与妊娠史，判断是否存在发生 FGR 的危险因素并进行风险评估。FGR 相关母体危险因素有：年龄 ≥ 40 岁、初产妇、体质量指数（BMI）< 20 或 > 25、2 次妊娠间隔过短、药物滥用、吸烟、子宫畸形、不良妊娠史如 FGR 妊娠史、子痫前期史、胎盘早剥史和死胎死产史等。医生应予以健康教育，告知其药物滥用、吸烟等危险因素对妊娠的风险，并劝导戒烟以预防 FGR 的发生。

测量宫高对诊断 FGR 意义有限，但仍是体检筛查的唯一手段。孕 32 ~ 34 周宫高测量发现 FGR 的敏感性为 65% ~ 86%，特异性为 96%。但是，母亲肥胖或患有子宫肌瘤会影响宫高测量的准确性。ACOG 指南建议孕 24 周起每次产前检查均应测量宫高；若宫高小于对应孕周数值 3 cm 以上，应行进一步超声检查。

超声是目前最理想的 FGR 评估方法，评估内容应包括羊水量、生物物理评分（BPP）、多普勒和胎儿生长趋势等。超声评估的常用指标有双顶径、头围、腹围及股骨长等。这些指标可用于估算胎儿体质量，但是超声 EFW 与出生体质量偏差可达 20% 以上。若超声估重后怀疑 FGR，应进一步行胎儿系统超声检查。胎儿生长受限专家共识（2019 版）建议，可采用超声胎儿腹围监测和 EFW 评估胎儿生长速度，监测间隔为 2 ~ 3 周，可降低 FGR 的假阳性率。ACOG 指南建议超声监测每 3 ~ 4 周 1 次即可，间隔不应少于 2 周。前次妊娠 SGA 的孕妇，此次妊娠再发 SGA 的风险为 20%，应评估是否有新增危险因素，进行连续超声检查评估胎儿情况。应注意 SGA 病史不是 BPP 与脐动脉多普勒检查的指征。

多普勒血流监测是评估胎儿情况及胎盘功能的一项重要检查。目前研究最多的多普勒血流监测为子宫动脉多普勒及脐动脉多普勒。子宫动脉多普勒对孕早、中期 FGR 检出的特异度高，但敏感度低，故专家共识中不建议将子宫动脉血流用于孕早期、孕中期的

FGR 筛查。有研究发现，脐动脉多普勒血流监测在早期预测胎盘功能不良导致的 FGR 上明显优于超声 EFW。FGR 的标准产前检查中加入脐动脉多普勒监测后围生期死亡率降低 29%。当出现脐动脉舒张末期血流消失或反向时，FGR 围产儿死亡率增加，因此脐动脉多普勒超声监测结局是决定 FGR 分娩时机的重要指标之一。然而，脐动脉多普勒血流监测对轻微胎盘病变的 FGR 识别能力有限，故临床上监测 FGR 不能仅依靠脐动脉多普勒血流监测结果，应联合多种检查进行综合评估判断。我国专家共识认为静脉导管血流的评估对新生儿酸中毒和不良结局有一定的预测价值。未足月 FGR 的胎儿出现脐动脉血流异常时，建议评估静脉导管血流，有助于决定分娩时机。FGR 的胎儿，尤其是孕中期诊断 FGR 的胎儿，若出现结构异常，则其染色体异常的风险增加。因此，孕中期诊断 FGR 时应建议孕妇进行遗传咨询与产前诊断。

Tang 等总结了不同生化标志物如补体 C3、穿透素 3、PAPP-A 等的研究结果，认为血清学标志物对 FGR 的诊断、预测意义仍需要大样本数据研究。我国专家共识认为，胎儿非整倍体筛查的血清学标志物对 FGR 有一定预测价值，但敏感性较低，价值有限。

六、FGR孕期处理

1. 积极寻找并尽快解除可能的病因

（1）母体

1）病史采集和体格检查：寻找与 FGR 相关的母体疾病，如吸烟或饮酒、母体血管疾病、抗磷脂综合征等。

2）感染：建议行 TORCH 筛查，必要时可行特定的羊水病毒 DNA 检测。病毒感染的超声影像标志通常没有特异性，但包括脑部和（或）肝脏的强回声和钙化，以及积水。

（2）胎儿

1）结构检查：因为重大先天性异常通常都与无法维持胎儿正常生长相关，所以推荐对所有病例进行详细的胎儿解剖结构检查。

2）染色体检查：当 FGR 为早发均称型（中期妊娠）、较严重（胎儿体重<第 3 百分位数）、或伴随有羊水过多（提示 18- 三体）或结构异常时，建议进行胎儿染色体核型分析。

2. 动态监测胎儿宫内状况　脐动脉多普勒血流检测联合标准胎儿监护，比如 NST，或生物物理评分，或两者联合监测，与改善 FGR 胎儿预后有关。

3. 宫内治疗

（1）卧床休息：没有证据表明卧床休息能够真正加速胎儿生长或改善生长受限胎儿的预后，却引起孕妇高凝状态导致相应并发症增加，以及孕妇过分紧张和产后恢复较慢。

（2）吸氧：孕妇吸氧不能改善围产儿预后，一旦吸氧停止，胎儿氧化能力进一步恶化，长期高氧状态导致胎儿的肺功能障碍。

（3）补充营养物质：营养和饮食补充策略对于预防 FGR 的发生无效，所以不推荐。

（4）类固醇：如估计在 34 周前分娩 FGR 胎儿，产前需应用糖皮质激素，因为与改善早产儿的预后有关。

（5）硫酸镁：如 32 周前可能分娩，硫酸镁的使用可以保护胎儿和围产儿脑神经。

（6）改善胎盘血流灌注：没有证据明确药物干预有效，但从几项试验及 Meta 分析的累积数据来看，低剂量阿司匹林可以起到作用。相比之下，尚无证据支持注射用抗凝药物肝素的防治 FGR 的作用。

4. 适时终止妊娠

（1）终止妊娠时机：胎儿确定为 FGR 后，决定分娩时间较困难，必须在胎儿死亡的危险和早产的危害之间权衡利弊。

1）孕 34 周后：如果羊水量、BPP 及多普勒血流检测均正常，每周监测直至 37 周后，并在 40 周前考虑分娩。如果羊水量异常（羊水指数 AFI < 5cm 或最大羊水深度 DVP < 2cm），BPP 和（或）多普勒表现异常，考虑结束妊娠。

2）孕 34 周前：如果胎儿监测结果保持良好，对于有脐动脉舒张末期血流缺失者应期待妊娠至 34 周分娩；脐动脉舒张末期血流反流者，建议在妊娠 32 周时分娩；脐动脉舒张末期血流降低但没有缺失或反流时，妊娠可被延迟直至 37 周以后。

（2）终止妊娠方式：FGR 不是剖宫产手术指征。选择分娩方式应从胎儿宫内状况和宫颈成熟度两方面考虑。如果胎儿宫内情况良好、胎儿成熟、Bishop 宫颈成熟度评分 ≥ 7 分，无产科禁忌证者可以经阴道分娩，但要加强产时胎心监测；如果羊水过少、胎儿窘迫、胎儿停止发育以及合并其他产科指征时，应考虑剖宫产。

（3）新生儿处理：FGR 儿存在缺氧容易发生胎粪吸入，故应即时处理新生儿，清理声带下的呼吸道吸出胎粪，并做好新生儿复苏抢救。及早喂养糖水以防止低血糖，并注意低血钙、防止感染及纠正红细胞增多症等并发症。

第四节 复杂双胎诊断及处理

复杂性双胎指双胎在胚胎分化及胎儿发育过程中出现一胎死亡、畸形、发育不一致等情况，严重影响围产儿的生命质量及预后，因此，复杂性双胎的早期诊断、检测、治疗具有重大意义。复杂性双胎包括双胎输血综合征（TTTS）、双胎反向动脉灌注序列征（TRAPs）、选择性胎儿生长受限、双胎贫血 - 红细胞增多序列征（TAPS）等。再有就是双胎一胎死亡或者结构异常是治疗还是进行减胎，这些都是复杂性双胎需要研究的。

一、双胎输血综合征

双胎输血综合征（TTTS）是最常见的单绒毛膜性双胎胎儿并发症，也是目前研究最为广泛和深入的胎儿疾病之一。TTTS 在单绒毛膜性双胎中发生率为 8% ~ 15%，在全部妊娠中的发生率为 1/10 000 ~ 3/10 000。

1. 病因及发病机制

（1）胎盘血管吻合支：90% ~ 95% 的单绒毛膜性双胎胎盘都存在胎盘血管吻合支，包括动脉 - 动脉吻合支（A-A）、静脉 - 静脉吻合支（V-V）、动脉 - 静脉吻合支（A-V）3 种，其中 A-A/V-V 允许双向血流，A-V 仅允许单向血流，两胎儿通过 3 种吻合支保持血流的动态平衡。两胎儿间血管吻合支数目及分布异常进而造成两胎儿间血流灌注失衡是 TTTS 发生的主要机制。目前认为，A-V 吻合支是 TTTS 的病理基础，A-A 吻合支一般在 TTTS 的疾病发生发展中起保护作用，而 V-V 吻合支可能在 TTTS 的发展过程中起促进作用。

（2）脐带帆状附着及胎盘份额：目前，两者与 TTTS 的相关性尚未明确，De Paepe 等将 TTTS 与无并发症的单绒毛膜性双胎进行比较，发现在 TTTS 中脐带帆状附着的发生率（60% VS 44%）与胎盘份额分配不均的发生率（73% VS 24%）均明显升高。但 Kalafat 等则发现胎盘份额分配不均在 TTTS 中与无并发症的单绒毛膜性双胎中的发生率差异无统计学意义。

（3）分子生物学水平研究进展：目前，大多数研究都致力于通过组学研究手段探讨 TTTS 的发生机制。Yinon 等通过比较 TTTS 孕妇与无并发症的单绒毛膜性双胎孕妇外周血循环中血管生成因子的表达水平发现，TTTS 孕妇外周血循环中的人可溶性血管内皮细胞生长因子受体 1（sVEGFR-1）及可溶性内皮糖蛋白（sEng）的表达水平明显升高，而胎盘生长因子（PLGF）的表达水平下降，说明 TTTS 孕妇可能处于抗血管生成状态。Hui 等对 TTTS 供血儿与无并发症的单胎胎儿进行全基因组测序，发现 SLC25A37、ENG、ADRA1D 等在两组中的表达水平存在明显差异。

2. TTTS 的筛查及预测　单绒毛膜性双胎孕妇突然发生的腹围迅速增加及呼吸困难可能预示着 TTTS 的发生。推荐单绒毛膜性双胎自孕 16 周开始，每 2 周 1 次行超声检查，注意胎儿的生长发育，羊水量情况及膀胱是否可见。

（1）TTTS 的早期预测：妊娠早期 TTTS 的超声预测指标主要包括颈部透明层厚度差异、头臀长差异、胎儿腹围差异、静脉导管（DV）血流频谱、脐带胎盘插入部位等。2007 年一项包括 74 例早期 MC 双胎妊娠的前瞻性多中心研究发现 NT 检查在妊娠 15 周前不能预测 TTTS 的发展。2020 年一项包含 121 例 MC 双胎妊娠的回顾性队列研究显示，当结合颈部透明层厚度差异，头臀长差异，胎儿腹围差异多种早孕期指标时，预测 TTTS 的阳性率可达到 70% 以上。不推荐 MC 双胎在孕早期单独通过超声 NT 检查的方式筛查 TTTS。有条件的中心应结合多种妊娠早期指标共同预测 TTTS，并联合胎儿鼻骨、静脉导管血流频谱等综合评估唐氏综合征的发生风险，并尽可能地发现严重的结构畸形，如胎儿严重心脏畸形、无脑儿、颈部水囊瘤、胎儿严重水肿等。

（2）妊娠中晚期的 TTTS 筛查：注意单绒毛膜性双胎孕妇突然发生的腹围迅速增加及呼吸急促情况。推荐单绒毛膜性双胎自孕 16 周始，每 2 周 1 次行超声检查，注意每个羊膜囊的羊水池最大深度、胎儿膀胱是否可见等，必要时还应检查脐动脉搏动指数、大脑中动脉峰值和血流速度及 DV 血流频谱等。若可疑或发现异常，应及时转诊至有资质的母胎医学中心以明确诊断。Dekoninck 等、Bamberg 等的研究提出，对于孕 18 周前 TTTS 的预测，DVP 界值定为 6 cm 可能比 8 cm 的敏感度更高。还有研究发现，妊娠 20 周前 DVP 差异 ≥ 3.1 cm，对 TTTS 的阳性预测值为 85.7%，但敏感度仅为 55%。建议有条件的医疗中心对单绒毛膜性双胎于妊娠 18 ～ 22 周进行详细的胎儿结构筛查及心脏超声检查，70% 的 TTTS 受血儿在超声心动图中表现出的心脏解剖或功能损害迹象在发病早期即可发生。

（3）TTTS 的遗传学筛查：目前，孕妇外周血胎儿游离 DNA（CFDNA）检查表现出无创、高效、安全等优点，对双胎非整倍体疾病，尤其是 21- 三体综合征具有良好的筛查能力。

3. 诊断

（1）绒毛膜性判断：绒毛膜性的判定是复杂性双胎妊娠并发症孕期监测和诊治计划制订的重要基础。妊娠早期可通过宫腔内胎囊的数量以及妊娠 11 ～ 13^{+6} 周通过判断胎膜与胎盘插入点呈"双胎峰"或者"T"字征来判定双胎的绒毛膜性。

（2）诊断标准：根据 2019 年英国 NICE 指南，TTTS 诊断标准为，在单绒毛膜性双胎妊娠中出现一胎儿羊水过多且另一胎儿羊水过少，即孕 20 周之前满足一胎儿（受血儿）DVP ≥ 8cm，同时另一胎儿（供血儿）DVP ≤ 2cm；孕 20 周之后满足一胎儿（受血儿）DVP ≥ 10cm，同时另一胎儿（供血儿）DVP ≤ 2cm。另外，TTTS 在单绒毛膜单羊膜囊双胎中较为少见，超声下可见羊膜囊内羊水过多，并伴有胎儿膀胱充盈差异。

4. 分期　目前，各医疗中心广泛采用 Quintero 分期诊断标准对 TTTS 进行分期。Ⅰ期：受血胎儿最大羊水池 ≥ 8cm（20 周以上 ≥ 10cm）；供血胎儿最大羊水池 ≤ 2cm；Ⅱ期：供血胎儿膀胱不充盈；Ⅲ期：超声多普勒改变、脐动脉舒张期血流缺失或反流、静脉导管血流 a 波反向、脐静脉血流搏动；Ⅳ期：一胎或双胎水肿；Ⅴ期：至少一胎胎死宫内。

Quintero 分期标准是依据疾病的严重程度，但并不与胎儿预后完全相关。TTTS 的自然病程并不完全依据分期发展，可呈现跳跃式的发展，可稳定在某一个期别，甚至有可能逆转。另外，Quintero 分期不能用于评估 TTTS 的治疗效果，也不能反映出胎儿的心血管功能改变。

5. 治疗　胎儿镜激光手术（FLS）是去除病因的治疗手段，是 TTTS 的首选治疗方案，其他治疗手段还包括期待治疗、序列羊水减量术和选择性减胎术等。选择合适的治疗手段可改善 TTTS 新生儿的预后。

（1）期待治疗：主要适应于 Quintero 分期Ⅰ期病情稳定者。期待治疗时，需严密监测孕妇腹围，每周对胎儿进行超声评估，检查项目包括：两胎儿生长发育情况、羊水量变化、胎儿脑发育、心脏功能、脐动脉搏动指数、大脑中动脉收缩期峰值血流速度和静脉导管多普勒血流等，及时发现病情恶化。10.0% ~ 45.5% 的病例可能发生病情进展，需改行其他治疗措施。若病情无进展，可延长孕周至 34 ~ 36^{+6} 周。

（2）胎儿镜下胎盘血管交通支激光凝固术：从根源上中断了 TTTS 的病理过程，有效地降低了胎儿中枢神经损伤风险，提高新生儿的生存率，是治疗 TTTS 的首选方案。

1）手术指征：Quintero 分期Ⅱ~Ⅳ期病例；进展型 Quintero Ⅰ期病例，如羊水进行性增加或母体腹胀症状明显等。

2）手术时机：胎儿镜激光治疗通常选择在 16 ~ 26 孕周进行，由于 TTTS 病情大多进展迅速，一旦明确诊断，建议尽早施行手术。对于小于 16 孕周和 26 ~ 28 孕周的病例，一些学者认为，可在充分评估病情与手术风险的前提下行手术治疗，亦可获得较好的预后。

3）手术方式：主要包括非选择性血管交通支凝固术（NS-LPCV）、选择性血管交通支凝固术（SLPCV）和 Solomon 技术。NS-LPCV 是最早应用于临床的手术方式，最大的缺点就是在操作过程中不可避免的损伤正常胎盘小叶供血。SLPCV 是目前最常用的手术方式，大量研究显示可获得良好的胎儿预后。但是由于供血儿位置固定，遮挡胎盘，影响术者对血管交通支来源和类型的判断，因此，常是 NS-LPCV 和 SLPCV 联合使用。Solomon 技术能够避免一些细小的血管交通支被遗漏，可有效地降低 TTTS 复发与继发 TAPS 的风险，但有研究表明 Solomon 技术会增加胎盘破裂的风险。3 种手术方式各有其优点与局限性，选择哪种技术手段能够获得更好的母儿预后，仍尚需大样本的临床研究。

4）术后并发症。①未足月胎膜早破（PPROM）：是最常见的 FLS 术后并发症，发生率为 11%～50%。有研究建议在穿刺点置入凝胶海绵栓剂可预防 PPROM，但缺少大样本的数据支持。②TTTS 复发和继发 TAPS：FLS 术后 TTTS 复发与继发 TAPS 的概率分别为 14% 和 3%～16%，应用 Solomon 技术虽然不能完全避免其发生，但可使两者的发生率降为 1% 和 3%。③早产：FLS 术后早产，一直是各临床研究中心的热点问题。瑞士的一项队列研究显示，术前子宫颈长度大于和小于 25 mm 两组病例中，平均分娩孕周分别为 31.5 周和 27.0 周，新生儿 6 个月的生存率为 81% 和 60%，FLS 手术联合子宫颈环扎术可能延长分娩孕周，但尚缺少大样的本数据研究。此外，是否需要同时行子宫颈环扎术，还需要根据妊娠流产史、早产史、术前子宫颈情况或术中情况决定；术后子宫颈环扎术要根据子宫颈变化的情况来决定。子宫颈长度和子宫颈环扎术仅是影响 FLS 术后早产的因素之一，要注意多方面因素，如术中、术后的抑制宫缩和抗感染等。④羊膜束带综合征：FLS 术后羊膜带综合征的发生率为 2.2%～3.3%，可导致胎儿肢体水肿、截肢，甚至胎死宫内。术后超声检查如发现肢体水肿、肢体或脐带血流扰乱，均提示可能存在羊膜带综合征。⑤镜像综合征：有 FLS 术后出现镜像综合征的报道，超声可见胎儿水肿或胎盘水肿，继而引起母体水肿，导致相应的临床表现，如高血压、蛋白尿、低蛋白血症、肺水肿等。

（3）序列羊水减量术：主要适用于属于 Quintero Ⅰ期羊水进行性增多，但发现孕周较晚无胎儿镜手术机会的 TTTS 患者。旨在降低宫腔压力，继而降低受血儿的胎盘静脉压，对于改善胎盘循环、延长孕周有一定作用。但反复的羊膜腔穿刺，增加了感染、胎膜早破的风险。由于并未阻断 TTTS 的病理过程，血管交通支循环引起的胎儿心血管系统和神经系统损伤并未得到有效改善。有研究显示，应用序列羊水减量术的病例中，存活新生儿的神经发育损伤率可达 25%。

（4）选择性减胎术：从伦理学上讲不作为 TTTS 治疗的一线方案，但当出现以下情况时，包括双胎之一合并严重畸形、双胎之一濒临死亡状态或出生后生存率低、双胎之一提示脑神经损伤；无法进行 FLS 治疗，如大面积覆盖的前壁胎盘、两脐带插入部紧邻等；FLS 手术失败（术中或术后减胎）等，在权衡利弊及充分告知后，可以考虑行选择性减胎术。手术方式主要包括射频消融减胎术、胎儿镜下脐带激光凝固术和胎儿镜下脐带结扎术，手术成功率为 70% ~ 85%，PPROM 的发生率为 13% ~ 30%。

6. 孕期监测　胎儿心脏功能与 TTTS 的预后密切相关，除进行每周的常规超声监测外，需注意胎儿心脏功能的评估。

（1）超声监测

1）期待治疗的监测：确诊 TTTS 后每周进行动态超声监测。监测项目包括：胎儿生长发育情况，羊水量，胎儿大脑、心脏、膀胱、四肢的检查，脐动脉搏动指数、脐静脉血流频谱、静脉导管血流频谱、大脑中动脉收缩期峰值血流速度。

2）宫内干预的术后监测：FLS 术后第 1 天复查胎儿超声，监测胎儿心率、羊水量、胎儿血流等情况。术后 1 周，病情稳定后每周门诊复查超声，并监测有无胎膜早破、胎盘早剥、胎儿窘迫、胎死宫内等并发症。若病情好转（羊水量正常，心功能正常，供血儿可暂时有心功能受损），超声检查间隔可延长至两周。对于行羊水减量术的病例，还需重点关注母体症状的缓解程度，适当增加超声检查频率，了解羊水量增加的趋势。对于行选择性减胎术病例，主要监测保留胎儿的病情缓解情况，注意早产、胎死宫内等并发症的发生。

3）胎儿心功能评估：TTTS 的病理生理特点决定了无论是受血儿，还是供血儿，其心功能都会受到影响，心功能受损的严重程度是判断 TTTS 预后的重要指标。美国费城儿童医院的胎儿心功能评分（CHOP）系统被广泛应用于临床，用来评价 TTTS 胎儿的心功能状况，总分为 20 分。0 ~ 5 分为 1 级，6 ~ 10 分为 2 级，11 ~ 15 分为 3 级，16 ~ 20 分为 4 级，评分越高表明胎儿的心功能越差。除此之外，还有心血管整体评分、辛辛那提分期系统等。

（2）胎儿大脑影像学检查：美国 2003—2005 年对 1 023 个 TTTS 胎儿的回顾性研究表明，发生一胎胎死宫内后的存活胎儿或 FLS 治疗后继发 TAPS 的胎儿，发生脑损伤的风险更高。FLS 到确诊脑损伤的间隔是 6 ~ 8 周，推荐在 30 ~ 32 周进行胎儿脑磁共振检查，以发现白质和皮质的损伤。

7. TTTS 孕妇终止妊娠时机　建议接受胎儿镜治疗且有效，并且无其他并发症病例，可于 34 ~ 36^{+6} 周终止妊娠；未接受宫内治疗病例，可在促胎肺成熟后，根据胎儿病情积极终止妊娠。

TTTS 产妇的分娩时机由 Quintero 分期、疾病严重程度、进展速度、干预措施的效果及产前超声监测结果等多种因素共同决定，并且 TTTS 的早产风险较高，Ⅲ期、Ⅳ期及宫内干预的病例可在 24 ～ 33^{+6} 周使用类固醇激素促进胎儿肺发育成熟。未经胎儿镜治疗的 TTTS 病例，可于严密监测下，根据胎儿情况，积极终止妊娠。经过 FLS 治疗有效无并发症发生的病例，可于 34 ～ 36^{+6} 周终止妊娠。

8. TTTS 产妇分娩方式　一般建议计划分娩，多以剖宫产为主；如具备阴道分娩的条件，在充分准备的前提下，也可行阴道试产。TTTS 产妇的分娩方式应根据胎位、孕产史、母体合并症及并发症、子宫颈成熟度及胎儿的具体情况等制订个体化的分娩方案，但是目前临床上通常以剖宫产为宜。在选择终止妊娠的方式时，应向产妇及家属详细告知阴道分娩时可能发生的风险及处理方案、剖宫产的近期及远期风险。如具备阴道的分娩条件，在产妇充分知情的条件下可进行阴道试产，阴道分娩应在二级或三级医院实施，并且由有丰富经验的产科医师及助产士共同观察产程，分娩时需新生儿科医师在场处理新生儿，产时严密观察胎心率的变化，需做好急诊剖宫产及处理严重产后出血的准备工作。

9. TTTS 孕妇母体保健　双胎孕妇贫血及其他妊娠期并发症的发生率较单胎产妇增高，应规范补充叶酸或含叶酸的复合维生素，及时规范补充钙剂和铁剂。TTTS 孕妇易出现羊水过多、腹胀、不能平卧等症状，且早产、胎儿脑损伤、甚至胎死宫内等多种并发症的发生风险增加，应严密监测孕妇的生命体征、宫高、腹围、血液生化检查、凝血功能等指标，注意是否存在宫缩、腹痛、阴道流液流血等症状，超声评估子宫颈长度及形状。此外，还要注意有无高血压、蛋白尿、水肿等症状，警惕母胎镜像综合征的发生。

10. 产后管理　有条件的医疗单位，可在产后对胎盘行浅表血管灌注，以评估 FLS 治疗效果，了解血管吻合支的特点等。

11. 心理保健　双胎妊娠孕妇出现抑郁症状，如乏力、失眠等心理障碍情况的发生率可达 33.3%。临床中应充分重视孕妇的心理问题，文献报道接受过 FLS 的家庭在术后 2 年，仍存在巨大压力等消极情绪，卫生保健团队可为此类家庭提供适当的心理支持。

12. 随访及预后　产后随访是提供母乳喂养、产后复健等指导服务的主要途径，也是掌握 TTTS 产妇和新生儿预后的主要方式。建议除常规行新生儿随访工作以外，可于胎儿出生后 2 年内，每 6 个月对 TTTS 胎儿随访评估智力、运动能力、神经系统发育情况等，以后每年 1 次，直至出生后 5 年。

（1）近期预后：TTTS 经 FLS 治疗后，一胎生存率可达 90%，双胎生存率为 52% ～ 70%，平均分娩孕周为 32 ～ 34 周，但随着分期的增加，生存率呈下降趋势。而采用羊水减量术的病例，存活的新生儿有更高的神经系统并发症发生率。

（2）远期预后：6 岁以下的存活胎儿中，严重神经发育障碍的发生率为 4% ～ 13%。FLS 后神经发育受损与较高的 Quintero 分期、低出生体重、低胎龄等相关。国内报道

FLS 术后重度神经损伤的发生率为 6.82%，远期神经发育情况在供血儿和受血儿中差异无统计学意义。TTTS 中还有很高的先天性心脏病的发生率，根据 2014 年的报道，随访至 10 岁的 TTTS 双胎中，有 9.7% 存在结构性的心脏缺陷，主要为肺动脉狭窄。

13. 病例分享

患者郭某，女性，35 岁，已婚。主因"三胎孕 4$^+$ 个月双胎，发现双胎输血 1 天"于 2021 年 6 月 30 日 15：15 入院。

现病史：平素月经 7/30 天，末次月经 2021 年 2 月 4 日，预产期 2021 年 11 月 11 日。停经 78 天于当地医院行超声检查提示：顶臀径 4.0/3.3 cm，绒毛膜性不详。无病毒感染、毒物、放射线等接触史。孕期定期于当地医院孕检，无创 DNA 低风险，甲状腺功能正常。自诉 2 天前当地医院产前检查超声提示羊水多（未见报告单，具体不详），建议上级医院就诊，患者无腹胀、胸闷等自觉不适。遂就诊我院。超声检查提示：双胎输血综合征 I 期。于门诊组织我院母胎医学中心专家会诊，结合患者早期超声图像及我院超声检查结果，诊断明确，向患者及家属充分交代病情、可选择治疗方案及利弊、预后情况后，患者及家属强烈希望保留两胎儿，经专家会诊讨论后，收入院拟行胎儿镜下胎盘血管激光凝固术。

既往史：既往 2008 年、2011 年均于当地医院行剖宫产术，其他无特殊病史。

婚育史：21 岁结婚，配偶体健，均为初婚。2-0-0-2，2008 年因"宫颈难产"足月剖宫产娩一女婴，体重 3900 g，2011 年因"瘢痕子宫"足月剖宫产娩一女婴，体重 3700 g。

家族史：无家族遗传病、传染病史，无双胎及畸形儿生产史。

入院查体：体温 36.5℃，脉搏 100 次 / 分，呼吸 20 次 / 分，血压 113/78 mmHg。腹部膨隆，下腹耻骨联合上 2 cm 可见一长约 10 cm 横形陈旧性手术瘢痕，宫高 28 cm，腹围 95 cm，未触及宫缩，胎心分别为 140 次 / 分、150 次 / 分。

辅助检查：超声（我院，2021 年 6 月 30 日）：双顶径（BPD）4.5/4.3 cm、股骨长（FL）3.2/2.5 cm、最大羊水深度（AFV）4.9 cm/ 极少，S/D 3.77/3.39，后壁胎盘，两胎儿间可见一线样分隔，大脑中动脉、静脉导管血流未见异常（符合双胎输血综合征 I 期）。

入院诊断：①孕 20^{+4} 周第三胎双胎（单绒双羊）；②双胎输血综合征 I 期；③瘢痕子宫。

术前准备：完善血常规、C- 反应蛋白及阴道分泌物、生化指标等各项检查；再次与患者及家属充分沟通、交代病情、告知手术风险，签署知情同意书；评估患者无宫缩、无阴道出血等先兆流产征象。2021 年 7 月 1 日于手术室硬膜外麻醉下行胎儿镜下胎盘血管激光凝固术，手术顺利。

术后管理：监测孕妇及胎儿生命体征，监测无宫缩、阴道出血、流液、发热等症状。术后预防性抗感染治疗 24 小时；术后 24 小时复查血尿常规、C- 反应蛋白无异常，复查超声无异常。术后 3 天患者病情平稳出院。出院后 1 周门诊复查超声、血常规、C- 反应蛋白等指标未见异常。于门诊定期产前检查。

孕 34 周二次住院顺利剖宫产，两新生儿评分均 10 分，因"早产儿"于儿科住院治疗 27 天顺利出院。

新生儿预后：新生儿出生 2 年预后良好。

二、双胎反向动脉灌注序列征

双胎反向动脉灌注序列征（TRAPs）或称无心胎，是双胎妊娠中复杂性双胎主要的胎儿并发症之一。其表现为双胎之一发育失去正常形态且无胎心搏动。未经过治疗的 TRAPs 中，发育正常胎儿的死亡率可高达 50% ~ 70%，而随着各种治疗手段的出现，其死亡率可下降到 10% ~ 20%。

1. 病因　TRAPs 是一种仅发生于单绒双胎的疾病，由一个正常的泵双胎作为供体，向另一个无心畸形胎儿提供血运支持。其发病原因尚不清楚，目前有两种可能的假说。第 1 种：TRAPs 的胎儿在胚胎形成早期，胎盘血管形成异常，形成"动脉 – 动脉"血管交通支，大量的低氧合血液从泵血儿流至受血儿，仅能维持受血儿局部组织（下半身）的形成与发展，从而使受血儿发育成为无心胎；第 2 种：TRAPs 的胎儿在胚胎形成早期，双胎之一原发心脏形成异常，即无心胎，而为了保证其继续发育及发展，胎盘继发地形成了"动脉 – 动脉"血管交通支，以维持无心胎的血液供应。

2. 筛查

（1）孕早期超声筛查：在妊娠早期，尤其是 10 周以前，不易明确诊断，仅表现为"单胎妊娠"、或一正常胎心胎芽与囊状结构、或一正常的胎心胎芽与一胎芽伴不典型的胎心搏动。虽然有报道称，在妊娠 9 周即可通过经阴道超声检查诊断 TRAPs。但由于胎儿体积较小，并且畸形胎儿可能同时合并脐带过细和无羊水，在孕早期易误诊为双胎一胎胎停或畸胎瘤、胎盘血管瘤、子宫肌瘤等。

TRAPs 一般最早可在 11 周通过超声确诊，超声下可见一发育正常且符合孕周的胎儿，还可见一形态不规则且无明确胎心搏动的无心胎。另外，TRAPs 并不只在双胎中发生，也可发生于 3 胎及以上多胎妊娠中的任意两单绒毛膜胎儿之间。此外，目前众多研究表明，单绒双胎比双绒双胎更易发生胎儿缺陷，孕早期绒毛膜性及羊膜性鉴定是识别复杂性双胎的首要步骤。推荐在妊娠 11 ~ 13^{+6} 周，即头臀长（CRL）在 45 ~ 84mm 时行绒毛膜性及羊膜性鉴定。综上，对于单绒双胎的早期超声检查更应慎重，对于单绒双胎出现的"一胎胎停"等情况，需要与 TRAPs 进行鉴别诊断。

（2）遗传学筛查：Shettikeri 等的研究提示，泵血儿染色体异常的发生率为 9%，因此当唐氏筛查提示高风险时，除进行羊水穿刺染色体检查排除 18- 三体综合征、21- 三体综合征等畸形外，还必须进行超声检查以排除 TRAPs。

3. 诊断

（1）超声：由于 TRAPs 的解剖及病理生理特点，行超声检查更易在孕中期找到明确证据，进行确诊。而尽早确诊，及时采取合适的治疗手段，能够有效提高泵血儿的生存率，改善泵血儿的预后。孕早期超声检查已经成为产前诊断 TRAPs 的最主要方法。

1）超声诊断：TRAPs 在超声下的典型表现为单绒双胎见一发育正常且符合孕周的胎儿，还可见另一形态不规则且无明确胎心搏动的无心胎。多普勒检查下可发现，泵血儿中脐动脉血流方向由胎儿流向胎盘；而无心胎中，通常为单脐动脉，脐动脉血流方向由胎盘流向胎儿，两者脐动脉血流方向相反。

在超声下发现单绒双胎一胎正常、另一胎结构不全或不定型时，应考虑 TRAPs，并进行更加细致的超声检查进一步明确诊断。建议重点但不限于观察以下项目。

A. 泵血儿：①系统超声检查全身各脏器；②心功能检查。

B. 无心胎：①形态检查，需估计无心胎体重；②头部检查；③四肢检查；④无心胎体内及脐血管血流。

C. 胎儿附属物：①羊水量，羊水最大深度，羊水指数；②脐血管数目、横径；③脐带胎盘附着位置及两者间距离。

2）临床分型：收集以上超声资料后，可对 TRAPs 进行临床分型。通常是以无心胎的头面部及上肢发育情况进行分型。①无头无心型：主要特征为无心胎胸部以上均未发育，无头、无胸、无肺、无心脏，腹腔内可有发育不完全的各种脏器，有发育不全的下肢，是 TRAPs 最常见类型，占 60% ~ 70%；②有头无心型：特征是仅见胎头发育，与胎盘相连，亦可由颈部与脐带相连，发生率约 5%；③无定形无心型：主要特征为胎儿上部身体结构难辨，仅有一团无规则形态的团块，内部无内脏器官结构声像特征，部分无心畸胎儿可显示某些内脏器官，如肝脏、肠道回声等，脐带附着在团块皮肤表面部位，发生率为 25%；④部分头无心型：特征是有部分颅骨，面部发育不完全，可出现无眼、小眼、独眼畸形等，可以有躯干肢体的发育，常有严重的水肿及水囊瘤形成，但无心脏可见；⑤有研究在无定形无心型基础上增加了肢体无心亚型，特征为形态不全的包块上见 1 个或多个肢体。

3）TRAPs 临床分期：根据无心胎与泵血儿腹围比值和泵血儿受累症状对 TRAPs 进

行临床分期：Ⅰa期：无心胎与泵血儿腹围比值＜50%，不存在泵血儿受累症状；Ⅰb期：无心胎与泵血儿腹围比值＜50%，存在泵血儿受累症状；Ⅱa期：无心胎与泵血儿腹围比值≥50%，不存在泵血儿受累症状；Ⅱb期：无心胎与泵血儿腹围比值≥50%，存在泵血儿受累症状。

泵血儿受累症状定义为二维超声下的物理指标（中-重度的羊水过多，心脏扩张或心包积液）或异常的多普勒信号（三尖瓣反流、静脉导管血流反向、脐静脉搏动、大脑中动脉血流峰值增加）。

（2）泵血儿预后的超声评估

1）心功能衰竭：泵血儿需要同时维持自身和无心胎血液循环，心脏负荷增加，有可能出现高输出性心功能衰竭的风险。因此，如超声发现泵血儿心脏增大、腹腔积液、胸腔积液、心包腔积液、肝脏肿大等症状，表明发生心功能衰竭，往往提示预后不良。

2）泵血儿心脏多普勒危象：主要包括心脏增大、二尖瓣及三尖瓣反流、静脉导管a波反向、脐静脉搏动征、脐动脉舒张末期血流缺失或反流，提示泵血儿心功能不全，预后不良。

3）泵血儿贫血情况：超声检测泵血儿大脑中动脉收缩期峰值流速，了解泵血儿贫血情况。

4）其他超声评价指标：无心畸胎儿结构发育越完善、与泵血儿体重比越高（＞70%）、腹围比＞50%、双胎之间脐动脉阻力指数差值＜0.2，提示泵血儿预后不良风险越高。如无心胎血流自然阻断，往往提示泵血儿预后较好。

5）超声估计无心胎体重：一般使用超声估计无心胎的体重，通过测量无心胎体积估计其体重（1mL相当于1mg）。第1种计算公式：可通过无心胎的最大长度（L）进行计算，无心胎体重（g）= $1.2 \times L\,(cm)^2 - [1.66 \times L\,(cm)]$。另外1种计算公式：无心胎体重（g）=无心胎的宽（cm）×高（cm）×长（cm）×0.523。

（3）磁共振（MRI）：在影像学上有分辨率高和视野大的优势，更易观察细致的解剖结构，可更加全面地了解胎儿及其附属物结构与周围组织器官的关系。有文献报道了MRI在TRAPs产前诊断中的应用。Guimaraes等通过对35例TRAPs的回顾性分析发现，MRI有更好的显示胎儿心脏和大脑结构的优势，能够发现胎儿潜在脑缺血。国内研究发现，患者在超声确诊后48小时内均接受了MRI检查，MRI更好显示了无心胎的器官与结构并检测出泵血儿颅内有无继发改变。但是MRI也有无法观察动态过程（如血流）的局限性，因而两种影像学技术结合将能更加全面客观地反映TRAPs的结构、功能的改变过程，对宫内治疗提供证据支持。MRI可作为辅助超声产前诊断的补充检查，对于被检查结构前方有遮挡，特别是有骨骼遮挡，超声不能很好成像时，MRI则不受肥胖、羊水量、骨骼等影响，能够很好地展示成像。

（4）遗传学：对于 TRAPs 发病原因的了解尚不充分，遗传因素成为一个重要的研究方向。Hartge 等对 5 例 TRAPs 进行了核型分析，均未发现核型异常；也有个别 TRAPs 核型异常的病例报道，有 2 号染色体三体出现在病例中。

染色体异常可能是 TRAPs 的发病因素，而在基因层面上没有相关文献报道过该病的明确致病基因。对于 TRAPs，产前基因染色体检测辅助诊断仍有必要，可以发现其他已知遗传病，为保证泵血儿的预后提供证据。

4. 治疗

（1）保守治疗：目前使用较为广泛的保守治疗指征为无心畸形中的无心胎发育较小，体重大于 50% 供血胎儿体重，并且没有血流多普勒改变或者心力衰竭表现。

（2）胎儿宫内治疗：目前公认的胎儿宫内治疗手段为选择性减胎术。主要的治疗目的为阻断泵血儿对于无心胎的血液供应。目前国内外治疗的方法有：超声引导下激光 / 射频消融、胎儿镜下脐带结扎和激光电凝、微波消融和高强度聚焦超声等。

1）选择性减胎术的手术指征：目前使用较多的手术指征为：无心胎体重大于 50% 供血胎儿体重，或者泵血儿出现超声血流多普勒改变，或者泵血儿出现心力衰竭表现等。但是随着超声诊断 TRAPs 的技术提高，越来越多的病例于孕早期发现。对于初次诊断不符合上述指征的病例，在保守治疗过程中，超声可能无法及时提示"确实的不良预后"而导致无法及时采取胎儿宫内治疗，泵血儿的死亡率为 35% ~ 83%。且如保守成功，泵血儿存活，新生儿低出生体重风险相对较高，远期个体健康发育风险及社会经济成本可能增加。因此，有学者主张早期发现 TRAPs 即进行宫内干预。

2）宫内治疗的手术时机：对于宫内治疗手术时机的选择，目前存在较大争议。如超声诊断 TRAPs 后，先保守治疗至 16 周，之后再进行预防性的胎儿宫内治疗，其成功率可达 80% ~ 90%。但在等待宫内治疗的过程中，泵血儿仍有超过 1/3 的死亡率。成功获得宫内治疗的 TRAPs 病例有早产和低出生体重儿的较高风险，可能会影响个体远期健康发育，增加远期社会经济成本。如超声诊断 TRAPs 后，16 周前即开始进行预防性的胎儿宫内治疗，尤其是超声引导下激光消融技术，泵血儿生存率较高，为 73% ~ 91%，且有较好的妊娠结局，新生儿出现低出生体重和早产等风险较低。但如早于 13 周前进行宫内治疗，泵血儿死亡风险增加。因此，主要针对于 I b 期及以上或体重比大于 70% 的病例，手术时机大多选择在 15 ~ 26 周。无论选择何种手术指征和手术时机，建议临床医生充分考虑个体化治疗因素，注意保守治疗过程中可能发生的泵血儿死亡风险以及保守成功后出现新生儿低出生体重等风险。

3）选择性减胎术的手术方式：尽管 TRAPs 的胎儿宫内治疗经历过了许多尝试，但目前认为有效的宫内治疗手段主要是选择性减胎术，并且主要的治疗减胎术包括：胎儿镜下脐带电凝或者结扎减胎术、射频消融选择性减胎术、微波选择性减胎术等。各种减胎术的目的都是阻断泵血儿对于无心胎的血供，并且各自存在优缺点。其中，胎儿镜手术虽然具有操作空间更大，应对宫内复杂环境能力更高的优点，但是对于人员素质和设备要求较高，并且对于胶质严重的脐带治疗效果不理想，并且术后出现早产胎膜早破的风险稍高。一项针对胎儿镜脐带电凝术和射频消融减胎术对比的研究显示：胎儿镜减胎的手术成功率约为 70.7%，未足月胎膜早破（PPROM）的发生率为 20% ~ 30%。射频消融减胎术的手术成功率为 85.2%，胎膜早破的发生率为 13.7%。因此，目前认为射频消融选择性减胎术是现阶段较为理想的治疗方案之一。

此外，近些年不少研究者尝试使用超声引导下激光消融来进行宫内干预，泵血儿的存活率在 70% ~ 90%。相较于射频消融，激光消融 32 周前 PPROM 发生率更低，约是射频消融的 1/3；且如在 16 周前进行激光消融治疗，泵血儿也有着较低的早产率、较高的生存率和出生体重等妊娠结局，并且对于孕早期 TRAPs 的治疗可能更具优势。但仍需更大样本的数据支持。

目前对于 TRAPs 选择性减胎方式的选择，仍需结合具体病例综合考虑，需要根据术前评估的结果选择不同的方式，例如如选择在更早的孕周进行介入治疗，可能需要选择超声引导下激光凝固治疗。对于胎盘遮挡严重的较大孕周病例，则可能需要选择胎儿镜脐带结扎治疗，并且还需综合考虑本单位的人员和设备情况。

但值得注意的是，TRAPs 的宫内治疗指征和时机选择仍然缺少大样本的数据支持，有待进一步探索研究。

5. 再次妊娠复发率　TRAPs 中泵血儿染色体异常的发生率可达 9%，如 21- 三体综合征、Klinefelter 综合征等。因此，对于 TRAPs 病例，建议完善心脏超声及胎儿染色体检查。此外，尚未发现 TRAPs 与再次妊娠有相关性。再次妊娠发生 TRAPs 的研究目前尚少，目前仅见 Kanasugi 等报道的日本 1 例连续 2 次行辅助生殖技术妊娠均并发TRAPs 的病例，但辅助生殖技术是否会影响该疾病的发生，尚缺乏临床与基础方面的相关证据。

6. 伦理问题　虽然选择性终止多胎妊娠的伦理问题与单胎妊娠相比较为复杂，但对于 TRAPs 的宫内治疗而言，在明确诊断的条件下，由于无心畸胎不具备存活可能，而其存在将会持续影响正常胎儿的循环功能，对正常胎儿的预后造成威胁。因此，对于无心畸胎实行选择性减胎术是符合产科伦理要求的。

7. 监测

（1）超声：对于保守治疗的 TRAPs 的病例，复查超声的频率应为每 2 周 1 次。首先要观察双胎绒毛膜性和羊膜囊数量，确定两个胎儿的胎方位，分辨泵血儿和无心胎。还要检测胎儿的一般生长参数，进行无应激实验。

（2）泵血儿的监测：包括：①由于泵血儿的结构异常比其他单绒双羊双胎更常见，故需详细全面检查胎儿颅脑、颜面部、脊柱、胸腹部、四肢等全身各系统有无异常；②对泵血儿进行超声心动图评估结构和功能判断有无高输出量心力衰竭。监测泵血儿心胸比、心室大小、心室壁厚度、心室缩短分数、胎儿心血管整体评分（CVPS）、心输出量（CO）、结合心脏指数（CCI）、下腔静脉前负荷指数；羊水过多、心肌肥大、心包积液、三尖瓣反流、二尖瓣反流、动静脉瓣反流、胸腹腔积液、胎儿水肿、静脉导管心房收缩期反向血流、脐动脉收缩期/舒张期血流速比值升高、大脑中动脉流速增高、脐动脉搏动征均可提示心力衰竭；③胎儿脐动脉数目；④胎盘位置；⑤胎儿成熟度。

（3）对于无心胎的监测：包括：①无心胎血流量；②无心胎大小和生长速度；③仔细观察无心畸胎儿与胎盘间有无细线状脐带样结构。

（4）无心胎泵血儿同时进行的检测：①泵血儿与无心胎体重率差；②泵血儿和无心胎脐带内径；③无心畸胎血流是否存在反向灌注。

（5）宫内干预术后的监测：术后监测的主要目的是观察治疗效果和预防术后并发症的发生。术后每周1次超声检查，持续4周，未见异常则监测同保守治疗。

1）术后24小时超声复查确定手术治疗效果：①病情是否复发或进展；②胎儿存活情况；③共存胎儿血流多普勒情况；④宫颈长度及形态。

2）术后每周复查超声了解胎儿生长发育、羊水情况、胎儿血流多普勒情况、胎儿心脏功能、宫颈长度及减灭胎儿的体积与位置等（同保守监测部分）。

3）定期检查孕妇凝血功能、感染指标。注意腹痛、阴道流血及阴道分泌物。

4）分娩后处理：检查胎盘、脐带及减灭胎儿的情况。

5）产前筛查和产前诊断：对于已经诊断TRAPs者，建议进行产前诊断。对于早期非整倍体筛查提示高危的非TRAPs病例应当注意排查是否存在TRAPs。

6）产前检查TRAPs属于高危妊娠，建议增加产前检查的次数，孕中期之后每2周进行1次产前检查，关注母体合并症、并发症与胎儿宫内安危，并同时关注母体宫高、腹围、体重的增长曲线，如出现增长迅速，注意泵血儿是否出现心力衰竭而羊水量增多。对于接受胎儿宫内治疗孕妇，注意监测感染及凝血功能。

8. 心理保健　虽然目前减胎术相关技术已日趋成熟，但多胎妊娠孕妇孕期经历确诊多胎妊娠、减胎这一过程，对家庭的打击可能使孕妇及其家属有长期的心理负担，如出现焦虑、抑郁、负罪感、恐惧等情绪；而且与自发流产或因遗传发育问题终止妊娠的女性相比，在多胎妊娠减胎人群中，由于减胎是自主决定的，情绪反应可能更严重。这种负面情绪的妥善解决，一方面认为与个人意志力的强弱有关；另一方面，如何使医生做好合理、充分的知情交代工作，避免问答式、强制式医患沟通方式，加强术前、术中、术后心理干预，护理工作中强调人文关怀，采取舒适护理的新模式，推广"减胎术后孕妇人群相互交流、鼓励"的同伴教育，及时疏导患者术后心理压力等问题，是多胎妊娠减胎术后心理治疗的重点。针对不同患者的心理特点加以疏导，对多胎妊娠减胎术心理问题及预后有积极影响。

9. 随访　建议对存活胎儿进行神经系统发育随访。目前已知国外 3 个研究对于 TRAPs 术后远期神经发育进行了随访，共发现 1 例发育延迟，3 例运动或认知障碍。推测远期不良预后与 18 周前进行手术和因胎膜早破发生的早产有关。国内随访研究尚未发现神经发育异常。

10. 病例分享

患者许某，女性，30 岁，已婚。主因"二胎孕 4⁺ 个月双胎，要求减胎"于 2016 年 12 月 9 日 11：35 入院。

现病史：平素月经 5/26 ~ 27 天，末次月经 2016 年 7 月 28 日，预产期 2017 年 5 月 4 日。停经 33 天自测尿妊娠试验阳性，伴轻微早孕反应，停经 46 天当地医院查 B 超：宫内早孕，胎囊 2.3 cm × 1.0 cm；停经 97 天我院 NT 超声示：宫内孕，双活胎（单绒双羊），双胎之一无心畸形。孕期定期产前检查，孕 17⁺ 周复查超声示：一活胎，一无头畸形（双胎反向灌注？），产前诊断中心行羊水穿刺染色体检查未见异常。现拟行减胎术住院。

既往史：无特殊病史。

婚育史：26 岁结婚，配偶体健，均为初婚。1–0–0–1，2012 年 1 月顺娩一足月女婴，现体健，无产后出血及产褥期感染史。

家族史：无家族遗传病、传染病史，无双胎及畸形儿生产史。

入院查体：体温 36.5℃，脉搏 88 次 / 分，呼吸 20 次 / 分，血压 115/75 mmHg。腹部膨隆，未触及宫缩，胎心分别为 140/ 分、140 次 / 分，规律。

辅助检查：超声（我院，2016 年 12 月 9 日）：F1 BPD 4.6 cm、腹围（AC）14.7 cm、FL 2.8 cm，臀位，F2 胎块大小约 9.5 cm × 5.0 cm，胎体躯干水肿，最厚处约 2.2 cm，经会阴测量孕妇宫颈管长约 3.1 cm，内口未见明显扩张。

入院诊断：①孕 19⁺¹ 周第二胎双胎（单绒双羊）；②双胎反向动脉灌注序列征。

术前准备：完善血常规、C– 反应蛋白及阴道分泌物、生化指标等各项检查；与患者及家属充分沟通、交代病情、告知手术风险，签署知情同意书；评估患者无宫缩、无阴道出血等先兆流产征象。2016 年 12 月 10 日于手术室硬膜外麻醉下行射频消融减胎术，手术顺利。

术后管理：监测孕妇及胎儿生命体征，监测无宫缩、阴道出血、流液、发热等症状。术后预防性抗感染治疗 24 小时；术后 24 小时复查血尿常规、C- 反应蛋白无异常，复查超声无异常予出院。出院后定期门诊产前检查。

孕 39^{+3} 周二次住院顺娩一足月女活婴，体重 3 500 g，Apgar 评分均 10 分。

新生儿预后：新生儿出生 5 年预后良好。

三、选择性胎儿宫内生长受限

选择性胎儿宫内生长受限（sIUGR）是复杂性双胎的胎儿并发症之一，近年来，各临床中心广泛采用单绒毛膜双羊膜囊（MCDA）双胎妊娠中一胎儿估测体重（EFW）小于同孕龄胎儿体重第 10 百分位数且两胎儿间的 EFW 差异 ≥ 25% 的定义。sIUGR 有着较高的死胎、流产及早产的发生率，且新生儿发生脑损伤的风险也较高，是影响胎儿生命质量的严重并发症。sIUGR 在单绒双胎中的发生率各研究报道不一，大多为 12% ~ 25%，单绒双胎中小于同孕龄胎儿体重第 10 百分位数的 sIUGR 患病率为 10% ~ 15%，单绒双胎中双胎出生体重相差 ≥ 25% 的发生率在 11.3% ~ 19.0%。

1. 病因及发病机制

（1）胎盘因素

1）胎盘份额及边缘性脐带入口：两胎儿间的胎盘份额分配不均或种植部位不当致使两部分胎盘发生不均衡生长，是导致 sIUGR 发生的主要原因。有研究表明胎盘不一致程度与胎儿体重不一致程度呈正相关。有报道发现，73.9% 的 sIUGR 患儿存在脐带的边缘插入或帆状脐带胎盘入口，导致静脉回流及有效胎盘面积的减少，而加速 sIUGR 的发生。

2）胎盘灌注不足：是两胎儿间发育不一致的另一重要原因，包括滋养细胞侵袭能力低下及胎盘血管重铸异常。滋养细胞侵袭能力低下可使该位置的绒毛发生萎缩或退化，导致胎儿摄取的氧和营养物质不足，进而导致胎儿宫内生长受限的发生。此外，sIUGR 双胎可能处于低血管生成的状态，尤其在小胎儿区域胎盘处，胎盘低灌注进一步减少，加重了两胎儿发育的不一致程度。

（2）胎盘间血管吻合：约 95% 单绒双胎的胎盘存在血管吻合，主要包括 3 种类型，即动脉 – 动脉（A-A）、静脉 – 静脉（V-V），以及动脉 – 静脉（A-V）/ 静脉 – 动脉（V-A）吻合。其中，V-V 及 A-A 位于胎盘浅部，允许两胎儿间血流双向流动；A-V/V-A 主要位于绒毛小叶深部，仅允许血流单向流动并且普遍存在于单绒双胎胎盘中。血管吻合的存在，决定了 sIUGR 不同的预后。

1）大胎儿通过血管吻合对小胎儿输送氧和营养：一方面对小胎儿的体重起到补偿作用，减小胎儿间的体重差异；另一方面，延长小胎儿的宫内生存时间，这可能也是 sIUGR 中小胎儿舒张期血流消失或反向的潜伏期较单胎长（10 周 VS 3 ~ 4 周）的原因之一。

2）血管吻合的存在导致胎儿间血流动力学平衡的不稳定：尤其是当有粗大的 V–V 存在时，一旦失衡则引起急性胎儿间血流灌注，可导致胎儿宫内死亡或神经系统损伤。

（3）分子生物学水平研究进展

1）氧化应激：可能是 sIUGR 发病的重要病因之一，目前发现的与氧化应激相关的因子主要包括胰岛素样生长因子、核因子 E2 相关因子 2 等。

2）表观遗传：近年来表观遗传被用于解释双胎间发育的差异。He 等通过对 sIUGR 双胎胎盘进行甲基化谱研究，提示 sIUGR 双胎处于异常的全基因组低甲基化状态；Zhang 等研究表明，血管生成素样蛋白 4（ANGPTL4）异常羟甲基化通过调节低氧缺氧诱导因子 –1（HIF–1）信号通路导致滋养细胞侵袭及生长能力下降。同时目前有研究者提出印迹基因及非编码 RNA 等均在 sIUGR 的发生发展中起重要作用。

2. 分型　Gratacós 等根据生长受限胎儿脐动脉（UA）舒张期血流频谱的特点，将 sIUGR 分为 3 型，即 I 型：舒张末期血流频谱正常；II 型：持续性舒张末期血流消失或反向（AREDF）；III 型：间歇性舒张末期血流消失或反向（iAREDF）。

根据诊断的孕周不同，还可将妊娠 20 周时体重差异 < 20%、但在妊娠 26 周后初次诊断的出生体重差异 ≥ 25% 的病例，归为晚发型 sIUGR，这类病例胎儿预后较好。

3. 筛查及预测

（1）超声筛查及预测：推荐 MCDA 于妊娠早期联合颈后透明层厚度（NT）严重不一致、头臀长不一致、脐带帆状附着等综合预测 sIUGR 的发生。虽然目前对上述指标的早期预测价值存在争议，但仍为临床提出警示。推荐 MCDA 双胎在条件允许时，于妊娠 11 ~ 13^{+6} 周联合 NT、胎儿鼻骨、静脉导管血流频谱等共同评估唐氏综合征的发生风险，并尽可能发现部分严重的先天结构异常，同期确定孕龄并进行胎儿标记。推荐 MCDA 双胎自妊娠 16 周始至少每 2 周行 1 次超声检查，尽可能详细评估胎儿各项生长发育指标，视个体情况适当改变超声检查频率。应用至少两项指标（头围、腹围、股骨长等）评估双胎体重差异［双胎体重差百分比 =（大胎儿体重 − 小胎儿体重）/ 大胎儿体重 ×100%］，当双胎体重差百分比大于 20% 时，建议及时转诊至有资质的胎儿医学中心进一步评估监测。自妊娠 20 周始监测脐动脉搏动指数、大脑中动脉收缩期峰值流速等。于妊娠 18 ~ 22 周行详细的超声结构筛查，条件允许时可行胎儿系统超声及胎儿心脏超声。

（2）遗传学筛查：孕妇外周血胎儿游离 DNA（cfDNA）检测作为一项快速、安全的无创产前检查技术，在双胎非整倍体疾病筛查中具有一定的临床应用价值，尤其是对 21- 三体综合征的预测能力与单胎相近。

（3）母体并发症及合并症的筛查：双胎妊娠本身就是发生母体并发症的一个高危因素，因此对于双胎妊娠应注意早产、妊娠期高血压、子痫前期、妊娠期糖尿病等常见妊娠期母体并发症及合并症的筛查。对 sIUGR 而言，还要重点筛查风疹病毒、巨细胞病毒、弓形虫等感染。

4. 诊断

（1）超声诊断

1）绒毛膜性判断：妊娠 11 ~ 13^{+6} 周可以通过判断胎膜与胎盘插入点呈"双胎峰"或者"T"字征来判断双胎的绒毛膜性。对单绒毛膜（MC）双胎来说，其敏感度为 100%，特异度为 98.2%。

2）EFW 及血流评估：在妊娠中期，通过超声测量两胎儿的 EFW 及脐动脉舒张期血流频谱，即可尽早确定诊断及分型。在诊断 sIUGR 的过程中，需注意排除双胎输血综合征等 MC 双胎并发症。由于一些严重的Ⅲ型 sIUGR 病例在发展过程中可能经历双胎输血综合征（TTTS）或Ⅱ型 sIUGR 的中间过程，也有 sIUGR 合并 TTTS 的病例报道，因此对诊断及分型不明确的病例需进行连续动态的超声检查，减少误诊、漏诊的发生。

（2）诊断标准：现有的 sIUGR 研究中诊断标准尚未统一，Khalil 等利用 Delphi 法对 72 位专家的意见进行汇总评估而得出一个目前最新的诊断标准：①双胎中一胎 EFW 小于同孕龄胎儿的第 3 百分位数；②以下 4 项中至少包含 2 项：双胎中一胎 EFW 小于相应孕周正常胎儿的第 10 百分位数；双胎中一胎腹围小于同孕龄胎儿的第 10 百分位数；两胎儿 EFW 差异 ≥ 25%；小胎儿的脐动脉搏动指数大于第 95 百分位数。当出现 EFW 差异 ≥ 20% 时，应警惕有出现 sIUGR 的可能，孕期应增加对胎儿生长发育的监测。

5. 治疗　sIUGR 的治疗主要包括保守治疗和宫内干预，其中宫内干预主要包括选择性减胎术及选择性胎盘血管交通支激光凝固术。但是治疗方法及时机的选择，国内外各研究中心都处在尝试和探索阶段。在英国，对于Ⅱ型 sIUGR，有约 43% 的胎儿治疗中心会在胎儿出现宫内情况恶化迹象时进行宫内干预，对于Ⅲ型 sIUGR，75% 的胎儿治疗中心提供期待治疗与宫内干预方案供患者选择，以期获得更多的循证医学依据。

（1）期待治疗：Ⅰ型 sIUGR 大多采取期待治疗，对于Ⅱ型和Ⅲ型，若超声监测未观察到宫内恶化迹象时，可行期待治疗。期待治疗期间进行动态超声检查，重点监测胎儿生长速度及胎儿静脉导管多普勒频谱等。如果胎儿已有存活能力，还应进行胎心监测，以及时发现宫内恶化迹象。临床上提示胎儿宫内情况恶化的主要指标包括：①小胎儿静脉导管搏动指数超过第 95 百分位数或升高 2 个标准差；②妊娠 24 周前，小胎儿生长速度显著减慢，即腹围小于同孕龄 1 个标准差或 14 天，且伴有脐动脉多普勒异常；③发病孕周＜ 22 ～ 24 周；④两胎儿体重差超过 35%；⑤小胎儿发生羊水过少。

Ⅰ型 sIUGR 发展为Ⅱ、Ⅲ型的概率各研究报道不一，2.6% ～ 26.0%。Ⅱ型 sIUGR 总体预后较差，有研究报道胎儿存活率仅为 37%。对于Ⅲ型，15% ～ 20% 的病例在期待治疗期间可能会出现无法预测的宫内死亡。

（2）宫内干预：对于Ⅱ型和Ⅲ型 sIUGR，若在胎儿具有存活能力之前（＜ 24 周）出现宫内恶化迹象，通常建议采取宫内干预措施。

1）选择性减胎术：一般选择生长受限的胎儿，多以脐带结扎为主，也有部分学者选择射频消融减胎术。Ⅱ型和Ⅲ型 sIUGR 病例进行减胎治疗后，大胎儿存活率可达 87.0% ～ 93.3%。

2）选择性胎盘血管交通支激光凝固术：最大优点是并没有直接牺牲掉小胎儿，可能提高双胎的总体生存率。与 TTTS 相比，sIUGR 病例在进行胎儿镜治疗时，受到操作空间和可视度的制约，操作难度较大。此外，穿刺操作还会增加胎膜早破、绒毛膜羊膜炎及绒毛膜羊膜分离等并发症的发生率。有研究显示，Ⅱ型 sIUGR 经胎儿镜治疗后，大胎儿生存率为 69.3%，小胎儿生存率为 39.5%，平均分娩孕周为 32 周。对于Ⅲ型 sIUGR，由于胎盘的血管交通支粗大，在行激光凝固术时，操作难度较高且有血管破裂出血的风险，12.5% 的病例还需再次手术，术后小胎儿的死亡率可达 60% ～ 80%，大胎儿的死亡率达 15% ～ 30%。因此，对于Ⅲ型 sIUGR，宫内干预方式更倾向于选择性减胎术。

（3）sIUGR 特殊类型的治疗

1）一胎胎死宫内（IUFD）：单绒双胎中，如果一胎突发胎死宫内，通常认为另一胎的脑损伤会很快发生，所以除非是足月，立即终止妊娠只会加重存活胎儿可能已经发生的低灌注脑损伤。对于终止妊娠的时机存在较多争议，部分学者认为若已足月，建议尽早终止妊娠；若孕周尚小，建议延长至 34 ～ 36 周终止妊娠。一项回顾性队列研究显示，对于一胎胎死宫内的单绒双胎病例，32 周时另一胎死亡概率为 1/23，34 周时另一胎死亡概率为 1/30。因此，对于此类病例，建议组织神经外科、影像科、新生儿科和产科等进行多学科会诊，与孕妇及家属充分讨论存活胎儿的预后以及妊娠决策。

2）sIUGR 合并 TTTS：目前研究样本较少，一项回顾性研究中，使用胎儿镜技术对Ⅱ型 sIUGR 合并或不合并 TTTS 的病例进行血管交通支激光凝固术，两组小胎儿存活率为 39.7% VS 38.7%，大胎儿存活率为 69.8% VS 67.6%，至少一胎存活为 71.9% VS 71.8%，双胎均存活为 37.7% VS 34.5%，提示 TTTS 并未影响胎儿的预后。

6. 监测

（1）超声监测：从超声诊断 sIUGR 开始，每周进行 1 次超声多普勒检查，检查项目包括：脐动脉血流频谱、大脑中动脉搏动指数及收缩期峰值速度和静脉导管（DV）血流频谱，评估分型，注意有无变化。每 2 周评估胎儿生长发育情况、EFW 差异变化、羊水量等指标。对于 Ⅱ、Ⅲ 型 sIUGR，注意观察是否发生胎儿宫内情况恶化，以增加监测频率，或尽早选择宫内干预及终止妊娠。对于晚发型 sIUGR，需重视大脑中动脉血流峰值速度（MCV-PSV）的监测。对于一胎宫内死亡的病例，每 2 ～ 4 周行 1 次超声检查，评估胎儿生长情况、大脑中动脉收缩期峰值流速（MCA-PSV），结合胎心监护评估胎儿贫血情况。

（2）胎儿大脑神经发育监测：由于 Ⅲ 型 sIUGR 胎儿并发神经发育损伤的发生率较高，分娩前应建议进行胎儿脑 MRI 检查。一胎死亡后 4 ～ 6 周，需要对存活胎儿行脑 MRI 检查，并建议出生后 2 年内定期行神经发育检查。

（3）胎儿心功能监测：注意进行胎儿心功能评估，评估项目包括是否存在心脏增大、心肌肥厚、房室瓣反流、心包积液、胎儿水肿等心力衰竭征象。

（4）胎动监测和胎心监护：进入妊娠晚期后，需进行胎动监测和电子胎心监护。

7. 孕期及产后管理　对于 MCDA 双胎产妇，应加强孕期监测，自孕 16 周开始，至少每 2 周进行 1 次超声检查。双胎妊娠应关注母体合并症、并发症及进行健康指导。建立双胎门诊，针对双胎妊娠进行规范化管理，有助于母婴结局的改善。还应做好 sIUGR 患者的产后管理工作，如母乳喂养、科普宣教、短期与远期随访、护理管理、心理疏导等，从而降低失访率。

8. 终止妊娠时机　Ⅰ 型 sIUGR 胎儿的预后最好，建议于孕 34 ～ 36 周计划分娩；对于 Ⅱ 型 sIUGR 而言，若超声监测未观察到宫内恶化迹象时，可行期待治疗，但不建议超过 32 周终止妊娠。如坚持要求延长孕周，必须充分交代胎儿可能出现的风险及不良预后。在 Ⅲ 型 sIUGR 中，15% ～ 20% 的病例可能会出现无法预测的宫内死亡，建议 32 ～ 34 周适时终止妊娠。

9. 分娩方式　对于行期待治疗的 Ⅰ 型 sIUGR 患者，若无剖宫产指征可行阴道试产，分娩时需做好阴道手术助产、急诊剖宫产及处理产后出血的准备工作。对于 Ⅱ 型和 Ⅲ 型 sIUGR 患者，建议行择期剖宫产终止妊娠。

10. 心理保健　孕妇在孕期常经历"抑郁、焦虑"等应激状态，影响孕妇及胎儿的长期预后。有研究报道，新生儿出生体重与孕期出现的重大生活事件带来的应激影响有相关性。良好的孕期管理联合心理指导，可以有效降低孕妇的负面情绪，改善孕妇对 sIUGR 的认识。医生可提供充分的产前咨询，做好合理、充分的知情交代；同时加强护理干预，可通过心理辅导、加强沟通等措施，改善妊娠结局。

11. 随访及预后 建议尽可能在产后 1 个月、半年、1 年、2 年和 5 年进行新生儿神经系统发育随访，是了解 sIUGR 产妇和新生儿预后，提供产后恢复、合理膳食、母乳喂养等指导服务的重要方式。

Ⅰ型 sIUGR 预后良好，两胎儿存活且无严重后遗症者可达 90%，宫内死亡率仅 2%~4%；Ⅱ型 sIUGR 预后差，胎死宫内发生率可达 13%，胎儿脑损伤的概率亦较高，可达 13.5%；Ⅲ型 sIUGR 整体预后介于Ⅰ型与Ⅱ型之间，15%~20% 的病例可能会出现无法预测的宫内死亡，同时Ⅲ型病例亦有较高的高损伤的风险，有文献报道在产后双胎均存活的病例中，有 15%~30% 病例存在脑损伤风险。日本一项 63 例 sIUGR 病例的回顾性研究显示，存活胎儿随访至产后 6 个月，Ⅰ型中 4.3% 的小胎儿出现神经系统损伤，大胎儿无神经系统损伤；Ⅱ型中小胎儿神经系统损伤率为 14.8%，大胎儿神经系统损伤率为 11.1%；Ⅲ型中小胎儿神经系统损伤率为 23.1%，大胎儿神经系统损伤率为 38.5%。

12. 病例分享

患者彭某，女性，37 岁，已婚。主因"二胎双胎孕 4$^+$ 个月，发现一胎儿血流异常"于 2019 年 3 月 27 日 15：15 入院。

现病史：平素月经 5/30 天，末次月经 2018 年 11 月 3 日，预产期 2019 年 8 月 10 日。停经 96 天我院超声检查提示：CRL 6.4/5.9 cm，单绒双羊。孕早期无病毒感染、毒物、放射线等接触史。孕期定期我院门诊产前检查，无创 DNA 低风险，甲状腺功能：TSH 11.26 μIU/mL，FT$_4$、FT$_3$ 正常范围。予"左甲状腺素钠片"62.5 μg 口服每日一次至今。9 天前我院门诊超声检查提示：选择性胎儿生长受限Ⅰ型，羊水深度 4.2/2.2 cm。嘱其观察，一周复查超声。今日门诊复查超声提示：选择性胎儿生长受限Ⅱ型。无腹痛，无阴道出血、流液，要求减胎入院。

既往史：既往 2009 年因"羊水少"于我院行剖宫产术，其他无特殊病史。

婚育史：25 岁结婚，配偶体健，均为初婚。1-0-2-1，2009 年足月剖宫产娩一女婴，体重 2350g，无新生儿窒息史，现体健。人工流产 2 次，2016 年末次人工流产。

家族史：无家族遗传病、传染病史，无双胎及畸形儿生产史。

入院查体：体温 36.5℃，脉搏 86 次 / 分，呼吸 20 次 / 分，血压 110/75mmHg。腹部膨隆，下腹正中可见一长约 10cm 纵形陈旧性手术瘢痕，宫高 20cm，腹围 90cm，未触及宫缩，胎心分别为：140 次 / 分、150 次 / 分。

辅助检查：超声（我院，2019 年 3 月 27 日）：BPD 4.5/3.9 cm、FL 2.9/2.2 cm、AFV 3.1/1.7 cm，F1 胎儿 S/D 3.8，后壁胎盘，两胎儿体重相差约 43%，F2 静脉导管血流舒张期缺失、脐动脉血流舒张期缺失，F2 小于临床孕周，颅内暗区，部分小肠内径 0.40cm、肠壁回声稍强。

入院诊断：①孕 20^{+4} 周第二胎双胎（单绒双羊）；②选择性胎儿生长受限Ⅱ型；③瘢痕子宫；④妊娠合并甲状腺功能减退。

诊疗经过：入院后组织院内多学科会诊（产科、产前诊断、超声科、手术室、儿科），充分评估病情，具备射频消融减胎指征，孕周符合最佳减胎时机，且患者及家属减胎意愿强烈，可行射频消融减胎术。

术前准备：再次告知手术风险，签署知情同意书。

评估患者无宫缩、无阴道出血等先兆流产征象，超声经阴道测量宫颈管 3.3cm。查血常规、C- 反应蛋白及阴道分泌物提示无感染征象，其他生化指标无异常。

2019 年 3 月 29 日于手术室局部麻醉下行超声引导下射频消融减胎术，减去 F2，术后超声提示 F1 胎心 152 次 / 分，S/D 3.1。术中同时对 F1 行羊水穿刺术。手术顺利。

术后管理：术后监测孕妇及保留胎儿生命体征，监测无宫缩、阴道出血、流液、发热等症状。术后 24 小时复查血尿常规、C- 反应蛋白无异常，复查 B 超提示：双胎减胎术后，单活胎，臀位，脐动脉、静脉导管及大脑中动脉血流参数未见明显异常。经阴道测宫颈管长约 3.3cm，内口未见明显扩张。术后 2 天患者病情平稳出院。出院医嘱：1 周后门诊复查超声、血尿常规等；1 个月行胎儿头颅磁共振检查；遵门诊意见定期孕检。

患者胎儿头颅磁共振检查未见异常。定期每 2 周门诊产前检查，无异常。于孕 38 周因胎心监护可疑异常入院行剖宫产术娩一足月男婴，体重 2550g，Apgar 评分均 10 分，另可见一大小约 7cm×5cm×3cm 淡黄色机化组织。手术顺利，术后 5 天恢复良好出院。

新生儿预后：随访 5 年预后良好。

四、双胎贫血-红细胞增多序列征

双胎贫血 – 红细胞增多序列征（TAPS）为双胎胎盘之间有小的吻合支（大的吻合支，形成 TTTS）。TAPS 的诊断，主要通过脐血穿刺，测得两个胎儿间明显的血红蛋白差值，大于等于 80mg/L，但脐血穿刺为有创操作，多用于出生后的诊断方法。产前诊断主要依靠超声监测大脑中动脉最大血流速度（MCA-PSV），MCA-PSV 对于 TAPS 分期及选择治疗方法具有很大意义。

五、一胎发育异常

超声检查是筛查胎儿结构异常的重要手段，对于超声诊断一胎有结构异常（腹裂、脐膨出、膈疝等）的复杂性双胎，还需要行胎儿磁共振检查进一步明确诊断。胎儿磁共振检查对于胎儿结构异常如神经系统、脑组织、眼组织异常的诊断优于超声检查。更重要的是，所有胎儿进行宫内治疗或产时治疗前一定要做胎儿染色体的检测，在妊娠18 ~ 26 周行细胞培养，超过这段时期可行脐血及羊水的测序，检测出 18、21 等染色体异常。因此，胎儿学的发展需与临床遗传科密切配合。

对于双绒毛膜性双胎中一胎异常（包括结构异常和染色体异常），应综合考虑胎儿异常的严重程度、对母体和健康胎儿的影响、减胎手术的风险，结合患者意愿、伦理及社会因素，制订个体化的治疗方案。对于严重的胎儿异常，可行超声引导下氯化钾心腔内注射减胎术。

对于单绒毛膜双胎，胎儿畸形的发生率为单胎妊娠的 2 ~ 3 倍，如胎儿肢体短缺、肠道闭锁、心脏畸形等，其原因可能与单绒毛膜性双胎之间的异常血管连接有关。单绒毛膜双胎一胎畸形的处理，应综合考虑胎儿异常的严重程度、是否合并染色体异常、对孕妇和健康胎儿的影响、减胎手术风险、患者意愿、伦理及社会因素，制订个体化的治疗方案。如决定减胎，多选择射频消融减胎术。

六、双胎一胎死亡的处理

1. 双绒毛膜双胎因不存在胎盘血管吻合支，故一胎死亡对另一胎的影响除可能诱发早产外，无其他不良影响，无须特殊处理。

2. 单绒毛膜双胎如已足月，建议即刻终止妊娠，否则建议期待妊娠，因为对另一胎的损伤在死亡那一刻已经发生。期待妊娠过程中每 2 ~ 4 周行脐动脉和大脑中动脉多普勒血流检查，建议 34 ~ 36 周给予 1 个疗程促胎肺成熟后终止妊娠。4 ~ 6 周 MRI 检查存活胎的大脑是否受到损伤，2 岁时还应评估神经系统的发育情况。存活胎如果有严重神经系统损伤的证据，应考虑晚期终止妊娠。

第五节　多胎妊娠与羊水栓塞

羊水栓塞（AFE）是指分娩过程中羊水中有形物质进入母血循环而引起的严重的综合征，典型表现为突发性低血压、低血氧及凝血功能障碍，但临床表现有很大差异。患者多死于突发性心肺功能衰竭、难以纠正的休克、大量出血或多脏器功能衰竭，也有仅以凝血功能障碍为主要表现者。羊水栓塞是孕产妇猝死的主要原因之一。全球范围内 AFE 的发生率和死亡率存在很大差异，其发生率为（1.9 ~ 7.7）/10 万，死亡率为 19% ~ 86%。

一、发病机制

AFE 的发病机制尚不明确，目前认为当母胎屏障破坏时，羊水成分进入母体循环，胎儿的异体抗原激活母体的炎症介质时，发生炎症、免疫等"瀑布样"级联反应，从而发生类似全身炎症反应综合征，引起肺动脉高压、肺水肿、严重低氧血症、呼吸衰竭、循环衰竭、心搏骤停及孕产妇严重出血、弥散性血管内凝血（DIC）、多器官功能衰竭等；在这个过程中，补体系统的活化可能发挥着重要的作用。

二、高危因素

宫缩剂使用不当致子宫过强收缩；胎膜早破或人工破膜；高龄产妇或多胎经产妇；过期妊娠、巨大儿；死胎；前置胎盘、胎盘早剥、手术助产、剖宫产、羊膜腔穿刺等导致病理性血窦开放以及过敏性体质等因素是 AFE 发生的高危因素。双胎宫腔内压力过高是羊水栓塞的好发原因。

三、临床表现

70% 的 AFE 发生在产程中，11% 发生在经阴道分娩后，19% 发生于剖宫产术中及术后；通常在分娩过程中或产后立即发生，大多发生在胎儿娩出前 2 小时内及胎盘娩出后 30 分钟内。有极少部分发生在中期妊娠引产、羊膜腔穿刺术中和外伤时。AFE 的典型临床表现为产时、产后出现突发的低氧血症、低血压和凝血功能障碍。

1. 呼吸循环功能衰竭　孕产妇出现突发呼吸困难和（或）口唇发绀、血氧饱和度下降、肺底部较早出现湿啰音、插管者的呼气末二氧化碳分压测不出；心动过速、低血压休克、抽搐、意识丧失或昏迷，心电图可表现为右心负荷增加等。病情严重者，可出现心室颤动、无脉性室性心动过速及心搏骤停，于数分钟内猝死。

2. 凝血功能障碍　DIC 发生率高达 83% 以上，且可为 AFE 的首发表现。表现为胎儿娩出后无原因的、即刻大量产后出血，且为不凝血，以及全身皮肤黏膜出血、血尿、消化道出血、手术切口及静脉穿刺点出血等表现。

3. 其他器官功能损害 AFE 孕产妇的全身器官均可受损，除心肺功能衰竭及凝血功能障碍外，肾脏和中枢神经系统是最常受损的器官和系统，存活的 AFE 孕产妇可出现肾衰竭和中枢神经系统功能受损等表现。由于被累及的器官和系统不同，AFE 的临床表现具有多样性和复杂性。

四、诊断

全部符合以下 5 条可诊断 AFE：

1. 急性发生的低血压或心搏骤停。

2. 急性低氧血症，呼吸困难、发绀或呼吸停止。

3. 凝血功能障碍，血管内凝血因子消耗或纤溶亢进的实验室证据，或临床上表现为严重的出血，但无其他原因可以解释。

4. 上述症状发生在分娩、剖宫产术、刮宫术或是产后短时间内（多数发生在胎盘娩出后 30 分钟内）。

5. 对于上述出现的症状和体征不能用其他疾病来解释。

五、多学科团队处理

一旦怀疑 AFE，立即按 AFE 急救。推荐多学科密切协作参与抢救处理，及时、有效的多学科合作对于孕产妇抢救成功及改善其预后至关重要。功能保护，高质量的心肺复苏和纠正 DIC 至为重要。

1. 呼吸支持治疗 立即保持气道通畅，充分给氧，尽早保持良好的通气状况是成功的关键，包括面罩给氧、无创面或气管插管辅助呼吸等。

2. 循环支持治疗 根据血流动力学状态，在 AFE 的初始治疗中使用血管活性药物和正性肌力药物，以保证心输出量和血压稳定，并应避免过度输液。

（1）液体复苏：以晶体液为基础，常用林格液。在循环支持治疗时一定要注意限制液体入量，否则很容易引发心力衰竭、肺水肿，且肺水肿也是治疗后期发生严重感染、脓毒症的诱因之一。

（2）使用去甲肾上腺素和正性肌力等药物维持血流动力学稳定：AFE 初始阶段主要表现为右心衰竭，心脏超声检查可提供有价值的信息。针对低血压，应使用去甲肾上腺素或血管加压素等药物维持血压，如去甲肾上腺素 0.05 ~ 3.30 μg/（kg·min），静脉泵入。多巴酚丁胺、磷酸二酯酶抑制药兼具强心和扩张肺动脉的作用，是首选的治疗药物，使用多巴酚丁胺 2.5 ~ 5.0 μg/（kg·min），静脉泵入；磷酸二酯酶抑制药（米力农）0.25 ~ 0.75 μg/（kg·min），静脉泵入。

（3）解除肺动脉高压：使用前列环素、西地那非、一氧化氮及内皮素受体拮抗药等特异性舒张肺血管平滑肌的药物。前列环素即依前列醇 10 ~ 50 ng/（kg·min），吸入；或伊洛前列素 10 ~ 20 μg/ 次，吸入，6 ~ 9 次 / 天；或曲前列尼尔 1 ~ 2 ng/（kg·min）起始剂量，静脉泵入，逐步增加直至达到效果；西地那非 20 mg/ 次，口服，3 次 / 天，或通过鼻饲和（或）胃管给药；一氧化氮 5 ~ 40 ppm，吸入。也可给予罂粟碱、阿托品、氨茶碱、酚妥拉明等药物。

（4）当孕产妇出现 AFE 相关的心搏骤停时，应即刻进行标准的基础心脏生命支持和高级心脏生命支持等高质量的心肺复苏。心搏骤停复苏初期不需要明确 AFE 的诊断，此时，最关键的紧急行动是高质量的心肺复苏。对未分娩的孕妇，应左倾 30° 平卧位或子宫左牵防止负重子宫压迫下腔静脉。

（5）应用糖皮质激素：糖皮质激素用于 AFE 的治疗存在争议。基于临床实践的经验，尽早使用大剂量糖皮质激素，应作为有益的尝试。氢化可的松 500 ~ 1000 mg/d，静脉滴注；或甲泼尼龙 80 ~ 160 mg/d，静脉滴注；或地塞米松 20 mg 静脉推注，然后再予 20 mg 静脉滴注。

（6）新的循环支持策略：AFE 发生后，对于血管活性药物无效的顽固性休克孕产妇，进行有创性血流动力学支持可能是有益的。体外膜肺氧合（ECMO）和主动脉内球囊反搏等策略已经在多个病例报道中被证明是有效的。因此，在初步复苏干预无反应的情况下，可考虑上述有创性支持治疗方法。

3. 处理凝血功能障碍 AFE 引发的产后出血、DIC 往往较严重，应积极处理，快速补充红细胞和凝血因子（新鲜冰冻血浆、冷沉淀、纤维蛋白原、血小板等）至关重要，尤其需要注意补充纤维蛋白原。同时进行抗纤溶治疗，如静脉输注氨甲环酸等。如有条件，早期即按大量输血方案进行输血治疗可使抢救更有效；有条件者可使用床旁血栓弹力图指导血液成分的输注。

AFE 常伴有宫缩乏力，需要积极治疗，必要时使用宫缩剂，例如缩宫素、麦角新碱和前列腺素。经阴道分娩者要注意检查是否存在子宫颈、阴道等产道裂伤。

临床上对于肝素治疗 AFE 引起 DIC 的争议很大。由于 AFE 进展迅速，难以掌握何时是 DIC 的高凝阶段，使用肝素治疗弊大于利，因此不常规推荐肝素治疗，除非有早期高凝状态的依据。

4. 产科处理 若 AFE 发生在胎儿娩出前，抢救孕妇的同时应及时终止妊娠，阴道助产或短时间内行剖宫产术。当孕产妇发生心搏骤停，胎儿已达妊娠 23 周以上，立即进行心肺复苏的同时准备紧急剖宫产术；如孕产妇心肺复苏 4 分钟后仍无自主心率，可以考虑行紧急剖宫产术，这不仅可能拯救胎儿的生命，而且可以通过去除孕产妇下腔静脉的压力而有利于其复苏。但当 AFE 孕产妇发生心搏骤停时，在孕产妇围死亡期做出剖宫产术的决定是比较困难的，须根据抢救现场的具体情况做出决策，目前尚无统一的处理标准。

子宫切除不是治疗 AFE 的必要措施，不应实施预防性子宫切除术。若产后出血难以控制，危及产妇生命时，果断、快速地切除子宫是必要的。

5. 迅速全面地监测　立即进行严密的监护，全面的监测应贯穿于抢救过程的始终，包括血压、心率、呼吸、尿量、凝血功能、电解质、肝肾功能、血氧饱和度、心电图、动脉血气分析、中心静脉压、心输出量等。经孕产妇食管或超声心动图和肺动脉导管，可作为监测其血流动力学的有效手段。

6. 器官功能支持与保护策略　AFE 急救成功后往往会发生急性肾衰竭、急性呼吸窘迫综合征、缺血缺氧性脑损伤等多器官功能衰竭及重症脓毒症等。心肺复苏后要给予适当的呼吸和循环等对症支持治疗，以继续维持孕产妇的生命体征和内环境稳定，包括神经系统保护、亚低温治疗、稳定血流动力学及足够的血氧饱和度、血糖水平的控制、血液透析和（或）滤过的应用、积极防治感染、胃肠功能的维护、微循环的监测及免疫调节与抗氧化治疗等。

因为目前并无特异性的检查方法，所以 AFE 的诊断仍然是以临床表现为基础的排除性诊断。如果临床高度怀疑 AFE，及早治疗是有必要的。准确到位的日常急救演练是保证 AFE 抢救成功的关键。治疗原则主要是支持、对症治疗，包括呼吸支持（通常以气管插管和机械通气的形式）、适当补液的循环支持、血管活性药物、正性肌力药物、肺血管扩张剂、及时分娩及适时的子宫切除、积极处理凝血功能障碍以及器官功能的支持治疗与保护，而迅速、全面的监测是实施有效治疗措施的保证。

第六节　辅助生殖技术与多胎妊娠

辅助生殖技术（ART）是指用人工方式对人类的自然生殖步骤进行替代，从而实现有生育障碍夫妇的生育愿望。为了提高 ART 的成功率，在使用辅助生育时多采用多胚胎移植，所以造成孕妇出现多胎妊娠，进而使妊娠不良结局增加。多胎妊娠已成为辅助生殖技术严重的并发症之一，给孕产妇及胎儿的身体健康带来严重威胁。有研究显示，多胎妊娠女性发生妊娠并发症比率是单胎妊娠女性的 3 ～ 7 倍，胎儿及新生儿存在疾病及死亡的比率为单胎的 4 ～ 10 倍。因此，在使用 ART 时，单胎或减少胚胎移植数量是防止医源性多胎妊娠的关键。

一、辅助生殖技术治疗中多胎妊娠现状

正常人群中的多胎妊娠率不到 2%。随着人类辅助生殖技术的发展、促排卵药物的广泛应用和高龄孕妇的逐年增多，多胎妊娠的发生率逐年上升世界各国多胎妊娠现象在 ART 开展的几十年间显著增加。2011 年美国疾病控制中心（CDC）曾报道美国 2009 年度辅助生殖助孕的多胎出生率为 30.5%，其中双胎的出生率约为 28.9%。2016 年中华医学会生殖医学分会数据报告系统显示我国生殖医学中心多胎发生率也高达 30% 以上，有些中心甚至高达 40%。2018 年我国专家共识提出要通过一个阶段努力及临床实践争取尽早将我国体外受精 - 胚胎移植（IVF-ET）的多胎率降低至 20% 以下。

二、辅助生殖技术中多胎妊娠的危害

人类辅助生殖技术终极目标是使不孕不育夫妇获得一个健康的孩子，多胎妊娠显著增加了母婴孕期及产后的并发症，因此多胎妊娠应被视为一种医源性并发症，而不是最终的助孕结局。

1. 对母体危害　多胎妊娠作为异常妊娠的一种，在整个妊娠过程中各种并发症的发生率均明显升高。

（1）多胎妊娠 OHSS 发生率高、病情重、结局差：卵巢过度刺激综合征（OHSS）是促排卵后发生的严重并发症。其病情的自然缓解、再次加重均与体内绒毛膜促性腺激素（HCG）浓度有关，多胎妊娠者由于 HCG 水平较同期单胎妊娠者高，其 OHSS 发生率明显高于单胎妊娠者。临床上还发现多胎妊娠 OHSS 发生时间较单胎妊娠者早，病程长，病情容易迅速进行性加重，伴随较重的妊娠反应、大量腹腔积液、胸腔积液、肝肾功能损害及全身严重的高凝状态等可危及患者生命，甚至需要较长时间住院治疗，白蛋白使用率及使用量、胸腔穿刺率均较单胎者高，严重者为控制病情不得不终止妊娠。而且多胎妊娠比单胎妊娠 OHSS 患者的流产率及早产率高，妊娠结局差。因此多胎妊娠会加重并延长 OHSS 的临床病情，并对妊娠结局产生不利影响，而控制好胚胎移植数量是预防 OHSS 发生的关键环节。

（2）多胎妊娠显著增加和加重孕产期并发症：有多中心大样本研究分析发现多胎妊

娠人群中，中晚期的双胎等多胎妊娠使妊娠期高血压、子痫前期、妊娠期糖尿病、胎盘早剥、贫血、子宫收缩乏力、产后出血等发生率显著增加，甚至危及孕产妇生命。双胎妊娠的子痫前期的发生率约为单胎妊娠的 2.6 倍，三胎妊娠中的发生率则更高。妊娠期糖尿病的发生率也与胚胎个数有关，单胎中发生率约为 3%，双胎为 6% ~ 8%，三胎则可高达 10% 以上。多胎妊娠也额外增加了剖宫产率及相关的风险。此外，ART 多胎妊娠后由于对胎儿发育、健康、孕产期并发症及合并症等的担忧还可能引发焦虑抑郁等心理问题。

2. 多胎妊娠对子代危害　多胎妊娠对子代的危害更是不容忽视。其流产率、早产率及胎儿宫内发育迟缓或畸形的风险均显著增加。多胎妊娠时子宫腔压力增大，易于发生胎膜早破而导致于 20 周左右的晚期流产明显增加。有学者报道，早产是多胎妊娠的最主要并发症，双胎妊娠在孕 37 周前的早产率可高达 50% 左右。欧洲人类生殖与胚胎协会（ESHRS）曾报道与单胎妊娠相比，双胎妊娠中孕 28 周前早产的风险增加 2 倍，在三胎妊娠中增加 6 倍，而孕 28 ~ 32 周双胎妊娠和三胎妊娠早产儿的风险分别增加 4 倍和 13 倍。

早产儿和低出生体质量儿是新生儿脑瘫的两大主要因素，近几十年来，ART 多胎妊娠的增加导致早产、低体质量儿也显著增加，使得其子代脑瘫及围产儿的死亡风险显著增加。有研究显示多胎妊娠的围生儿死亡率明显高于单胎，双胎妊娠是单胎的 4 倍，三胎妊娠高达 6 倍，且胎龄越低、体质量越低，死亡风险越大。极低出生体质量儿（< 1500 g）中脑瘫患儿的发生率为 3.97%。Pharoah 等报道多胎妊娠中脑瘫的发生风险较单胎妊娠高 5 ~ 10 倍，在双胎妊娠中新生儿脑瘫的发生风险为 1.5%，三胎为 8%，四胎接近 50%。多胎妊娠显著增加了新生儿及婴儿的近远期发病率、新生儿重症监护室（NICU）入住率等抢救治疗费及后期康复费用，其中早产儿的平均医疗费用昂贵可达足月胎儿的 10 倍，甚至高达几十万，极严重增加患者家庭的心理创伤和家庭、社会医疗的经济负担。

多胎妊娠时先天性发育异常、胎儿发育受限、呼吸窘迫综合征、脑瘫、中枢神经系统发育异常及相关后遗症、胎儿畸形等并发症显著高于单胎妊娠，这些与更为棘手的双胎输血综合征、双胎反向动脉灌注等并发症均是多胎导致的围生期不良妊娠结局，显著增加了新生儿发病率和死亡率。

三、多胎妊娠的处理

减少多胎妊娠的胎儿数可降低母体孕产期并发症发生率，改善围产儿结局，自然减胎或实施手术减胎后的流产率以及母儿围生期病患率和死亡率与同数目的宫内妊娠胎儿相似。

多胎妊娠后可能发生自然减胎，但目前尚无法预测多胎妊娠是否发生自然减胎以及所减除的胎儿数目，由熟练的医生进行手术减胎后的流产率与期待观察的流产率近似，因此手术减胎应成为处理多胎妊娠的主要手段。

留存胎儿的数目一般为 1 个或 2 个。因既往病史不同，孕妇对妊娠全过程的内科合并症的可耐受性差异较大。因既往剖宫产、子宫肌壁间肌瘤剥除或子宫较大穿孔修复等形成的瘢痕子宫、子宫畸形、曾发生过妊娠中、晚期自然流产、早产或孕妇及家属要求仅留存 1 个胎儿，应仅留存 1 个胎儿。

医源性多胎妊娠一般在妊娠 6～12 周实施经阴道减胎手术，术前完成血常规、尿常规、凝血功能指标、阴道分泌物、心电图等检查，孕妇应收入住院，可于手术开始前 0.5～2.0 小时静脉或单次口服一代或二代头孢菌素。确定多胎妊娠的绒毛膜数和羊膜数，选择靠近宫颈或胎囊最小的胎儿予以减除。高序多胎首先选择减除单绒毛膜单羊膜内的全部胎儿，其次选择减除单绒毛膜双羊膜囊内的全部胎儿，不单独减除单绒毛膜内的单个胎儿。

四、医源性多胎妊娠的预防

医源性多胎妊娠重在预防，严格掌握排卵诱导药物的使用和控制移植胚胎数目是减少多胎妊娠的有效措施。对无排卵患者使用排卵诱导药物时，应首先选择 CC 或 LE 等口服药物，在无效的情况下，选用 Gn 制剂，但应从 < 75U/d 小剂量开始。应用排卵诱导药物后，应进行超声结合 E2 测定来监测卵泡发育，当直径 ≥ 14mm 的卵泡数 > 3 个时，应停用药物并劝告患者使用避孕套避孕；接受宫腔内人工授精（IUI）者应停止治疗，有自然受孕可能者应建议其使用避孕套避孕。实施 IVF-ET 技术时移植的胚胎数目：卵裂期胚胎应 ≤ 3 个，囊胚应 ≤ 2 个，但鼓励患者接受选择性单胚胎移植。

五、多胎妊娠的围生期结局

经临床研究发现，多胎妊娠出现并发症是单胎妊娠的 3～7 倍，胎儿及新生儿存在疾病及死亡的比率为单胎的 4～10 倍。多胎妊娠中，胎儿数量与妊娠并发症（高血压综合征、胎儿宫内发育迟缓、低体重儿、胎盘早剥、宫缩乏力、羊水栓塞、产后大出血）成正比。

六、多胎妊娠与减胎的伦理冲突

尽管选择性单胚胎移植会显著降低多胎率，但是目前尚不能全面实施单胚胎移植。多胎妊娠流产率及妊娠期并发症显著高于单胎妊娠，且更易出现胎儿生长受限、出生低体质量、脑瘫等不良事件。多胎妊娠并不能体现有利于患者、保护后代及保证社会公益性等 ART 的伦理原则。

减少多胎妊娠是 20 世纪 80 年代发展起来的一项技术，目的是减少多胎妊娠的胎儿数量，以减少不良妊娠结局的风险，其中最重要的是早产。选择性多胎妊娠减胎术已被证实是安全、有效、改善多胎妊娠结局的重要手段，不会增加流产的风险，但减胎术作为一种侵入性的治疗手段，存在出血、感染、流产及一次减胎失败需要再次减胎等风险；也不能除外剩余胎儿自然减胎的风险。因此，临床医生讨论与多胎妊娠相关的风险时，应就胎儿减少的潜在风险和益处向父母提供咨询，做到充分知情告知。

我国《人类辅助生殖技术规范》明确提出："对多胎妊娠必须实施减胎术，避免双胎，严禁三胎和三胎以上的妊娠分娩"。不孕夫妇多年奔波治疗，身心俱疲，强制减胎是否有违不孕夫妇的意愿，其权益应当充分考虑。因此，ART 发生的多胎妊娠及减胎，存在不孕夫妇生育权利、生育风险、子代风险及减胎风险等方面的伦理冲突。在告知风险后，患者有可能拒绝减胎，尽管在接受体外受精（IVF）治疗前已签署《多胎妊娠减胎知情同意书》，对于逃避减胎者，医院也不能强行减胎，因为没有相应的法规可依。而多胎分娩则明显有违管理规定。

患者要做充分的心理健康咨询，了解多胎妊娠危害及手术的并发症，在充分知情同意的情况下，自愿减胎。另外科学规范的使用促排卵药物，明确促排卵药物适应证，当患者处于多胎妊娠高风险时取消排卵诱导周期，限制 IVF 期间移植的胚胎数量，提倡单胚胎移植，避免医源性多胎。

第七节　肝素在产科的应用

肝素是具有抗凝作用和多种生物活性的一族天然糖胺聚糖，1916 年由 Mcleen 发现，1935 年因其抗凝作用而开始应用于临床。目前，肝素在产科的应用越来越受到重视，现将其在产科的应用情况综述如下。

一、肝素的生物活性

肝素是由糖醛酸和己糖胺组成的具有不同链长的糖胺聚糖，存在于正常机体的各种组织内，主要存在于血管周围的肥大细胞和血管内皮细胞内。其作用机制为通过增强抗凝血酶Ⅲ的抗凝活性，抑制凝血的多个环节。根据分子质量大小肝素分为普通肝素和低分子肝素。普通肝素是临床常用的抗凝药，但其剂量较难掌握，需要实验室监测凝血参数，过量可引起自发性出血，长期应用可引起骨质疏松和脱发。因具有局限性限制了其近年的临床应用。低分子肝素与普通肝素相比具有以下优点：①抗凝作用可预测，无须严密监测凝血参数，可以根据体重给药，临床上能达到有效的抗凝作用；②半衰期长，每天仅需给药 1 ~ 2 次；③肝素诱导的血小板减少性紫癜少见；④抗凝血因子 X a 作用强，而抗凝血酶作用较弱。

二、肝素在妊娠及分娩并发症中的应用

1. 子痫前期　是人类妊娠期特有的高血压疾病。关于引起子痫前期患者外周血高凝状态的原因，目前尚不明了，可能与子痫前期的发病机制有关：①胎盘部位缺血缺氧，引起内皮损伤和血小板激活，内皮损伤使血管基底膜胶原暴露，启动内源性凝血系统；②合体滋养细胞微小碎片脱落，在肺组织中分解释放组织因子，激活凝血因子Ⅶ，从而启动外源性凝血系统；③遗传性凝血因子表达异常也与子痫前期的高凝状态有关。国外学者认为在使用硫酸镁等药物综合治疗妊娠高血压疾病的同时如加入小剂量肝素有以下优点：①在保持同样降压效果的情况下，可以减少降压药的用量；②使水肿程度明显降低，其疗效优于传统治疗；③可明显降低胎儿宫内窘迫的发生，提高新生儿 Apgar 评分。国内早在 1997 年尚涛等报道小剂量肝素（硫酸镁＋25 mg 肝素＋钙剂）治疗重度子痫前期取得了良好效果。目前国内许多学者已广泛开展低分子肝素治疗子痫前期，效果好，不良反应低。

2. 抗磷脂综合征（APS）　是由抗磷脂抗体引起的自身免疫性疾病，与许多产科并发症密切相关。主要表现为抗磷脂抗体损伤动、静脉血管内皮，血栓形成，致反复妊娠丢失、胎儿宫内生长受限、子痫前期、HELLP 综合征等。妊娠合并 APS 的治疗以往多用皮质激素或小剂量阿司匹林，疗效不确切，长期应用皮质激素对母儿的不良反应极大。近年来大量文献报道，对于 APS 的孕妇或有反复流产史或宫内死胎病史的患者，一旦确定妊娠即开始应用肝素治疗，收到良好效果。

3. 胎儿宫内生长受限（FGR）　是严重的危害胎儿健康的产科并发症，发病率为3%～7%，FGR 的围产儿的病死率为正常儿的 4～6 倍，FGR 围生期并发症如胎儿窘迫、新生儿窒息、胎粪吸入、新生儿低血糖和红细胞增多症等危险性增加，并与成年期一些疾病发生也存在一定的相关性。研究发现，FGR 时胎盘小动脉螺旋小动脉可表现为血管硬化和纤维蛋白原沉积及血栓形成，造成血管部分或完全受阻、胎盘绒毛内血管床减少、胎盘绒毛直径变小、胎盘梗死、胎盘间物质转运受阻，导致供给胎儿的营养物质减少，影响胎儿生长发育。肝素治疗 FGR 的机制是通过抗凝血酶Ⅲ的活性来发挥强抗凝作用外，还有保护血管内皮细胞功能及局部抗炎作用。标准肝素及低分子肝素治疗 FGR 使脐血流 SD 比值明显下降，血流阻力降低，胎盘血流灌注增加，加速物质交换，供给胎儿的营养物质增加，改善了胎盘功能，从根本上改善了宫内环境，促进胎儿生长发育。

4. 妊娠高血压疾病及妊娠期肝内胆汁淤积症（ICP）　是产科领域中严重的妊娠并发症，且对母儿造成一定的不良影响。妊娠晚期妇女血浆中肝素含量降低，妊娠期高血压综合征者尤为显著，可能是由于血液高凝及妊娠期一系列病理生理变化，肝素消耗过多，因此，肝素水平降低是妊娠期高血压综合征的生化特征之一，也为肝素治疗及预防妊娠期高血压综合征提供了理论依据。肝素治疗妊娠期高血压综合征是通过补充内源性肝素的不足，与抗凝血酶Ⅲ结合，妨碍纤维蛋白原转变为纤维蛋白，阻止血小板聚集和被破坏等，稀释血液从而改善微循环，达到消肿、利尿、降血压的作用。肝素治疗 ICP 的作用机制，是通过抗凝、改善微循环，从而有利于胆酸的消除。

5. 肝素治疗羊水过少　羊水过少是妊娠中晚期较为常见的并发症，占妊娠的 3.9%，轻者胎儿生长受限，重者引起胎儿肺发育不良、骨骼畸形、甚至死亡。中晚期发生者多与胎盘功能不良有关。肝素治疗羊水过少的作用机制：①肝素的抗凝作用：改善子宫胎盘血液循环，改善胎盘功能，使胎儿血液循环量增加，排尿量增加；②肝素的抗血栓机制：在羊水过少的胎盘病理上可见到血管梗死、血栓形成等，抗血栓有利于子宫、胎盘血流改善，保持循环流畅；③肝素抑制纤维蛋白原转变成纤维蛋白、形成在绒毛及胎盘血管基底膜沉积，防止钙化。这可以维持绒毛血管基底膜的通透性，有利于营养物质和水分的交换；④肝素的抗肾素活性作用：可松弛子宫平滑肌细胞，减轻血管阻力改善胎盘功能，增加胎儿血液循环；⑤补充内源性肝素的不足：人体内肝素与肝素酶处于动态平衡，妊娠期胎盘产生的大量肝素酶破坏内源性肝素，使血液呈高凝状态，血流缓慢，血液淤滞不畅，部分或全部阻塞毛细血管，肝素治疗可改善局部血液供应，解除由于缺氧引起的血管痉挛。

6. 分娩并发症　妊娠后血液系统活性逐渐升高，纤溶系统活性也逐渐升高，并在此基础上建立新的平衡。这种高凝状态有利于在正常分娩时胎盘剥离面的止血。但当发生某些并发症或某种因素激活某凝血因子时，可导致迅速的凝血反应，造成危及生命的血栓栓塞和 DIC。急性羊水栓塞导致的 DIC，在其高凝阶段，肝素治疗已毫无疑问，但在纤溶阶段肝素的应用尚有争议。另外，胎盘早剥引起的 DIC 晚期，肝素应用也有争议。如果用低分子肝素，可减轻出血的不良反应。羊水栓塞、死胎等处理过程中，应用肝素治疗时，首次剂量要大，可阻断 DIC 的发展。

7. 产科感染　严重的产科感染常激活凝血系统，从轻微的实验室改变到严重的DIC，这是由于炎性细胞因子介导的生理性抗凝机制下调，纤维蛋白溶解的抑制。多种细菌病毒及其他病原体感染可导致孕产妇发生感染性休克或导致 DIC。治疗产科感染性疾病主要给予抗感染治疗外，还要辅以抗凝治疗。现已证明肝素不但有广泛的抗凝方面的药理作用，还可中和多种致炎因子（如组胺、5- 羟色胺、缓激肽、白细胞趋化因子等），而发挥其抗感染作用。一般为肝素 25 mg 加 5% 葡萄糖注射液 100 mL 中静脉滴注，必要时重复给药，每日总量 50 mg。

三、妊娠合并内科疾病的肝素治疗

1. 妊娠合并系统性红斑狼疮　系统性红斑狼疮患者妊娠后，容易发生流产、死胎、早产、胎儿生长受限、胎盘早剥等并发症，对孕妇及胎儿危害较大。系统性红斑狼疮患者妊娠期使用肝素治疗，可明显减少上述并发症的发生，降低对母儿的危害。其作用机制除肝素的抗凝血、抗血栓形成作用外，还与肝素的抗炎、抑制抗原 - 抗体结合、抑制补体系统及白细胞的趋化性、中和致炎因子、降低细胞通透性等作用有关。

2. 妊娠合并心血管系统疾病　高血压患者妊娠期间易发生高血压性心脏病、冠心病、心肌梗死等心血管系统疾病。肝素具有抗动脉粥样硬化、抗血栓形成、抗凝等多种作用，此外还能调整血脂和脂蛋白，激活脂蛋白脂酶，使血液中的胆固醇、低密度脂蛋白和极低密度脂蛋白下降，而使高密度脂蛋白有效循环，从而使血脂代谢平衡；肝素能阻断激素、细胞因子及毒素等对血管内皮细胞的作用，保护血管内皮细胞，防止血管壁损伤、血栓形成；促进血管内皮细胞的修复生长；还能抑制血管壁平滑肌细胞的增生。有文献报道，肝素治疗妊娠期合并心血管系统疾病，可以预防和减轻有关并发症的发生。另外，扩张性心肌病患者，妊娠期间由于血液高凝状态，易造成血栓形成或血栓栓塞，妊娠期必须长期进行抗凝治疗，而肝素是妊娠早期的首选抗凝剂。

3. 易栓症（先天性蛋白 S 或 C 缺乏、抗血栓素 – Ⅲ 缺乏）　患者妊娠期极易发生深静脉血栓形成及脑栓塞，必须长期抗凝治疗。妊娠早期选用肝素治疗，可防止其他抗凝剂对胎儿的致畸作用。心瓣膜换置手术后的妊娠妇女，多用肝素治疗。

4. 妊娠合并感染性疾病　妊娠期严重的感染，如宫内感染、盆腔脓肿，严重的败血症，脓毒血症等常可发生中毒性休克，或持续高热不退，大剂量广谱抗生素治疗无效时，可加用肝素治疗，且剂量宜大。文献报道，30 000 U/d 可使体温下降，使抗生素有效地发挥作用，被称为肝素挑战试验。已经发现，许多病原菌可产生肝素酶，破坏血管基底膜，使组织松散，微生物易于侵入，造成感染，同时使血液黏稠度升高，形成菌栓而扩散；肝素酶适宜酸性环境，而肝素适宜碱性环境，故抗感染性休克时，必须纠正体液的酸碱平衡，这样可降低肝素用量，提高疗效。

5. 其他　妊娠合并病毒性肝炎、肝内胆汁淤积症（ICP）时，也可利用肝素的退黄疸、降肝酶作用，有助于乙型肝炎病毒表面抗原转阴。

四、妊娠合并外科疾病的肝素治疗

妊娠期间，外科手术后血栓形成的发病率较普通人群可增 20 倍，尤其是特异性盆腔深静脉血栓性静脉炎等。应用低分子肝素可预防外科手术后的血栓形成。

五、肝素治疗及预防DIC

肝素是常用而有效的抗凝药，作用是阻断凝血过程，防止血小板、凝血因子消耗，但对已形成的微血栓无效。产科 DIC 使用肝素治疗必须慎重，因体内常有较大创面，使用不当反而增加流血。原则上凡有促凝物质入血引起进行性凝血因子消耗者，都可使用肝素。

1. 肝素的抗凝机制　目前认为，主要是通过抗凝血酶Ⅲ与丝氨酸蛋白酶结合使其灭活，凝血因子Ⅱ、Ⅷ、Ⅸ、Ⅹ等被激活后都属于丝氨酸蛋白酶，因此肝素对凝血过程具有广泛的抗凝作用。肝素注入后 10 分钟即显效果，其半衰期为 2 小时，用后 4 ~ 6 小时被破坏，因分子量大，不能通过胎盘，故不影响胎儿的凝血功能。

2. 肝素的合理应用问题

（1）普通肝素的应用：DIC 时肝素可防止血小板及各种凝血因子的消耗，阻断血栓形成，改善微循环，修复受损的血管内皮细胞。但肝素对于已形成的微血栓无效。肝素不通过胎盘，对胎儿是安全的。肝素的适应证与用量随病情而异。急性羊水栓塞时 DIC 的发生较急，多在数分钟内出现严重症状，如急性呼吸衰竭、低血压、子宫强烈收缩及昏迷等，应及时处理。不应等实验室检查即可静脉注射，首剂 50 mg，然后再采用连续静脉滴注，滴注剂量以每小时 25 ~ 35 U/kg（肝素 1 mg = 125 U）。死胎滞留而伴有严重凝血功能障碍者，可静脉滴注肝素 50 mg，每 4 小时重复给药，24 ~ 48 小时停用肝素再行引产。对妊娠高血压疾病患者，如存在慢性 DIC 或凝血功能亢进时，可早期开始肝素治疗。败血症诱发 DIC 时，早期肝素治疗可挽救患者的生命。肝素的用药方法，一般采用连续静脉滴注效果较好。剂量按每小时滴入 100 mg 左右计算，24 小时给予 200 ~ 400 mg。

（2）低分子量肝素：每日 200 U/kg，分 2 次皮下注射，用药间隔时间 8 ~ 12 小时，疗程 5 ~ 8 天。低分子量肝素保留了抗因子 X a 的活性而抗凝血酶的作用减弱，具有抗凝作用强、出血危险小、生物利用度高、不良反应少、安全等优点。但低分子量肝素可促进纤溶酶原活化剂的释放，增强纤维蛋白溶解作用，这对已有明显纤溶亢进的 DIC 患者的影响尚不了解。另外，标准肝素的抗凝血酶作用是 DIC 治疗的重要部分，低分子量肝素的抗凝血酶作用减弱从理论上讲不一定对 DIC 的治疗有利，其效果和优越性有待进一步证实。

（3）肝素过量的表现及处理：肝素治疗过程中，一般情况恶化，出血现象加重，或已停止、减轻的出血现象再度加重而且能排除 DIC 加重的出血症状。试管法凝血时间超过 30 分钟，APTT 超过 100 秒。肝素过量可用鱼精蛋白对抗，剂量与末次肝素剂量相同。用法：鱼精蛋白加入 25% 葡萄糖注射液 20 mL 静脉缓慢注入（3 ~ 10 分钟），每次注入鱼精蛋白剂量不宜超过 50 mg。若为低分子肝素则用 0.6 mL 鱼精蛋白中和 0.1 mL 低分子肝素。

（4）肝素治疗有效的指标：①出血停止或逐步减轻；②休克改善或纠正，如血压回升、脉压增大、肢体转暖及发绀减轻或消失；③尿量明显增加；④ PT 比治疗前缩短 5 秒以上，纤维蛋白原及血小板计数不再进一步下降或有不同程度的回升。其他凝血象检查逐步改善。肝素治疗有效的 DIC 患者，各项凝血指标恢复时间为：PT 约 24 小时；纤维蛋白原 1 ~ 3 天；优球蛋白溶解时间 12 ~ 72 小时，F_{1+2} 效价下降约需数日至 1 周，血小板计数回升则需要数日至数周不等。

（5）停用肝素的指征和方法：①诱发 DIC 的原发病已控制或缓解；②病情明显改善，如出血停止、休克纠正、发绀消失、尿量 > 30 mL/h，有关脏器功能恢复正常；③ PT 缩短至接近正常，纤维蛋白原升至 100 ~ 150 g/L，血小板数量逐渐回升；④凝血时间超过肝素治疗前 2 倍以上，或超过 30 分钟，或 APTT 延长接近 100 秒；⑤出现肝素过量的其他症状、体征及实验室检查异常，如出血征象加重等。肝素停药需逐步进行，一般取逐日减半的方式以免 DIC 复发。停药 6 ~ 8 小时应复查 DIC 有关指标，以后每日检查 1 次，连续 3 ~ 5 天，以观察凝血紊乱是否消失或 DIC 是否复发。经治疗稳定后，仍宜每日监测血小板数量、凝血酶原时间、纤维蛋白原、3P 试验。若肝素治疗效果不满意，要考虑：①病因未除；②可能原发病太严重，DIC进展迅猛，肝素尚未充分发挥作用，患者已死于顽固休克或多器官功能障碍综合征；③血小板大量破坏，血小板第Ⅳ因子（PF-4）大量释放于血循环拮抗肝素的作用；④抗凝血酶Ⅲ（AT-Ⅲ）减少，肝素必须通过AT-Ⅲ发挥作用，AT-Ⅲ活性在85%以上，DIC治疗效果最佳；⑤酸中毒未纠正或者肝素剂量不合适。

（6）使用肝素注意事项：以下情况慎用肝素：既往有严重遗传性或获得性出血性疾病，如血友病等；手术后24小时以内，或大面积创伤开放伤口未经良好止血；严重肝病，多种凝血因子合成障碍，如纤维蛋白原低于0.5g/L；近期有咯血的活动性肺结核、有呕血或黑粪的活动性溃疡病。

感染性休克、胎盘早剥、颅内出血或晚期DIC进入纤溶亢进状态时禁用肝素。经常检查血pH，及时纠正酸中毒，必要时补充叶酸及维生素。严密观察肝素出血的毒副反应。最早出血为肾脏和消化道出血。

3. 丹参或复方丹参注射液　用法：30～60mL，溶于5%葡萄糖注射液200mL中，快速静脉滴注，每日2～3次，7～10天为1个疗程。可单独使用，重症DIC亦可与肝素合并应用，而且不需减少肝素用量。有扩张血管、抑制血小板聚集及抗凝作用。不良反应小，无明显禁忌证。

4. AT-Ⅲ　DIC时AT-Ⅲ降低，足量的AT-Ⅲ可使肝素充分发挥作用，提高疗效。用法：第一天输注1000～2000U，以后每日给予500～1000U，疗程5～7天，使其在体内的活性达到80%～160%为宜。

5. 活化蛋白C　在凝血启动过程中，凝血酶与血管内皮释放的TM结合成复合物，降解PC，使之转变成有活化的PC（APC）。在蛋白S存在时，APC通过对因子Va及Ⅷ:C的灭活而发挥抗凝作用。此外，APC还能阻滞因子Ⅹa与血小板的结合及促进纤维蛋白的溶解。APC已经通过Ⅲ期临床试验，取得良好的效果。

六、肝素在产褥期的应用

严重的产褥期感染，体温居高不下，大剂量的抗生素治疗无效时，可加用肝素，使体温下降。肝素可用于产褥期血栓形成和血栓栓塞的治疗和预防。

七、肝素在产科中应用的有关问题

1. 给药途径　静脉给药作用快，是常用的给药途径，可用生理盐水250～500mL

稀释，或 5% 葡萄糖注射液 250 ～ 500mL 稀释；对有妊娠水肿的患者，最好用葡萄糖注射液，肝素不能加入右旋糖酐，以免减低药效。肌内注射因易引起局部血肿，已少用。皮下注射作用时间长达 12 小时，且操作简单、经济、出血少、不引起抗血栓素的减少不必实验室监测。

2. 剂量　提倡小剂量用药，即成人＜ 15 000 U/d，一般治疗及预防性剂量是 3 000 ～ 6 000 U/d。

3. 半衰期　肝素的半衰期随用药剂量的大小、肝肾功能及血液酸碱度而改变，如每千克体重静脉注射肝素 100 U、200 U、400 U 时，半衰期分别为 60 分钟、120 分钟、180 分钟，故要确定标准化剂量尚有一定困难。

4. 不良反应的预防

（1）出血：由于肝素抑制血小板的凝集及血小板表面凝血酶形成，同时肝素可与血小板竞争钙离子，因而在使用肝素时易发生出血倾向，可用小剂量低分子肝素，并在治疗过程中补钙。

（2）骨质疏松症：如果应用肝素 10 000 U/d，治疗 12 ～ 20 周，可引起钙盐消耗，故在肝素治疗中应注意补充钙剂。

（3）血小板减少症：极少部分患者在肝素治疗过程中，出现肝素依赖性血小板减少症，如出现在治疗的前 3 ～ 5 天，为早发性；出现在治疗的后 7 天为迟发性；可动态监测血小板，如有异常出现，及时停药。

5. 用药原则　小剂量（＜ 12 500 U）、低分子量、短疗程（7 ～ 10 天）、间隙性、加强护理宣教、避免意外创伤、术前或产前 4 ～ 6 小时停药、产后 12 ～ 24 小时方可用药。

第八节　产科急救与麻醉

一、产科麻醉的特点及要求

产科麻醉与其他病种的麻醉有区别，主要有以下特点：①妊娠妇女生理上已有一系列变化，机体各系统器官功能也发生相应改变，必须针对这些变化考虑麻醉处理，既要保证母子安全，又要满足手术要求；②妊娠妇女较易合并发心脏病、糖尿病等其他疾病或已并发病理妊娠，如子痫等，分娩过程中这些合并病症易趋恶化而威胁母子安全，同时常给麻醉管理带来困难；③必须全面考虑麻醉前用药和麻醉药对母子的影响，要正确选择和应用，麻醉方法力求安全、简捷，适应手术需要；④对急症手术麻醉医师应了解病理产程的经过，全面估计母子情况。呕吐、误吸是产妇死亡的原因之一，应强调做好麻醉前准备和各种急救措施。因胎儿窘迫、早产、双胎等需施行剖宫产者，应尽可能避免使用抑制性药物。对宫内死胎、内倒转或毁胎术等，麻醉时必须尽全力保护产妇安全。

二、多胎妊娠的麻醉

多胎妊娠麻醉管理方面的主要问题是腹围增大，腹内压增高，腹主动脉和下腔静脉受压，膈肌抬高，导致限制性通气困难。此外，胎儿肺成熟度也应高度重视。产后出血的发生率明显高于单胎妊娠，应做好相关准备。

1. 麻醉选择　该类剖宫产术多选用下腹横切口，故连续硬膜外阻滞仍为首选。麻醉对母婴生理功能影响小，止痛完善，麻醉和术中充分供氧，右髋部抬高 20°，预防和处理好仰卧位低血压综合征。

2. 麻醉管理

（1）麻醉前首先开放静脉，用胶体液适度扩容。监测血压、心率、心电图、脉率－血氧饱和度。

（2）面罩吸纯氧，维护循环功能稳定，麻醉穿刺成功后右髋部垫高 20°，再给硬膜外用药，麻醉平面控制在胸 $_8$ ~ 骶 $_5$ 范围，即可满足手术要求。

（3）做好新生儿复苏准备。观察术中出失血、尿量、子宫肌肉收缩力，警惕产后出血并做好有关准备。

（4）随妊娠胎数增加，新生儿死亡率相应增加，据文献报道，新生儿呼吸窘迫综合征的发生率，双胎为 11.9%，3 胎为 31.4%，4 胎以上约占 47.8%，故对围生儿的监护、治疗、喂养均是重要的防治措施。

三、产科急救与麻醉

1. 剖宫产术的麻醉选择

（1）局部浸润麻醉：在我国常用，特别适用于饱胃产妇，但不能完全无痛，宫缩仍存在，肌肉不够松弛，使手术操作不便。局部麻醉药用量过大有引起母胎中毒可能，特别对子痫或高血压产妇，中毒发生率较高。

（2）针刺麻醉：基本无痛率约为80%。有的产妇不能耐受针刺，故应酌情选用。

（3）硬膜联合：已广泛用于剖宫产麻醉。具有起效快、效果确切、用药量少等优点，但易出现仰卧位低血压综合征，应注意调整体位，维持循环稳定。

（4）硬膜外阻滞：为近年来国内外施行剖宫产术的首选麻醉方法。止痛效果可靠，麻醉平面和血压的控制较容易，控制麻醉平面不超过胸$_8$，宫缩痛可获解除，宫缩无明显抑制，腹壁肌肉松弛，对胎儿呼吸循环无抑制。

硬膜外阻滞用于剖宫产术，穿刺点多选用$L_{2\sim3}$或$L_{1\sim2}$间隙，向头或向尾侧置管3cm。麻醉药可选用1.5% ~ 2%利多卡因；0.5%布比卡因。用药剂量可比非孕妇减少1/3。

为预防仰卧位低血压综合征，产妇最好采用左侧倾斜30°体位。或垫高产妇右髋部，使之左侧倾斜20° ~ 30°，这样可减轻巨大子宫对腹后壁大血管的压迫，并常规开放上肢静脉，给予预防性输液。通过放射学检查发现，在平卧位时约有90%临产妇的下腔静脉被子宫所压，甚至完全阻塞，下肢静脉血将通过椎管内和椎旁静脉丛及奇静脉等回流至上腔静脉。因此，可引起椎管内静脉丛怒张，硬膜外间隙变窄和蛛网膜下隙压力增加。平卧位时腹主动脉也可受压，从而影响肾和子宫胎盘血流灌注，妨碍胎盘的气体交换，甚至减损胎盘功能。有报道约50%产妇于临产期取平卧位时出现"仰卧位低血压综合征"，表现为低血压、心动过速、虚脱和晕厥。

（5）全身麻醉：可消除产妇紧张恐惧心理，麻醉诱导迅速，低血压发生率低，能保持良好的通气，适用于精神高度紧张的产妇或合并精神病、腰椎疾病或感染的产妇。其最大缺点为容易呕吐或反流而致误吸，甚至死亡意外。此外，全身麻醉的操作管理较为复杂，要求麻醉者有较全面的技术水平和设备条件，麻醉用药不当或维持过深有造成新生儿呼吸循环抑制的危险，难以保证母儿安全，苏醒则更须有专人护理，麻醉后并发症也较硬膜外阻滞多。因此，全身麻醉一般只在硬膜外阻滞或局部浸润麻醉有禁忌时方可采用。

目前较通用的全身麻醉方法为：硫喷妥钠（4mg/kg）、琥珀胆碱（1mg/kg）静脉注射，施行快速诱导插管，继以50% ~ 70%氧化亚氮加0.5%氟烷维持浅麻醉，待胎儿娩出后可加深麻醉。手术结束前5 ~ 10分钟停用麻药，用高流量氧"冲洗"肺泡以加速苏醒。

为预防全身麻醉后的呕吐反流和误吸，除认真采用禁食措施外，麻醉前宜常规肌注阿托品0.5mg。静脉注射格隆溴胺（胃长宁）0.2mg，以增强食管括约肌张力。快速诱导插管时，先给潘库溴铵1mg或筒箭毒碱3mg以消除琥珀胆碱引起的肌颤；诱导期避免过度正压通气，并施行环状软骨压迫以闭锁食管。术后待产妇完全清醒后再拔除气管插管。

近年来以 Apgar 评分法为主，结合母儿血气分析、酸碱平衡和新生儿神经行为测验等作为依据评价各种麻醉方法对新生儿的影响，多数认为全脊髓麻醉、硬膜外阻滞与全身麻醉之间无统计学差异。

2. 先兆子痫 / 子痫

（1）概述

1）先兆子痫：在怀孕期，第一次生产或产褥期发生肾性蛋白尿（＞ 300 mg/24 h）及高血压［收缩压＞ 140 mmHg 和（或）舒张压＞ 90 mmHg］，称为先兆子痫，发生率为10%，最常见于怀孕 33 ~ 37 周，妊娠期间总的发病率为 6% ~ 8%。

2）子痫：妊娠期或产褥期出现排除其他原因的惊厥。一般都在先兆子痫的病例中发生，但是部分患者在惊厥发作前先兆子痫的表现并不明显。

与子痫相关的问题有：①未控制的高血压；②体液不平衡；③对中枢神经刺激，最后导致发生惊厥；④凝血障碍和可能发生 DIC；⑤宫内胎儿发育迟缓。

（2）诱发因素

1）母亲：①第一次怀孕；②前次妊娠有严重先兆子痫；③年龄小于 20 岁或大于35 岁；④家族史阳性；⑤微血管病如偏头痛、慢性高血压、糖尿病或胶原性血管病等。

2）胎儿：①多胎怀孕；②葡萄胎；③胎盘积水等。

（3）分类：根据妊娠高血压综合征的症状及严重程度，可分以下几类：

1）轻度：血压较基础水平升高 30/15 mmHg，可伴有轻微蛋白尿或水肿。

2）中度：血压＜ 160/110 mmHg，蛋白尿"+"或伴水肿。

3）重度：血压≥ 160/100 mmHg，蛋白尿"++ ~ +++"或伴有水肿。

A. 先兆子痫：上述症状伴头痛、眼花、胸闷。

B. 子痫：先兆子痫的基础上有抽搐。

上述血压标准，以舒张压为准，如 150/110 mmHg 即应归入重度。蛋白尿与舒张压两者有一项达到标准时，即归入该类，如血压 130/110 mmHg，蛋白尿"+++"，即归入重度；血压 160/110 mmHg，蛋白尿"+"，也归入重度。

（4）处理

1）目前尚没有有效的治疗方法来预防先兆子痫。一些产科医生可能在部分经过选择的高危妊娠中使用小剂量的阿司匹林，但其有效性尚未明确。

2）对于已确诊的先兆子痫，唯一的确定性治疗是将胎盘娩出。通常在 24 ~ 48 小时症状即开始缓解。

3）当发生先兆子痫时已到预产期，延迟分娩没有任何好处。对于在预产期前发生的先兆子痫，必须兼顾到孕妇和胎儿双方的健康。应尽可能长时间地控制孕妇的血压以利于胎儿的进一步发育成熟。一旦孕妇或胎儿的状况恶化，必须及时终止妊娠。

4）如果子痫发生在胎儿娩出之前，则惊厥发作被控制后就必须决定何时终止妊娠。子痫并不是行急诊剖宫产的指征，一般先输镁剂将病情稳定下来再考虑分娩方式选择。

（5）管理

1）卧床休息：应提供安静，无刺激的休息环境。

2）监测血压

A．轻度：监测血压、尿量及尿蛋白。

B．重度：①母亲监测：凝血（PT、APTT、血小板、出血时间）、生化全项、尿量、动脉直接测压、CVP/PA 导管；②胎儿监测：胎心率、胎儿 pH 等。

3）管理：血压控制的原则是防止脑出血和心力衰竭。控制血压的目标是使平均动脉压降低 33%，或将血压控制在 160/110 mmHg 以下以预防孕妇并发症的发生。

A．已确定有效的口服抗高血压药物包括甲基多巴、硝苯地平口服制剂和 β 受体阻滞剂（尤其是可同时阻断 α 受体和 β 受体的阻断剂拉贝洛尔）。长期使用 β 受体阻滞剂可能会延缓胎儿发育；血管紧张素转化酶抑制药与羊水过少、死产、新生儿肾衰竭有关，应避免使用。

快速控制恶性高血压可使用：①肼屈嗪（5 mg 静脉注射，最大剂量可至 20 mg）；②拉贝洛尔（5 ~ 10 mg 静脉注射，每 10 分钟一次）；③口服硝苯地平（舌下含服硝苯地平会导致胎盘循环发生快速改变从而危及胎儿状况，故应小心谨慎使用）；④顽固性病例可能需要静脉输注硝普钠或硝酸甘油，输注时应监测动脉血压。

B．在先兆子痫病例中是否预防性使用镁剂存在争议，这是因为尽管预防性使用镁剂可以有效地降低惊厥的发病率，但是其对胎儿的影响的利弊，各家报道不一。

C．液体管理：重度先兆子痫的液体管理十分关键。血管内容量锐减而全身的液体量增加。过度的液体负荷可能会导致肺水肿，而血容量不足又可能会损害胎儿循环及肾脏功能。液体管理总的原则是：①对于不同个体应制订和遵循相应的液体治疗方案；②指定专门人员全面负责重度先兆子痫患者的液体治疗；③记录每小时尿量；④当心药物治疗（如缩宫素或镁剂）时输入过多液体，必要时提高药物浓度；⑤行剖宫产前应注意前负荷，行椎管内麻醉前应避免前负荷不足；⑥一种常用的方法是以少量晶体液做背景输注，在此基础上用 250 ~ 500 mL 的胶体液来治疗持续性少尿。如少尿不见好转，应依据中心静脉压来进一步补液。

D．子痫的即刻处理：①保持气道通畅，维持通气，循环支持；②静脉输注镁剂 4 g 以控制惊厥发作，输注时间在 10 ~ 20 分钟。

E．预防惊厥的后续发作：持续输注镁剂 1 g/h，维持 24 小时；注意监测镁的血药浓度；使用钙通道阻滞剂的患者有发生镁中毒的危险，可静脉注射钙剂来处理镁中毒。

（6）麻醉选择

1）经阴道无痛分娩：由于硬膜外镇痛可以控制分娩过程中血压的过度波动，推荐选用。实施硬膜外前应核查血小板计数。如果血小板计数 $< 100 \times 10^9/L$，必须做凝血筛查试验；如果血小板 $> 80 \times 10^9/L$ 且凝血筛查试验结果正常，则可以选用硬膜外镇痛。

2）剖宫产的麻醉：全身麻醉和椎管内麻醉均可选用。如果出现明显的血小板数量减少或凝血功能障碍，则应选用全身麻醉。如果事先已经应用过镁剂，非去极化肌松药的作用时间可能会延长。

3）术后镇痛：有必要给予有效的术后镇痛，但应避免使用非甾体类抗炎药，因为此类患者易于发生肾功能损害，且可能已经存在血小板数量或功能的异常。

4）术后到 ICU 继续观察和治疗。

3. 新生儿复苏术　是产科麻醉工作中极其重要的和紧急的急救工作之一。复苏的主要对象是新生儿窒息，或新生儿心搏呼吸停止。

（1）新生儿窒息的原因：约 5% 的新生儿娩出时有窒息、缺氧，主要是气道梗阻。如羊水、胎粪或血液等，进入气管内所致。①各种原因所致的脐带受压：如脐带脱垂和绕颈等，造成气道梗阻；②子宫血循环障碍：如子宫收缩过剧、低血压、巨大子宫压迫下腔静脉（即妊娠下腔静脉压迫综合征）及腹主动脉受压等；③胎盘因素：胎盘梗死或胎盘部分剥离；④产妇呼吸受抑制：如分娩及剖宫产过程中使用麻醉药、镇静药或镇痛药过量，使新生儿呼吸抑制；⑤母体病理变化：产程过长、产妇体力耗竭，或因脱水、代谢性酸中毒等影响了新生儿的内环境；⑥胎儿发育不全：新生儿呼吸中枢和肺组织发育不全，造成中枢发育不良；⑦产伤：和颅内血肿造成中枢性呼吸衰竭。

（2）新生儿窒息分型：新生儿窒息分为发绀和苍白两型，均以缺氧为主要表现。严重时发生心搏呼吸停止。

（3）处理：需最快的复苏术处理。轻型新生儿窒息者，立即吸氧，并用吸引管或冲洗球等，吸出口咽部、气道的羊水、胎粪等梗阻物。重型新生儿呼吸停止时，可叩拍背部几次，拍打足掌使其哭啼后，呼吸也即恢复。一般羊水易被吸出，预后较好。若为胎粪梗阻，难以吸出，预后较差，危险性较大。

（4）气管内插管：新生儿窒息严重者，或下气道梗阻时，立即在新生儿喉镜明视下施行气管内插管。然后用细吸痰管吸出气管内的梗阻物。同时，用纯氧 T 形管加压人工呼吸。压力为 $3 \sim 13 \mathrm{cmH_2O}$，胸部呼吸动度良好，使两肺满意膨胀。但应防止压力过大（掌握在 $10 \sim 30 \mathrm{cmH_2O}$，$< 30 \mathrm{cmH_2O}$）而致肺泡破裂。插管时，避免误入食管，勿插入气道过深，妥善固定。亦应防止滑出声门或被阻塞，保持导管通畅，保证有效循环。

（5）人工呼吸：无插管条件，或来不及插管时，在吸净清除气道分泌物的同时，立即行口对口人工呼吸；或用手示、中指轻柔地挤压下胸部人工呼吸；或双手将新生儿托起，弯曲和放松新生儿的躯干以进行人工呼吸。或面罩下加压给氧等。保持新生儿气道通畅（吸净分泌物，头取后仰位）是首位的。

（6）药物治疗：必要时用药物进行抢救性治疗。①安钠咖或尼可刹米 0.5 mL（含 125 mg），或洛贝林 1 mg 脐静脉注射或肌内注射；②阿托品 0.02 mg/kg 或氯膦酸二钠胶囊（长托宁）0.01 mg/kg，脐静脉注射或肌内注射。

（7）心搏骤停复苏抢救：如发生心脏停搏，立即行胸外按压，实施 CPR 抢救，CPR 包括如下几点。①胸外心脏按压：仅用大拇指或 2 个或 3 个手指，轻轻按压胸骨下 1/3 部位。注意节奏性，100 次/分左右；②心内注射：胸外心脏按压 1～2 分钟心脏未复跳时，用肾上腺素 0.1 mg 或心脏新三联针心内注射或脐静脉注射，以提高心肌的应激性；③脐静脉注射：25%～50% 葡萄糖注射液 10 mL 或（2 mL/kg），加维生素 C 100 mg，加尼可刹米 25～75 mg（或洛贝林，或肾上腺素，或 10% 葡萄糖酸钙，依病情需要决定）。

（8）应用镇痛药的拮抗药：如果窒息是由镇痛药引起，立即脐静脉注射烯丙吗啡 0.25～1.0 mg，或纳洛酮 0.25 mg 拮抗。

（9）纠正病理紊乱：对于严重型新生儿窒息，一旦呼吸恢复后，应及时脐静脉注入 5% 碳酸氢钠 3 mL/kg 纠正代谢性酸中毒和低血糖，并用能量合剂。低血容量，10% 葡萄糖注射液 4 mL/（kg·h），注意不能扩容过度，过量后易致颅内压过高，脑水肿。

（10）其他抢救措施：针刺人中、百会、十宣、水沟等穴位，也有一定效果。或用 70% 乙醇，擦浴前胸以配合以上抢救措施。

（11）拔管指征：当呼吸通气量恢复到正常后，新生儿面部红润、呼吸节律规律、呼吸次数 30 次/分，即可拔除导管。拔管后观察 5～10 分钟，不缺氧时，可送回新生儿室仍应给予持续氧疗。如果拔管后，呼吸不好，或有缺氧，可用面罩吸氧或重新插入导管机械通气，待呼吸、心率等平稳后，送回新生儿室。

（12）体温监测：抢救时注意保暖，并施行体温监测。根据病情适当选用抗生素及维生素 K_1 等药物治疗。新生儿哭闹不安者给予镇静药。注意预防拔管后喉头水肿的发生。

4. 前置胎盘与胎盘早剥　妊娠晚期出血，又称产前出血。见于前置胎盘、胎盘早剥、前置血管和轮廓状胎盘等。对母体和胎儿的影响主要为产前和产后出血及继发病理生理性损害；植入性胎盘产后大出血及产褥期感染。产妇失血过多可致胎儿宫内缺氧，甚至死亡。若大量出血或保守疗法效果不佳，必须紧急终止妊娠。

（1）麻醉前准备：妊娠晚期出血发生出血性休克，孕 37 周后反复出血或一次性出血量大于 200mL，临产后出血较多，均须立即终止妊娠，大部分须行剖宫产。该类患者麻醉前应注意评估循环功能状态和贫血程度。除检查血、尿常规、生物化学检查外，应重视血小板计数、纤维蛋白原定量、凝血酶原时间和凝血酶原激活时间检查，并做 DIC 过筛试验。警惕 DIC 和急性肾衰竭的发生，并予以防治。

胎盘早剥是妊娠期发生凝血障碍最常见的原因，尤其是胎死宫内后，很可能发生 DIC 与凝血功能障碍。DIC 可在发病后几小时，甚至几分钟内发生，应密切注意监测。

（2）麻醉选择的原则：妊娠晚期出血多属急诊麻醉，准备时间有限，病情轻重不一，禁食、禁饮时间不定。胎盘早剥的症状与体征变异很大，有的外出血量很大，胎盘剥离面积不大；有的毫无外出血，胎盘几乎已完全剥离直接导致胎儿死亡。

麻醉选择应依病情轻重、胎心情况等综合考虑。凡母体有活动性出血，低血容量休克，有明确的凝血功能异常或 DIC，全身麻醉是唯一安全的选择，如为母体和胎儿的安全要求在 5 ~ 10 分钟进行剖宫产，全身麻醉亦是最佳选择。母体情况尚好而胎儿宫内窘迫时，应将产妇迅速送入手术室，吸纯氧并行胎儿监护，如胎心恢复稳定，可选用椎管内阻滞；如胎心更加恶化应选择全身麻醉。

（3）麻醉操作和管理：美国有一项调查研究报道，80% 的麻醉死亡发生于产科急诊术中，52% 发生在全身麻醉中而其中 73% 与气道有关。母亲死亡的发生率，全身麻醉是局部麻醉的 16.7 倍，几乎所有与麻醉有关的死亡都存在通气和气管插管问题。产科困难气管插管率远高于非妊娠妇女，有学者报道，在 5 804 例剖宫产全身麻醉中有 23 例气管插管失败，气管插管失败率有逐年增加趋势，1984 年为 1 ∶ 300；1994 年为 1 ∶ 250，而与此发生率升高相一致的是剖宫产的全身麻醉率由 83% 下降至 33%。这样使从事麻醉的医师对产妇的插管机会减少，操作熟练程度下降，另外择期剖宫产全身麻醉比例比急诊剖宫产更少，插管失败的风险更高。我国的妇产专科医院中全身麻醉剖宫产的比例更低，插管的熟练程度更差。麻醉处理注意事项有以下几个方面。

1）全身麻醉诱导注意事项：产妇气管插管困难或失败的原因为对气管插管困难程度的估计不足，对产妇气道解剖改变如短颈、下颌短等缺乏处理经验，以及产妇体位不当等。临床上应采取必要的措施，如有效的器械准备，包括口咽通气道、不同型的喉镜片、纤维支气管镜，以及用枕垫高产妇头和肩部，便不易插管的气道变为易插管气道，避免头部过度后仰位，保持气道通畅。调整好压迫环状软骨的力度，使导管易于通过。遇到困难应请有经验的医师帮助。盲控插管可做一次尝试，但不可多次试用，注意插管误入食管。预防反流误吸，急诊剖宫产均应按饱胃患者处理，胃液反流误吸引起的化学性肺炎后果严重。

2）做好凝血异常和大出血的准备：高危剖宫产应开放两条静脉或行深静脉穿刺置

入单腔或双腔导管，监测中心静脉压。

3）预防急性肾衰竭：记录尿量，如每小时少于30 mL，应补充血容量，如少于17 mL/h应考虑有肾衰竭的可能。除给予呋塞米外，应即时检查尿素氮和肌酐，以便于相应处理。

4）防治DIC：胎盘早剥时剥离处的坏死组织、胎盘绒毛和蜕膜组织可大量释放组织凝血活酶进入母体循环，激活凝血系统导致DIC。麻醉前、中、后应严密监测，积极预防处理。

5）其他：麻醉前产妇出血较少，无休克表现，胎儿心率正常可选择椎管内麻醉或脊麻－硬膜外联合阻滞。麻醉管理应预防一过性低血压和下腔静脉压迫综合征。麻醉前产妇无休克，但胎儿有宫内窒息可选用局部麻醉或全脊髓麻醉。麻醉管理时应充分吸氧，预防子宫血流量下降及胎儿氧供需平衡失调。

5. 妊娠晚期大出血

（1）病因：妊娠晚期大出血常见于以下两种情况。①产科动态高危因素：妊娠后期、宫外孕、前置胎盘、胎盘早期剥离、胎盘置入、子宫破裂、胎盘粘连、子宫收缩弛缓和宫颈妊娠等原因，造成急性大量失血，危及母子的生命。母婴的死亡率都很高。②纤溶亢进：胎盘早期剥离，从坏死的蜕膜或绒毛细胞释放的凝血活素或纤维蛋白溶酶，随着胎盘剥离时间的延长而逐渐增加，使血液中纤维蛋白原被消耗而不断下降。由于纤溶的活动性增加，发生难以控制的致命性的大出血。

（2）麻醉前准备：做好麻醉前病情评估及准备工作。①大量输血：做好大量输血的准备工作。②凝血情况：已处于严重失血性休克时，尽量于短期内纠正。大量输血时，应注意有无凝血紊乱。③静脉通路：保证开放2条或3条静脉。必要时行深静脉内穿刺，或静脉切开，以便保证快速输入扩容及有创监测。

（3）麻醉选择：根据手术和失血的严重程度，选择既能保证母子安全，又能满足手术要求的麻醉方法。麻醉仍以硬膜外阻滞为主，如有下面情况可选全身麻醉或局部麻醉。①全身麻醉：同时切除子宫者选用，浅全身麻醉配合肌松药，快速或清醒气管内插管，控制呼吸，及时进行止血手术。氯胺酮0.5～1.0 mg/kg、维库溴铵0.08～0.1 mg/kg静脉推注，气管内插管，N_2O-O_2吸入维持；②局部麻醉：产妇已处于严重失血性休克，又在短期内难以纠正者，应在积极快速补充血容量的同时，快速采用局部麻醉配合小量镇静镇痛药，边抗休克边行手术止血。若施行插管者，麻醉过程应用面罩吸氧，以减轻由低血压导致的缺氧性损害。在手术过程中，尽量输入新鲜的血液或血小板等成分输血，在凝血机制的化验检查帮助下，应用抗纤溶的药物，如对羧基苄胺100～200 mg，或巴曲酶2 kU/次，静脉注射。给予适量的激素和葡萄糖酸钙。

6. 妊娠期高血压疾病孕产妇剖宫产的麻醉　妊娠期高血压疾病孕产妇的剖宫产麻醉属于高危麻醉。妊娠期高血压疾病是妊娠期常见并发症，主要分为妊娠期高血压、子痫前期、子痫、慢性高血压、慢性高血压并发子痫前期。重度子痫前期是妊娠期高血压的严重阶段，是导致孕产妇及围产儿病死率增高的重要原因之一。对妊娠期高血压疾病孕产妇行剖宫产麻醉，其关键点是在保障麻醉效果和安全的前提下，最大限度地减少创伤性应激反应，以防止过度刺激引起孕产妇抽搐，要求完善麻醉管理，做到安全、合理、及时、有效、可控。

（1）麻醉选择：根据孕产妇相关器官受损的情况而定，综合考虑妊娠期高血压疾病的病理生理改变及母婴安全。

1）无凝血功能异常、弥散性血管内凝血（DIC）、休克和昏迷的孕产妇首选连续椎管内麻醉。

2）有休克、DIC、昏迷、抽搐、凝血功能异常、HELLP综合征的孕产妇，考虑选择全身麻醉。

（2）麻醉管理

1）术前全面评估妊娠期高血压疾病的严重程度，完善相关检查。

2）术前孕产妇可能已限制食盐摄入和液体输入，且可能行利尿治疗，故麻醉前往往存在不同程度的脱水、低钠血症和低血容量。

3）围术期麻醉管理应选择合理的麻醉方式，严格控制药物使用剂量，应用目标导向液体输注策略，适当使用血管活性药物，完善多模式术后镇痛，力求平稳，尽量减轻创伤性应激反应。

4）重度子痫前期或子痫时，孕产妇术前、术中或术后容易发生心肾功能不全、肺水肿、脑出血、凝血功能障碍甚至DIC，麻醉医师应密切关注病情，术中酌情采取解痉、降压、扩容、脱水和其他相应的对症处理措施。麻醉后的目标血压：孕产妇未并发器官功能损伤，酌情将收缩压控制在130～155mmHg，舒张压控制在80～105mmHg；孕产妇并发器官功能损伤，则收缩压应控制在130～139mmHg，舒张压应控制在80～89mmHg；血压不可低于130/80mmHg，以保证子宫胎盘血流灌注。做好新生儿抢救准备。

5）HELLP综合征孕产妇的麻醉用药应选择起效快、持续时间短、不经过肝肾代谢、对母婴影响小的药物，并给予动静脉置管，注意纠正凝血异常与血容量不足，注意围术期应用镁剂与肌松剂的相互影响。

6）抽搐发作时可用硫酸镁治疗，硫酸镁治疗抽搐的有效剂量为血清镁离子浓度达1.8～3.0mmoL/L，血清镁离子浓度大于3.5mmol/L时即可出现中毒症状，会产生呼吸抑制甚至心搏骤停，应监测孕产妇心脏功能。

7）围麻醉期加强监护，包括中心静脉压、心电图、血氧饱和度、血常规、尿常规、尿量、无创动脉血压、肝肾功能、凝血功能、血气分析、电解质，及时发现并处理问题。有条件者应常规进行动脉穿刺置管，实时、动态监测血流动力学。

第九节　产科出血的液体复苏

产科出血是孕产妇在孕期、产时和产后发生的出血，有为数众多的孕产妇因失血过多导致重度贫血及失血性休克，需要紧急输血，甚至切除子宫治疗。出血的主要原因为：剖宫产术后的瘢痕妊娠、前置胎盘、胎盘植入、宫缩乏力、子宫损伤以及延迟性产后出血（分娩24小时后出血）等。其主要表现为孕产妇的间断性或持续的阴道出血、失血性贫血、失血性休克等。产后出血，因其出血量大、速度快、非常凶险，严重危及孕产妇的生命安全。

一、诊断要点

1. 病史

（1）早孕期间，有停经史，有阴道出血、腹痛或腰痛病史，考虑异位妊娠、先兆流产；如出血量多考虑不全部流产、稽留流产、葡萄胎等。

（2）中、晚孕期间，无明显诱因有无痛性阴道出血（甚至在睡眠中），可反复发生，首先考虑前置胎盘；其次为阴道炎、泌尿系感染、痔疮、尖锐湿疣、宫颈糜烂、宫颈息肉、宫颈癌、阴道肿瘤等。

（3）出血发生前如有外伤史、性交史、手术、阴道内用药等考虑损伤造成的出血。

（4）出血前并发外伤史、粗暴性交、重度妊娠期高血压疾病、多胎妊娠、羊水过多而突然胎膜破裂者，注意胎盘早剥。

（5）胎儿分娩后出血多考虑宫缩乏力、产道裂伤、胎盘残留、产后出血、凝血功能障碍、休克、羊水栓塞、DIC。

（6）腹腔内出血伴产程过程中有头盆不称、胎位不正、产道狭窄、分娩梗阻、宫缩过强、分娩进展过快等，考虑子宫破裂。

（7）产褥期出血考虑子宫复旧不良，胎盘、胎膜残留，子宫切口愈合不良等。

（8）妊娠合并恶性肿瘤、血液病、严重肝肾疾病等疾病史，有阴道出血先考虑全身疾病因素。

2．临床表现

（1）由外阴、阴道、宫颈病变引起的出血在妊娠早期即可开始持续至妊娠中晚期。

（2）有停经，阴道出血量少伴轻微腹胀或腰酸，考虑先兆流产、稽留流产；出血量多，有血块大于月经量，甚至休克，考虑难免流产、不全流产、葡萄胎。

（3）孕12周前的早期流产，先阴道流血而后出现腹痛；孕12周后的晚期流产先阵发性腹痛，而后出现阴道流血。

（4）中、晚孕期间，出血不多或无外出血，但出现贫血、晕厥或休克时要考虑由内出血存在；突然大量的内、外出血提示组织创面大，有大血管损伤或脏器破裂，如胎盘早剥及子宫破裂。

（5）产程中有病理缩复环加重，产妇感撕裂样疼痛，胎心变化或消失，可失血过多休克，考虑子宫破裂。

（6）反复无痛性阴道出血考虑前置胎盘，可成贫血貌，急性大出血可致休克。

（7）产后出血呈间歇性，时多时少，有血凝块，按压宫底有大量出血考虑宫缩乏力；胎儿娩出后出血持续不断，色鲜红能自凝，考虑产道裂伤；胎盘剥离或软产道有裂伤时，全身不同部位出血，子宫大量出血或少量持续不断出血，血液不凝，不易止血考虑凝血功能障碍。

（8）产褥期长期反复出血，或突然大出血考虑晚期产后出血。

3．体征

（1）有停经，阴道出血、阵发性下腹痛或腰背痛，无妊娠物排出，宫口未开，胎膜未破，子宫大小与停经月份相符，考虑先兆流产；阴道出血增多，出血加剧，宫颈口扩张，有时可见胚胎组织或胎囊堵塞与宫颈管内，为难免流产；继续发展，部分妊娠物排除宫腔，且部分残留于子宫腔内或嵌顿与宫颈管处，或胎儿排除后胎盘滞留宫腔或嵌顿于宫颈管口，导致大量出血，甚至发生休克。

（2）出血量大伴子宫较妊娠月份大，部分患者宫旁可触及囊性包块，考虑葡萄胎。

（3）胎先露高浮，子宫血管杂音位置较低，伴反复无痛性阴道出血考虑前置胎盘。

（4）出血伴有腹痛、压痛、宫底升高、子宫强直性收缩，腹壁呈板状，考虑胎盘早剥。

（5）分娩时，出现病理缩复环，胎心消失，血尿、腹膜刺激征、腹腔内出血、休克，考虑子宫破裂。

（6）产后出血宫底较高，子宫松软如袋状，甚至子宫轮廓不清，摸不到宫底，按摩推压宫底后有积血流出考虑宫缩乏力；检查产道发现裂伤及出血部位，为产道裂伤。

（7）产褥期阴道出血伴随腹痛、压痛考虑胎盘胎膜残留伴感染或子宫切口裂开；有腹部包块考虑血肿形成；包块伴血尿考虑子宫病变侵及膀胱或膀胱受压，并除外泌尿道感染。

二、救治原则

1. 一般处理　在寻找产后出血原因的同时需要进行一般处理。包括向有经验的助产士、产科医师、麻醉医师及重症医学医师等求助；交叉配血，通知检验科和血库做好准备；建立双静脉通道，积极补充血容量；保持气道通畅，必要时给氧；监测生命体征和出血量，留置尿管，记录尿量；进行基础的实验室检查（血常规、凝血功能及肝肾功等）并动态监测。

2. 特殊治疗

（1）对阴道、宫颈病变（阴道肿瘤、宫颈癌、宫颈手术后创面出血等）用棉球、纱布等压迫止血。

（2）对难免流产、不全流产、产后胎盘胎膜残留、葡萄胎患者行清宫术。

（3）对裂伤部位清创、缝合。

（4）对长期出血患者防感染治疗。

（5）对异位妊娠、葡萄胎黄素囊肿扭转破裂、子宫破裂、胎盘早剥患者及前置胎盘大出血者做好手术、输血及资金准备。

（6）对前置胎盘出血停止等可以继续妊娠者做好保胎治疗。

（7）对产后出血患者查明病因，对症处理。转运途中，吸氧、心电监护，严密观察胎心、神志、血压、呼吸状况。

三、失血性休克的液体复苏

1. 晶体液　液体复苏治疗常用的晶体液为生理盐水和乳酸林格液。在一般情况下，输注晶体液后会进行血管内外再分布，约有25%存留在血管内，而其余75%则分布于血管外间隙。因此，低血容量休克时若以大量晶体液进行复苏，可以引起血浆蛋白的稀释以及胶体渗透压的下降，同时出现组织水肿。另外，生理盐水的特点是等渗，但含氯高，大量输注可引起高氯性代谢性酸中毒；乳酸林格液的特点在于电解质组成接近生理，含有少量的乳酸。一般情况下，其所含乳酸可在肝脏迅速代谢，大量输注乳酸林格液应该考虑到其对血乳酸水平的影响。

2. 胶体液　目前有很多不同的胶体液可供选择，包括清蛋白、羟乙基淀粉、明胶、右旋糖酐和血浆。临床上低血容量休克复苏治疗中应用的胶体液主要有羟乙基淀粉和清蛋白。羟乙基淀粉（HES）是人工合成的胶体溶液，不同类型制剂的主要成分是不同分子量的支链淀粉，最常用为 6% 的氯化钠溶液，其渗透压约为 $300\,mOsm/L$。输注 1 升羟乙基淀粉能够使循环容量增加 $700 \sim 1\,000\,mL$。天然淀粉会被内源性的淀粉酶快速水解，而羟乙基化可以减缓这一过程，使其扩容效应能维持较长时间。羟乙基淀粉在体内主要经肾清除，分子质量越小，取代级越低，其肾清除越快。有研究表明，HES 平均分子质量越大，取代程度越高，在血管内的停留时间越长，扩容强度越高，但是其对肾功能及凝血系统的影响也就越大。在使用安全性方面，应关注对肾功能的影响、对凝血的影响以及可能的过敏反应，并且具有一定的剂量相关性。目前临床应用的人工胶体还包括明胶和右旋糖酐，都可以达到容量复苏的目的。由于理化性质以及生理学特性不同，他们与羟乙基淀粉的扩容强度和维持时间略有差距，而在应用安全性方面，关注点是一致的。清蛋白是一种天然的血浆蛋白质，在正常人体构成了血浆胶体渗透压的 75% ~ 80%。目前，人血清蛋白制剂有 4%、5%、10%、20% 和 25% 几种浓度。作为天然胶体，清蛋白构成正常血浆中维持容量与胶体渗透压的主要成分，因此在容量复苏过程中常被选择用于液体复苏。但清蛋白价格昂贵，并有传播血源性疾病的潜在风险。

3. 复苏治疗时液体的选择　胶体溶液和晶体溶液的主要区别在于胶体溶液具有一定的胶体渗透压，胶体溶液和晶体溶液的体内分布也明显不同。研究表明，应用晶体液和胶体液滴定复苏达到同样水平的充盈压时，它们都可以同等程度的恢复组织灌注。多个荟萃分析表明，对于创伤、烧伤和手术后的患者，各种胶体溶液和晶体溶液复苏治疗并未显示对患者病死率的不同影响。其中，分析显示，尽管晶体液复苏所需的容量明显高于胶体液，两者在肺水肿发生率、住院时间和 28 天病死率方面差异均无显著意义。现有的几种胶体溶液在物理化学性质、血浆半衰期等方面均有所不同。截止到目前，对于低血容量休克患者液体复苏时不同人工胶体溶液的选择尚缺乏大规模的相关临床研究。目前，尚无足够的证据表明晶体液与胶体液用于低血容量休克液体复苏的疗效与安全性方面有明显差异。

4. 复苏液体的输注

（1）静脉通路的重要性：低血容量休克时进行液体复苏刻不容缓，输液的速度应快到足以迅速补充丢失液体，以改善组织灌注。因此，在紧急容量复苏时必须迅速建立有效的静脉通路。中心静脉导管以及肺动脉导管的放置和使用应在不影响容量复苏的前提下进行。为保证液体复苏速度，必须尽快建立有效静脉通路。

（2）容量负荷试验：一般认为，容量负荷试验的目的在于分析与判断输液时的容量负荷与心血管反应的状态，以达到既可以快速纠正已存在的容量缺失，又尽量减少容量过度负荷的风险和可能的心血管不良反应。容量负荷试验包括以下四方面：液体的选择、输液速度的选择、时机和目标的选择和安全性限制。后两条可简单归纳为机体对容量负荷的反应性和耐受性，对于低血容量休克血流动力学状态不稳定的患者应该积极使用容量负荷试验。

第十节　多胎妊娠相关合并症

一、双胎妊娠合并妊娠期糖尿病

近些年随着人们生活方式的改变、生育年龄的推后，妊娠期糖尿病的发病率也呈现升高趋势，妊娠期糖尿病不仅会增加母儿的围生期并发症，如羊水过多、产后出血、早产、感染、巨大儿、新生儿低血糖、新生儿呼吸窘迫综合征、新生儿高胆红素血症等，也增加了母儿的远期并发症，已有证据表明妊娠期糖尿病的高发生率增加成人及后代2型糖尿病、肥胖、心血管系统疾病的发病率。随着国家二胎政策的放开，我国高龄产妇的增多及辅助生殖技术的发展，近几年双胎妊娠的发生率逐年增高。已有研究证明，双胎妊娠是妊娠期糖尿病发生的独立危险因素。但是国内外目前关于妊娠期糖尿病的研究多数集中在单胎妊娠，关于双胎妊娠妊娠期糖尿病的研究相对较少，关于双胎妊娠期糖尿病的早期预测国内外更是少见报道。

1. 妊娠期糖尿病在双胎妊娠中的发病情况　妊娠期糖尿病指妊娠期发生的糖代谢异常，不包括妊娠期首次发现且血糖升高已经达到糖尿病诊断标准的孕妇。基于"高血糖与不良妊娠结局（HAPO）"的研究结果，国际妊娠合并糖尿病研究组（IADPSG）在2010年提出了妊娠期糖尿病诊断的新标准，随后世界卫生组织建议广泛应用该诊断标准。目前，我国主要采用IADPSG推荐的诊断标准，但某些国家和地区依然采用的是传统的"两步法"标准。

由于双胎妊娠孕妇的年龄、胎盘面积及孕期体重增长均较单胎妊娠高，故双胎妊娠较单胎妊娠发生妊娠期糖尿病的风险高。美国学者Rauh-Hain等的研究发现，双胎妊娠发生妊娠期糖尿病的风险是单胎妊娠的2倍（OR = 2.2，95% CI 1.4 ~ 3.6）。由于诊断标准和人群的不同，妊娠期糖尿病在双胎妊娠中的发病率各文献报道不一致。McGrath

等发表的一篇 Meta 分析表明，妊娠期糖尿病在双胎妊娠中的发病率为 3.2% ~ 21.5%，平均发病率为 8.7%，该研究包括发表日期在 2000 年至 2016 年 2 月的 13 篇英文文章，其中 6 篇研究来自欧洲、4 篇来自北美洲、3 篇分别来自以色列、澳大利亚和韩国。关于我国双胎妊娠妊娠期糖尿病的发病率，根据 Su 等对 2013 年北京 15 家医院的系统抽样调查，妊娠期糖尿病在多胎妊娠中的发病率为 23.7%，显著高于单胎妊娠中的 19.6%（$P = 0.01$）。

2. 双胎妊娠妊娠期糖尿病的筛查及诊断　双胎孕妇妊娠期糖尿病的筛查与诊断是否与单胎孕妇相同，国内外的多名学者对此进行了研究。目前我国主要采用 IADPSG 推荐的诊断标准。基于国内的一项研究，IADPSG 比"两步法"更适用于双胎孕妇。该研究采用回顾性的研究方法，2007—2011 年期间使用"两步法"进行妊娠期糖尿病的筛查：若 50 g GCT ≥ 7.8 mmol/L，再进行 100 g OGTT（Carpenter-Coustan 标准），2012—2013 年使用的是 IADPSG 标准。该研究纳入 1461 例双胎孕妇，其中 643 名使用的是 IADPSG 标准，818 名采用的是"两步法"。妊娠期糖尿病在 IADPSG 组的发病率为 20.4%，在"两步法"组的发病率为 7.0%，经校正，采用 IADPSG 标准妊娠期糖尿病的发病风险是"两步法"的 3.22 倍。非妊娠期糖尿病的双胎孕妇中子痫前期的发病率 IADPSG 组比"两步法"组低（11.5% VS 17.1%，OR = 0.62；95% CI = 0.44 ~ 0.87，$P = 0.006$），新生儿重症监护病房（NICU）的入住率 IADPSG 组比"两步法"组低（33.9% VS 39.8%，OR = 0.69，95% CI 0.55 ~ 0.88，$P = 0.003$）。在患妊娠期糖尿病的双胎孕妇中，早产、新生儿死亡、剖宫产、新生儿 NICU 的入住率、呼吸窘迫综合征（RDS）、低氧血症、小于胎龄儿（SGA）、大于胎龄儿（LGA）的发病率在 IADPSG 组和"两步法"组都没有统计学差异。该研究表明，IADPSG 标准比"两步法"可以更好地将高危孕妇筛选出来，从而进行更严格的孕期管理，改善围产结局。

上述研究表明，妊娠期糖尿病的筛查阈值在单双胎妊娠中是有差异的，我国现行的 IADPSG 标准使双胎孕妇妊娠期糖尿病的发病率较"两步法"增加 3 倍，但更为严格的 IADPSG 标准可以将更多潜在的高危孕妇筛选出来，通过严格的孕期管理改善其围产结局。迫切需要证据级别更高的临床研究确定双胎孕妇最佳的 IADPSG 诊断阈值，使双胎妊娠妊娠期糖尿病的孕妇及其子代获得最大的受益，同时避免对双胎妊娠孕妇的过度诊断和过度治疗。

3. 双胎妊娠期糖尿病孕妇的血糖控制　对妊娠期糖尿病患者进行血糖管理可以改善围产结局的研究纳入的为单胎孕妇或者仅包含小部分双胎孕妇，并且没有按照单双胎进行分组，所以对双胎妊娠妊娠期糖尿病患者进行严格的血糖管理是否有益尚无定论，也没有参考标准。美国的 Fox 等回顾性分析了 66 例双胎妊娠期糖尿病孕妇，双胎新生儿出生体重参考单胎标准。研究发现，妊娠期糖尿病 A2 双胎小胎儿的出生体重高于妊娠期糖尿病 A1 $[（2438±428）g VS（2184±519）g，（P = 0.040）]$，但在 SGA 的发生率方面无统计学差异，双胎妊娠期糖尿病孕妇的血糖控制情况与子痫前期的发病风险没有明显的关系，严格的血糖控制会增加双胎妊娠 SGA 的风险。该研究只说明了 SGA 的定义为新生儿出生体重小于相应胎龄的第 10 百分位数，但没有说明具体的体重参考标准。所以，该研究认为双胎孕妇妊娠期糖尿病的筛查、诊断及管理策略需重新设定，不能完全参照单胎妊娠妊娠期糖尿病的诊治标准。西班牙的 Guillén-Sacoto 等发表的一项回顾性研究，纳入双胎妊娠期糖尿病孕妇 120 例，单胎妊娠期糖尿病孕妇 240 例，对血糖控制情况与新生儿围产结局的关系进行了比较。该研究人群妊娠期糖尿病的诊断标准采用的是"两步法"（先进行 50g GCT，若 ≥ 140mg/dl，则进行 100g OGTT），诊断采用的是美国国家糖尿病资料组（NDDG）标准。该研究发现单胎妊娠期糖尿病孕妇 OGTT 时的空腹血糖、晚孕期糖化血红蛋白（HbA1c）的水平和新生儿出生体重指数呈线性正相关，但在双胎妊娠期糖尿病孕妇中没有观察到这一情况。这一现象表明对于双胎妊娠的围产儿结局—新生儿出生体重的管理，孕期的血糖控制目标可能与单胎妊娠不同。

以上研究均表明双胎妊娠妊娠期糖尿病的血糖管理策略不能完全参照单胎妊娠妊娠期糖尿病标准，目前尚无针对双胎妊娠妊娠期糖尿病血糖控制水平与母儿近远期结局的大规模研究。严格控制双胎妊娠期糖尿病孕妇的血糖水平是否可以改善围产结局，以及妊娠期糖尿病对双胎子代的远期影响是急需解决的临床问题。

综上所述，关于双胎妊娠妊娠期糖尿病急需解决的问题有如下几个方面：①双胎妊娠妊娠期糖尿病的最佳筛查和诊断界值，筛选出高危人群同时避免对低危人群的过度诊治；②制订合适的血糖管理策略，改善围产结局；③妊娠期糖尿病干预对双胎妊娠子代的远期影响。

4．双胎妊娠期糖尿病的早期预测　疾病的预防大于治疗，目前妊娠期糖尿病的诊断多数是通过妊娠 24 ~ 28 周进行 75g OGTT 进行诊断，如果能在妊娠早期对妊娠期糖尿病进行预测，便可以更好地指导高危孕妇早孕期进行营养运动管理以降低不良围产结局。已有研究表明，早孕期 FPG 可作为预测单胎妊娠妊娠期糖尿病发生的有效指标。孕妇年龄、孕前体质量指数、PCOS 病史、早孕 FPG 水平均为双胎妊娠期糖尿病发生的独立危险因素；对于高龄、超重、既往 PCOS 病史、早孕期 FPG 水平偏高的双胎孕妇应在孕早期进行健康宣教、营养管理、运动指导。早孕期 FPG、TG 可作为早期预测双胎妊娠期糖尿病发生的指标，结合临床特征可以增加早期预测价值。对于双胎妊娠期糖尿病的研究尚需要进一步多中心、大样本、前瞻性的研究进行探索。

5．妊娠期糖尿病对双胎孕妇围产结局的影响　妊娠期糖尿病是最常见的妊娠并发症之一，对母儿近远期的健康有着深远的影响。对于母体而言，妊娠期糖尿病会使子痫前期、剖宫产的风险增加，同时会增加产后 2 型糖尿病的风险，据估计，高达 70% 的妊娠期糖尿病孕妇会在妊娠后的 22 ～ 28 年的时间里发展为 2 型糖尿病。对于子代而言，妊娠期糖尿病会增加巨大儿、新生儿低血糖、高胆红素血症、肩难产、产伤的风险。另有研究表明，胎儿时期的宫内高血糖暴露可导致童年和成年时期的肥胖和糖尿病，且宫内高血糖暴露是糖尿病除外肥胖和遗传易感性的独立危险因素。随着对妊娠期糖尿病研究的深入，对于其认识和管理水平也逐渐提高。然而，绝大部分的研究均是围绕着单胎孕妇展开，有关双胎妊娠和妊娠期糖尿病关系的研究相对较少，尤其是证据级别较高的研究以及妊娠期糖尿病对双胎孕妇子代远期的影响。

关于妊娠期糖尿病对双胎妊娠围产结局的影响，各研究之间结果并不一致。Foeller 等统计分析了美国 2006—2009 年分娩的 16 000 余例双胎妊娠期糖尿病孕妇和 25 万余例正常双胎孕妇，双胎妊娠期糖尿病的发病率为 5.82%，双胎妊娠期糖尿病孕妇新生儿 5 分钟 Apgar 评分 < 4 分、孕 32 周之前的早产、SGA、新生儿死亡率分别是正常双胎孕妇的 0.8 倍、0.72 倍、0.84 倍、0.84 倍，妊娠期糖尿病是双胎妊娠的"保护因素"，与目前已知的妊娠期糖尿病对单胎妊娠的不良妊娠影响相反。而加拿大的一篇回顾性研究表明妊娠期糖尿病增加双胎孕妇子痫前期、剖宫产、LGA 的发生风险（OR = 1.54、1.57、1.63），该研究包括 405 例双胎妊娠期糖尿病孕妇和 5 097 例正常双胎孕妇。一篇 Meta 分析表明双胎孕妇的分娩孕周在妊娠期糖尿病组和正常组无差异，妊娠期糖尿病组新生儿 NICU 的入住率较高，新生儿 LGA、SGA、RDS、低血糖、5 分钟 Apgar < 7 分的发生率两组间无统计学差异。该研究表明双胎孕妇妊娠期糖尿病的诊断和治疗与新生儿严重的不良围产结局无关。我国的两篇研究亦表明妊娠期糖尿病不增加双胎妊娠的不良围产结局。而 Hiersch 等的研究，强调妊娠期糖尿病依然会增加双胎妊娠的某些不良妊娠结局，包括 LGA（RR = 2.53），该研究纳入的双胎孕妇 3 901 例，其中并发妊娠期糖尿病的孕妇 326 例。以上研究中，LGA、SGA 的定义各不相同，部分研究单双胎的新生儿体重均参考单胎标准，而有的研究单双胎分别参考不同的体重标准。妊娠期糖尿病对单双胎妊娠结局的不同影响，可能与单双胎妊娠的能量需求、血糖控制目标不同有关。

6. 妊娠期糖尿病的管理　通过对合并有妊娠期糖尿病的双胎妊娠孕妇及时进行更为严格的血糖管理，有助于控制病情进展，减少不良围产结局，具体方法如下：①饮食方面：孕妇需注意每日热量摄入，可按体质量为参考计算热量摄入。对于主食应该多选粗粮，如无糖粗燕麦片、杂粮馒头、杂粮花卷等；对于蔬菜应该多选取富含纤维素的新鲜蔬菜，如竹笋、芥蓝菜、韭菜等；对于肉类应该选取鸡胸肉或瘦肉，如经过特殊烹饪方法处理的白斩鸡、卤猪排、白切肉等；对于水果应该多选择低糖水果，如柠檬、青桃、橙子、杏等，但注意每次食用量不可超过 100 g。此外，还需要对孕妇适当补充微量元素、叶酸等物质，保证机体营养均衡；②运动方面：孕妇需要结合自身身体状况展开合理锻炼，避免过度劳累。运动方式主要以漫步、瑜伽、太极等舒缓类有氧运动为主，以此加快体内葡萄糖代谢，有效控制血糖水平；③血糖监测：孕妇需在每日清晨、三餐后 2 小时以及睡前分别进行血糖监测，并将血糖结果进行记录，若血糖较高者需要按及时给予药物治疗；④在药物治疗方面：皮下小剂量注射胰岛素常作为首选，可提升机体胰岛素水平，加速葡萄糖的利用，控制血糖水平，延缓病情进展。具体注射量需要根据孕妇的具体病情决定。同时严格按照医嘱、定时定量进行治疗，保障用药安全。经过上述管理在一定程度上可减少不良围产结局风险。

7. 妊娠期糖尿病围生期及手术期的管理

（1）阴道分娩

1）对于阴道分娩者，应制订产程中分娩计划，计划如下：①减少产妇体力消耗，总产程 < 12 小时，不超过 16 小时。保证能量供应，给予中和量胰岛素，每 1 ~ 2 小时测量血糖及尿酮体，维持血糖在 4.4 ~ 6.7 mmol/L，避免尿酮体的出现；血糖升高时检查尿酮体的变化，根据血糖和尿酮体水平，调整静脉点滴胰岛素的用量；②避免创伤性难产手术；③注意产后出血，预防感染。

2）产程中应用胰岛素的注意事项对于使用胰岛素治疗的妊娠合并糖尿病（DM）或妊娠期糖尿病 A2 的产妇，在引产当天应停用早餐前的中效胰岛素；如果引产当日能够正常进食早餐，则早餐前短效胰岛素仍应坚持原用量，并在临产后，停用所有皮下注射的胰岛素。可选用静脉滴注小剂量胰岛素，根据血糖水平随时调整胰岛素用量，防止低血糖和酮症的发生。

3）产程中可能出现的糖代谢异常

A. 低血糖：产程中产妇体力消耗大，而进食量往往偏少，容易引起低血糖。临床可表现为面色苍白、头晕、冷汗、心慌、颤抖等症状，严重者会出现精神异常甚至昏迷。一旦出现典型低血糖症状或怀疑低血糖时，及时测定血糖，如果血糖 3.3 mmol/L 即可诊断。及时增加食物摄入，检查尿中是否有酮体，并开放静脉点滴 5% 葡萄糖注射液或糖盐水，动态监测自觉症状、血糖和尿酮体水平。

B. 酮症：临产后宫缩的疼痛、过度焦虑紧张加上入量不足和手术刺激等可能诱发酮症。

如果患者在产程中出现恶心、呕吐、乏力、头晕、头痛等症状时，应想到酮症存在的可能性。化验尿酮体阳性时，应同时查血糖值，以鉴别是饥饿性酮症还是血糖高、胰岛素不足所造成的高血糖酮症。

高血糖酮症：血糖 = 13.9 mmol/L（250 mg/dl）提示高血糖酮症，将胰岛素加入生理盐水以 4 ~ 6 U/h 的速度持续静脉点滴。

饥饿酮症：血糖 < 13.9 mmol/L（250 mg/dl）提示饥饿性酮症，此时应用 5% 葡萄糖注射液或糖盐水加入胰岛素（按 2 ~ 3 g 葡萄糖加入 1 U 胰岛素）持续点滴；每 1 ~ 2 小时测血糖及尿酮体，待酮体转阴后，根据血糖监测结果决定胰岛素的应用剂量。积极补液的同时，应注意血钾的监测，及时补充钾。严重的酮症患者，应检查血气，以明确是否存在酮症酸中毒（DKA）。DKA 所致的胎儿窘迫随着酸中毒纠正可恢复，所以出现胎儿窘迫并不需要立即终止妊娠，而应在宫内复苏。当酸中毒不能被及时纠正或灭酮纠酸后胎儿窘迫持续存在时，应尽早结束妊娠，以防胎死宫内。

（2）剖宫产

1）术前进行评估：判断患者妊娠期间血糖控制是否满意，是否有母儿并发症发生。因妊娠期糖尿病患者较正常孕妇的血脂水平有显著升高，应注意因高脂血症而增加的心血管事件的发生风险，同时注意患者的肾功能。

2）关于胰岛素的使用：择期剖宫产者，手术日应停用所有皮下注射的胰岛素。术前因为麻醉的需要至少禁食、水 8 小时，故术前一日 10：00 pm 的中效胰岛素应情减量 1/3 ~ 1/2，并在临睡前适当加餐，以避免夜间和晨起低血糖的发生。手术日常规检查空腹血糖和尿酮体，一旦出现饥饿性酮症，应立即开放静脉补充葡萄糖，待酮症纠正后进行手术。

3）术中麻醉及静脉输液：剖宫产术中采用的硬膜外麻醉（或与腰麻的联合麻醉）对血流动力学影响较小，且不易引起交感神经过度活动，适用于妊娠期糖尿病患者。但术中有时会出现不可预料且明显的急性低血压，需静脉快速输注生理盐水以保持容量充足。同时要保证能量的供应和预防产后出血的发生，所以妊娠期糖尿病患者剖宫产术中应常规开放两条静脉通道，其一需要持续静滴葡萄糖，并加入中和量的胰岛素，每 1 ~ 2 小时检测血糖及尿酮体，根据结果调整胰岛素的用量，应维持血糖在 4.4 ~ 6.7 mmol/L。一旦出现低血糖和酮症，处理原则同产程处理。术中应积极预防产后出血的发生，注意能量的补充和宫缩剂的及早使用。

二、双胎妊娠合并妊娠期高血压

1. 双胎妊娠与单胎妊娠合并妊娠期高血压疾病的发病率　有关于妊娠期高血压疾病的发病率研究，国内外数据参差不齐。美国妊娠高血压综合征（HDP）的发病率大约 3.4%，日本发病率为 1.9%。妊娠期高血压疾病的发生率与孕妇年龄分布、地域分布及初产妇比例而有所不同。法国的一项 CONCEPTION 研究，收集了 2010—2018 年孕妇，妊娠高血压综合征的发病率为 7.4%，其中子痫前期为 2.0%。南亚的尼泊尔国最新报道中所显示妊娠高血压综合征发病率为 6.56%，其中子痫发病率为 2.6%。我国妊娠期高血压发病率与子痫前期发病率比较，为 6% 和 4.6%。我国属于发展中国家，社会观念改变及计划生育开放三胎，高龄者及晚婚晚育者居多，发病率较高。美国双胎妊娠中妊娠高血压综合征的发病率为 12.7%，国内双胎妊娠高血压综合征发病率为 15.9% ~ 16.3%。

2. 双胎妊娠与妊娠期高血压疾病的发生

（1）妊娠期高血压疾病发生的高危因素：目前，妊娠期高血压疾病发生的高危因素包括初产妇、多胎妊娠、孕妇年龄过小（＜18 岁）或高龄（≥ 40 岁）、子痫前期病史及家族史、慢性高血压、慢性肾脏病、抗磷脂抗体阳性、血栓疾病史、体外受精胚胎移植受孕、糖尿病、肥胖、营养不良、社会经济状况低下。

双胎妊娠期高血压疾病发生率高，其发生机制主要与子宫迅速增大，子宫及胎盘缺血有关，易发展成子痫，出现胎盘早剥、胎死宫内等严重并发症，胎儿宫内生长迟缓发生率高，并造成低体重儿，严重影响母儿预后。有研究证实与自然受孕的单胎相比，应用 IVF-ET 技术的新生儿会增加不良围生期结局，包括早产、低出生体重及远期高血压，孕产妇妊娠糖尿病和前置胎盘发生同样增加，并且可能会影响胚胎质量。在 IVF-ET 技术飞速发展的同时，其引起的严重不良反应不应忽视，对于 IVF-ET 技术的双胎人群更应加强监管及并发症的预防。

（2）双胎妊娠：循环血容量负担重，腹压明显增加，营养需求高，易产生贫血、低蛋白血症等营养不良情况，且妊娠期高血压疾病的发生风险明显增加，当合并 IVF-ET 时会进一步加重母儿病情，合并并发症严重，危及母儿生命的危险性会更高。美国妇产科医师学会报道双胎妊娠女性较单胎女性发展为子痫前期的风险增加 2 ~ 3 倍，妊娠期高血压疾病在双胎妊娠中的发病率为 15% ~ 35%。且初产多胎妊娠发生妊娠期高血压疾病的可能性是经产单胎的 14 倍。双胎并发子痫前期时发生早产、胎膜早破、前置胎盘、瘢痕子宫、妊娠合并症及并发症等的风险更高。双胎妊娠时新生儿死亡率及低出生体重儿存活儿远期致残率均高于单胎妊娠。

研究发现双胎合并妊娠期高血压疾病较单胎妊娠更易出现早发型子痫前期或者从妊娠期高血压进展为子痫前期，双胎妊娠合并妊娠期高血压疾病分娩孕周较早，住院天数长，对母儿的影响严重。

3. 妊娠期高血压疾病单双胎产妇母儿并发症

（1）母体并发症：妊娠期高血压疾病会引起全身小动脉痉挛，管腔狭窄，周围阻力增大，内皮细胞损伤，通透性增加，体液和蛋白质渗漏，对全身各脏器均产生严重影响，引起诸多严重并发症，如子痫、严重水肿、心功能不全、早产、胎儿生长受限等。妊娠期高血压疾病发生系统性母体内皮激活和（或）全身性母体炎症反应加重双胎患者病情。研究证实，与单胎合并妊娠期高血压疾病人群相比双胎合并妊娠期高血压疾病子痫前期、糖尿病发生率增加，胎盘早剥、胎儿生长受限等的发生率增加。当双胎并发子痫前期时妊娠合并症及并发症等的风险更高。

双胎合并妊娠期高血压疾病妊娠期低蛋白血症、严重水肿、心功能不全、产后出血发生率增加，分析原因可能因为，较单胎妊娠比较腹压明显增加，血容量明显增多，心脏负担重，易发生心功能不全和心力衰竭。双胎合并妊娠期高血压疾病易产生严重不良后果，应加强该人群产前检查次数及关注度，加强产前、产时、产后监护。

（2）围产儿并发症：研究证实双胎妊娠时，早产、围生儿畸形、选择性胎儿生长受限、低出生体重儿、出生缺陷、脑瘫及死胎的发生风险增高。与正常单胎妊娠相比，双胎并发子痫前期时低出生体重儿及小于胎龄儿发生风险增高。双胎妊娠合并妊娠期高血压选择性胎儿生长受限的发生率是12.2%，双胎血压正常组选择性胎儿生长受限发生率为8.5%，提示妊娠期高血压在一定程度上影响胎儿生长受限的发生。双胎合并妊娠期高血压疾病时，选择性胎儿生长受限发生率增加。有研究证实当双胎胎儿体重不一致≥18%时，围生期疾病发生风险增加至少两倍，且当分娩孕周越小双胎体重不一致的概率越大，同时剖宫产率也相应增加。应提高对双胎合并妊娠期高血压疾病产妇选择性胎儿生长受限的预防，降低母儿并发症，加强围生儿的监护，降低新生儿并发症发生风险。

妊娠期高血压疾病发生系统性母体内皮激活和（或）全身性母体炎症反应加重双胎患者病情，增加死胎死产的可能。对于小于26周重症患者，继续妊娠，母婴死亡风险高的，临床倾向终止妊娠，均是可能原因。且临床医生对双胎产妇态度谨慎，对于临床出现相关母儿不良预后征象时，均会向患者及家属告知相关并发症，加上高龄初产、IVF-ET技术应用以及珍贵儿的存在，会使患者家属倾向保守，及早结束妊娠，防止疾病及并发症加重。

4. 双胎合并妊娠期高血压疾病产妇的分娩方式选择　研究证实双胎合并妊娠期高血压女性受高血压危象或相关的高血压相关子宫胎盘功能不全的影响需要提前分娩的可能性增加，且择期剖宫产及阴道分娩可能性低，更易出现紧急情况下剖宫产。有研究认为，双胎合并妊娠期高血压疾病的患者剖宫产率、选择性胎儿生长受限率及新生儿ICU治疗率均增加。目前子痫前期最有效的治疗方式即结束妊娠。对于妊娠期高血压疾病的基本治疗是休息、镇静、解痉、预防抽搐、有指征的降压利尿、监测母儿情况、适时适式终止妊娠。指南中指出：对于出现无法控制的高血压、脑血管意外、子痫、胎盘早剥、DIC、胎死宫内，病情控制平稳后，立即终止妊娠。对于无剖宫产指征的孕妇，原则上应考虑阴道试产，如短时间内不能结束阴道分娩，病情有可能加重，应适当放宽剖宫产指征。有研究表明，无并发症的双胎妊娠，在妊娠24周以后双胎指标无明显异常，应保守治疗，不建议积极采取措施，分娩的时间和方式应根据产科因素和胎儿情况具体决定。目前高龄女性辅助生殖技术的应用使双胎妊娠及多胎妊娠增加，由此引起的妊娠期高血压、低出生体重儿及剖宫产率增加。且本研究双胎合并妊娠期高血压组的高龄初产率、IVF-ET技术应用率、早产率及低出生体重儿发生率均明显高于单胎合并妊娠其高血压疾病组，不除外病例组大龄初产患者对珍贵儿的态度谨慎且病情重，均是导致剖宫产率上升的原因。对于产后患者加强血压监护，进一步预防严重产后并发症非常重要。

三、双胎妊娠期肝内胆汁淤积症

妊娠期肝内胆汁淤积症是严重的妊娠期并发症，对产妇及胎儿均有较大的影响，可以导致胎儿宫内缺氧，引起胎儿窘迫、窒息甚至胎儿宫内死亡。双胎妊娠中，妊娠期肝内胆汁淤积症的发病率更高，研究显示，它对胎儿影响更大。因此，做好产前检查，早期诊断，选择合理的时间和方式终止妊娠以减少产妇及胎儿并发症非常重要。

妊娠期肝内胆汁淤积症是妊娠期严重的并发症，患者表现为皮肤黏膜黄染或皮肤瘙痒，血清总胆汁酸水平明显升高并伴有不同程度肝功能受损，妊娠结束后症状消失。妊娠期肝内胆汁淤积症的发病率较低，文献报道为1%～2%，在双胎妊娠中妊娠期肝内胆汁淤积症发病率明显升高。吴星光的研究中双胎妊娠肝内胆汁淤积症发病率约3.3%，高于总体发病率，但低于文献关于双胎妊娠肝内胆汁淤积症发病率的报道。

妊娠期肝内胆汁淤积症具体的发病机制尚不明确，可能与以下因素有关：①遗传因素：研究显示ABCB11基因、FIC1基因、FXR受体及多药耐药蛋白3等均有可能与妊娠期肝内胆汁淤积症的发生有关；②生殖激素：包括雌激素和孕激素等，其中雌激素影响最大，通过对Na^+-K^+-ATP酶的影响，它可以影响胆汁酸的合成、运输等，导致胆汁淤积；③环境因素：孕妇体内硒含量减少，机体抗氧化能力降低，自由基增多破坏肝细胞膜影响胆汁酸排泄功能。也有研究显示，妊娠期肝内胆汁淤积症与季节有关；④其他因素：包括丙型病毒性肝炎、肾盂肾炎等感染性疾病，抗生素等药物因素等。

双胎妊娠合并妊娠期肝内胆汁淤积症对产妇及胎儿均有较大影响。研究显示，双胎妊娠合并妊娠期肝内胆汁淤积症产妇妊娠高血压综合征发生率可增高一倍，且产后出血发生率及出血量均显著高于正常孕妇，与吴星光的研究结果相似。吴星光的研究中，观察组中发生胎儿窘迫、胎儿死亡的比例均高达 35% 以上，显著高于对照组，严重地影响了胎儿质量。妊娠期肝内胆汁淤积症患者及胎儿血液中胆汁酸浓度均明显升高，胆汁酸对机体有毒性作用，它可以影响胎盘功能，组织病理学显示患者胎盘内绒毛结节增生、细胞肿胀、间质水肿、胎盘绒毛间隙缩窄，且其增生及肿胀程度与患者病情程度具有相关性。研究还显示，高浓度的胆汁酸可以直接作用于胎盘血管，引起血管痉挛。上述因素共同作用下，患者胎盘血流灌注减少，其内血液的氧合作用降低，引起胎儿宫内缺氧。慢性宫内缺氧常导致羊水异常、胎儿窘迫及胎儿发育异常，严重的急性宫内缺氧可以导致胎死宫内或新生儿窒息。

妊娠期肝内胆汁淤积症易并发妊娠期高血压疾病，还与产后出血、胎儿窘迫甚至胎儿猝死关系密切。应加强母儿监测，适时终止妊娠，药物治疗与单胎无明显不同。一般推荐妊娠 35 周前每周 1 次无应激试验（NST），35～37 周入院观察直至分娩，轻型者可于妊娠 37 周胎肺成熟后终止妊娠，而重型者应于妊娠 35 周左右促胎肺成熟后剖宫产终止妊娠。

四、双胎妊娠期缺铁性贫血

1. 概述　缺铁性贫血（IDA）是双胎妊娠期常见的合并症之一，30%～45% 的双胎孕妇在孕晚期发生贫血。2016 年一项对中国 16 个省进行的横断面研究发现，妊娠妇女孕早期、中期、晚期的贫血患病率分别为 4.9%、16.6%、23.2%，其中多胎妊娠的贫血及 IDA 的患病率高达 28.7% 及 20.6%，均高于单胎妊娠。2022 年发表的回顾性队列研究发现，中国妊娠妇女贫血患病率为 17.78%，其中多胎妊娠的发生率高于单胎妊娠。中国妇幼保健协会双胎妊娠专业委员会 2020 年对全国不同地区的 32 家医疗单位的调研发现，双胎孕妇孕早期、中期、晚期贫血发生率分别为 8.5%、21.5%、29.3%。可见双胎妊娠期贫血发病率更高，双胎贫血问题更亟需被关注。"中国妇女发展纲要（2021—2030 年）"明确要求改善妇女营养状况，开展孕产妇营养监测和定期评估，预防和减少孕产妇 IDA。"健康中国行动（2019—2030 年）"提出合理膳食行动，到 2030 年孕妇贫血率低于 10%。中国妇幼保健工作者仍面临较大挑战。

缺铁引起的贫血通常经过铁储存耗尽、红细胞生成不足及 IDA 3 个阶段。在铁储存耗尽的第一阶段，骨髓、肝脏和脾脏中的铁储备逐渐耗竭，但血红蛋白仍可维持正常。在红细胞生成不足的第二阶段，红细胞生成速率降低，归因于骨髓铁供应不足。虽然血红蛋白仍可维持正常，但铁蛋白进一步降低。若进一步发展至 IDA 这个阶段，血红蛋白浓度和铁蛋白浓度均降低。双胎妊娠妇女的孕期血容量较单胎妊娠增加了 10%～20%，血浆和红细胞增长的失衡加重血液稀释，妊娠 20 周时的红细胞计数增加了 20% ~ 25%，对铁的需求是单胎妊娠的 1.8 倍。同时，双胎妊娠的母体组织重量较高，2 个胎儿的发育和能量消耗增加，能量需求更大，从而营养缺乏的风险增加。因而，双胎妊娠孕妇更易出现铁缺乏（ID）及 IDA。

双胎妊娠是妊娠期贫血及产后出血的高危因素，且妊娠期 IDA 与低出生体重、早产和围产儿死亡率的风险增加有关。目前临床研究已证明，血红蛋白浓度与不良妊娠结局（如低出生体重、新生儿死亡、流产、高血压疾病）呈 U 型关系。血红蛋白高于 130 g/L，可能增加妊娠期糖尿病、子痫前期、早产、低出生体重发生率，血红蛋高于 140 g/L 可能增加死产风险，而孕妇轻度贫血对孕产妇及胎儿可能起到保护作用。铁元素对胎儿及婴儿大脑的髓鞘形成、树突生成、神经递质功能以及神经元和神经胶质能量代谢等几个方面都是必不可少的，妊娠期母体铁缺乏可能会产生与婴幼儿认知、精神运动发育和功能相关的长期不良健康结果。但铁元素的过量摄入可能会影响胎盘灌注，导致子痫前期和早产，还可能激发炎症反应、增加脂质过氧化、引发糖尿病等问题。因此，孕期合理补铁是双胎妊娠孕期保健的重要问题。

2. 诊断和监测　尽管骨髓涂片铁染色后未见含铁血黄素颗粒仍为 IDA 诊断的金标准，但在临床中 IDA 的诊断常用血红蛋白（Hb）、血清铁蛋白（SF）、转铁蛋白饱和度（TSAT）、血细胞比容（HCT）等实验室指标。此外，双胎妊娠对叶酸和维生素的需求增加，因叶酸缺乏导致贫血的风险为单胎妊娠的 8 倍。当贫血口服补铁疗效不佳时，需考虑存在维生素 B_{12} 及叶酸缺乏，行维生素 B_{12} 水平及叶酸水平检测。

（1）血常规：IDA 红细胞常表现为小细胞低色素性。WHO 根据 Hb 水平将贫血进行严重程度分级：100 ~ 109 g/L 为轻度贫血，70 ~ 99 g/L 为中度贫血，< 70 g/L 为重度贫血。一项在 446 例孕中期双胎孕妇中开展的横断面研究发现，将双胎妊娠孕中期贫血定义为 Hb < 97 g/L，与美国妇产科医师学会（ACOG）指南相比可使诊断的特异性及阳性预测值提高。ACOG 建议所有孕妇都应在早孕期和孕 24 ~ 28 周通过血常规筛查贫血。但铁代谢相关生化指标在 ID 的诊断上比红细胞参数更准确。

（2）SF：是反映体内铁储量最准确有效的检测方法，但炎症、恶性疾病和肝脏疾病时，SF 浓度升高。ACOG 指南和英国指南未建议对孕妇 SF 浓度行常规筛查，但英国指南建议即使尚未发生贫血，也应对具有 ID 高风险（含多胎妊娠）的女性进行 SF 的检测。SF 的浓度变化发生在 Hb 变化之前。因此，双胎孕妇应关注 SF 水平早期识别 ID 状态。

（3）血清促红细胞生成素（EPO）：在铁储备足够时，孕期红细胞数量增加主要由 EPO 来调节，正常孕期其浓度稳定上升，在孕晚期达到最大值，且不受炎症影响。Sharma 等对 120 例孕妇行横断面研究发现，IDA 组孕妇血清 EPO 水平较非贫血组高，且随贫血程度加重而升高，说明血清 EPO 是反映孕期 IDA 严重程度的有效指标。Christian 等纳入 737 例孕妇的随机对照实验表明，孕妇孕晚期 EPO 与 SF、Hb 呈显著负相关，应用补铁剂可使孕晚期 EPO 浓度显著降低。一项队列研究亦发现，多胎孕妇孕期 EPO 浓度与分娩时 Hb 浓度显著负相关，孕中期 EPO 浓度同孕龄大于第 75 百分位数的女性分娩时贫血发生风险增加 3 倍，故认为 EPO 是分娩时贫血的敏感预测指标，孕期筛查中 EPO 升高提示分娩时贫血高风险。

（4）铁调素：在铁稳态中起关键作用。铁调素水平增加促进膜铁转运蛋白被降解，肠上皮细胞、巨噬细胞和肝细胞将无法把胞内铁转运至胞外，从而无法形成红细胞。母体为适应铁需求量的增加，孕中晚期铁调素水平下降，促进体内储铁释放及食物中铁吸收，以增加循环中的铁供应。铁调素在 ID 或红细胞增生性疾病中减少，而在炎症中增加，故而铁调素水平可区分炎症性贫血和 IDA。有证据表明，血清铁调素在识别孕妇 IDA 方面优于常规铁代谢指标。妊娠中期铁调素水平的下降可在贫血发生前提示孕妇早期行铁干预。但最近一项在冈比亚开展的三臂随机双盲非劣效性试验，将 498 例孕妇分为 3 组，铁调素筛治组每周监测铁调素，$< 2.5\,\mu g/L$ 时口服含铁剂 7 天，$\geq 2.5\,\mu g/L$ 时使用不含铁制剂 7 天，结果示 30 mg、60 mg 铁调素筛治组与单纯 60 mg/d 补铁组相比，血红蛋白无明显差异，但铁代谢相关生化指标呈现劣效，说明铁调素在指导孕期 IDA 的诊治上有待继续研究。

（5）其他铁代谢相关指标：另有一些铁代谢相关指标或可用于 ID 或 IDA 的早期识别。ID 孕妇血清可溶转铁蛋白受体水平增高，不受炎症的影响，但红细胞增生性疾病如溶血性贫血以及妊娠状态会促其增高，因此不推荐其作为 ID 诊断标准。转铁蛋白饱和度，正常范围为 30%～50%，$< 15\%$ 常提示 ID。ID 时转铁蛋白浓度和总铁结合力升高，但在炎症或营养不良时也可降低。

3. 治疗

（1）口服补铁：双胎妊娠妇女铁需要量明显增加，一旦出现 ID 或 IDA，饮食摄入无法补充足够的铁，需要口服铁剂补充。妊娠期间的高铁状态可能与早产、低出生体重、死产、胎死宫内等不良妊娠结局相关。2019 年 1 篇荟萃分析和 2021 年的 1 项队列研究均指出妊娠期较高水平的血红蛋白或铁蛋白增加了患妊娠期糖尿病的风险。2018 年发表的中国妊娠期妇女的回顾性研究发现，孕早期的血红蛋白水平与妊娠期糖尿病和子痫前期的风险显著正相关，与早产的风险显著负相关。Gonzales 等研究发现，母亲血红蛋白水平过高和过低都与不良妊娠结局相关。另外 2 篇文献报道，血红蛋白浓度与低出生体重、新生儿死亡、流产、高血压疾病之间存在 U 型关系。综上所述，ID、IDA 或高血红蛋白、高铁蛋白都有可能造成不良妊娠结局。

关于双胎妊娠口服铁剂剂量加倍治疗效果评价的报道较少，结果不一。如 2020 年 Abbas 等的随机对照研究指出，口服铁剂剂量加倍对预防双胎妊娠期 IDA 与单倍剂量效果相当；2017 年 Shinar 等的随机对照研究提示，在双胎妊娠合并 IDA 时，口服铁剂剂量加倍使血红蛋白和铁蛋白增加更明显，且不会增加胃肠道副反应。但另有研究发现，双胎妊娠口服铁剂剂量加倍与单倍剂量相比，孕 36 周时平均铁蛋白水平更高，而不良反应也更多。因此，我们建议双胎妊娠期 IDA，口服铁剂剂量可较单胎妊娠适当增加，但不需加倍。

1）补铁剂量：①确诊 IDA 后，补充元素铁增加到 100 ～ 200 mg/d，每 2 ～ 4 周复查血常规，评估疗效；②如血红蛋白 2 周增长不足 10 g/L，或 4 周增长不足 20 g/L，应排除吸收障碍、依从性差或其他类型贫血（如地中海贫血，或缺乏叶酸、维生素 B$_{12}$ 等），必要时改为静脉铁剂治疗；③一旦血红蛋白恢复到正常范围内，持续治疗 3 个月，或至少到产后 6 周，以补充铁的储备；④应充分考虑到孕妇是否服用其他含铁的营养补充剂，避免补充铁剂量超标。

文献报道，妊娠期与妊娠有关的铁消耗量约为 630 mg，血清铁蛋白 30 μg/L 表示铁储备 210 ～ 240 mg，要达到妊娠期铁平衡，孕早期至少需要 500 mg 铁储备，相当于血清铁蛋白＞ 70 μg/L。Milman 认为，可根据铁蛋白浓度制定个体化补铁策略：铁蛋白＜ 30 μg/L，补充铁 60 ～ 80 mg/d；铁蛋白＜ 15 μg/L，建议补充铁 100 mg/d。综合目前国际指南的推荐，治疗妊娠期 IDA 的口服补铁剂量范围为 60 ～ 200 mg/d。

双胎妊娠孕期铁需要量约为单胎妊娠的 1.8 倍，但双胎妊娠与单胎妊娠相比，母体对铁的吸收能力可能更强。首先，单胎妊娠的妊娠期心输出量增加 50%，而双胎妊娠的心输出量增加较之多 20%，因此在双胎妊娠中，分布到胃肠道的绝对血容量比例更大。其次，由于黄体酮和雌激素浓度增加，双胎妊娠胃肠道转运时间增加；由于子宫增大较单胎妊娠明显，可能会机械地阻碍小肠的运输功能。再次，与单胎妊娠相比，双胎妊娠孕期出现缺铁更早、更明显，而铁吸收量随着铁储存的降低而增加。同时，口服铁剂的胃肠道副反应可能会随补充剂量的增加而加重，因此我们建议治疗双胎妊娠期 IDA 的口服补铁剂量为 100 ～ 200 mg/d。未来需要关于双胎妊娠期 IDA 的多中心大样本临床研究，进一步明确双胎妊娠期 IDA 治疗的补铁剂量。其余注意事项同既往指南。

2）用药频次：每日补充铁仍然是治疗妊娠期 IDA 的最佳选择，对于因口服铁剂存在胃肠道不良反应而影响依从性的孕妇，可改为间歇性口服。

间歇性补充定义为在非连续的几天内每周提供 1 次、2 次或 3 次铁补充剂，与每日补铁相比有以下优势：第一，间歇性补铁减少肠道细胞对铁的暴露，可以提高铁的吸收效率；第二，每日补充铁，维持肠腔和肠黏膜细胞中富含铁的环境，产生氧化应激，容易增加不良反应的严重程度和频率。2 项随机对照研究报道，口服相同剂量铁剂时，每日补铁的妊娠期 IDA 治疗效果优于每周 2 次补铁、优于每周 1 次补铁，但腹泻、上腹痛等中断治疗的情况只发生在每日补铁的孕妇中。2021 年土耳其的一项病例对照研究指出，每日和隔日口服相同剂量铁剂，铁蛋白和血红蛋白水平的增加差异无统计学意义，但隔日补铁的胃肠道不良反应更少。

文献中研究均针对单胎妊娠，使用的补铁剂量较小（40mg、60mg、100mg），药物均选择亚铁盐，选择其他类型补铁剂或更高的补充剂量是否会对双胎妊娠期 IDA 治疗效果及胃肠道不良反应有不同影响，还需要进一步的临床研究。目前我们推荐每日补铁治疗双胎妊娠期 IDA，而对于因口服铁剂存在胃肠道不良反应而影响依从性的孕妇，可改为间歇性口服。

3）常用口服铁剂：①无机铁：硫酸亚铁等；②有机铁：多糖铁复合物、蛋白琥珀酸铁、富马酸亚铁、琥珀酸亚铁和葡萄糖酸亚铁等；③其他：复合铁剂；中药，如健脾生血片等。

（2）静脉铁剂：①对妊娠中期后明确需要补铁治疗，但不能耐受口服铁剂，依从性不确定或口服铁剂治疗无效（血红蛋白 2 周增长不足 10g/L，或 4 周增长不足 20g/L）的孕妇，需考虑孕周、贫血程度以及治疗成本较高等因素慎重使用静脉铁剂；②严格按照说明书使用，避免超说明书用药，且有注射铁剂过敏史、妊娠早期、急慢性感染和慢性肝病者应避免使用。

现有 IDA 相关指南均建议不能耐受口服铁剂、依从性不确定或口服铁剂治疗无效时应使用静脉注射铁剂治疗。但也有指南提出，对于妊娠 34 周后确诊的 IDA，血红蛋白小于 < 100g/L、90g/L 或 80g/L 及存在出血高危因素（如前置胎盘、凝血功能异常）的孕妇，应考虑静脉注射铁剂。2019 年美国一项对 20 个随机对照研究的荟萃分析指出，静脉注射铁剂治疗后，分娩时的平均血红蛋白显著升高；静脉注射铁剂与较高的出生体重相关，不良反应较少。2019 年澳大利亚一项荟萃分析指出，没有强有力的证据表明静脉注射铁剂治疗妊娠期 IDA 效果优于口服铁剂，仍需要大规模、高质量的研究。因此，我们建议，妊娠期静脉补铁治疗严格按照说明书使用，避免超说明书用药，且有注射铁剂过敏史、妊娠早期、急慢性感染和慢性肝病者应避免使用。

注射铁剂的主要不良反应为注射部位疼痛，还可有头痛、头晕等症状，偶有致命性过敏反应。由于游离铁可能导致氧自由基产生，引起组织毒性，故在决定使用静脉铁剂之前，应检测血清铁蛋白水平。目前认为蔗糖铁相对安全，常采用静脉滴注给药，剂量为每次 100 ~ 200mg，每周 2 ~ 3 次。

（3）输血：输注浓缩红细胞是治疗重度贫血的重要方法，血红蛋白 < 70g/L 的双胎

妊娠妇女建议输血。

关于输血的血红蛋白截断值国内外指南推荐略有不同，我国指南认为血红蛋白<70g/L者建议输血，若血红蛋白在70～100g/L，应根据患者手术与否和心脏功能等因素，决定是否需要输血。国外共识及指南则认为，母亲血红蛋白<60g/L的严重贫血与胎儿氧合异常有关，可能导致胎儿心率异常、羊水量减少、胎儿脑血管舒张及胎儿死亡，建议输血。由于双胎妊娠发生产后出血风险增加，故建议双胎妊娠血红蛋白<70g/L者给予输血。

4.产时及产后管理

（1）分娩时机及方式：对于合并轻中度IDA的双胎孕妇，可根据孕妇绒毛膜性、胎方位、孕产史、妊娠合并症及并发症、子宫颈成熟度及胎儿宫内情况等产科指征进行判断，然而对于合并重度、极重度贫血者，建议积极改善贫血后结合贫血纠正情况及产科指征综合判断，酌情处理。

多数国内外妊娠期贫血相关指南均未说明合并IDA的孕产妇应如何选择分娩时机及方式。现有指南及共识提出"IDA不应影响分娩时机及方式的选择"，但未特殊区分单胎及双胎妊娠。一项对单胎妊娠孕妇的回顾性研究发现，未合并贫血、轻度贫血、中度贫血的孕妇在分娩方式（阴道试产、择期剖宫产及急诊剖宫产）的选择比例上无显著差异。目前尚缺乏双胎妊娠相关临床数据。

（2）产后出血的预防：合并IDA的双胎妊娠产妇更宜积极管理第三产程。

双胎妊娠及贫血均为产后出血的危险因素。国内外指南均提出，IDA孕妇宜积极管理第三产程，减少出血。2022年发表的多中心回顾性研究发现，双胎妊娠孕妇分娩后血红蛋白显著下降。因此，合并IDA的双胎妊娠产妇更宜积极管理第三产程，其分娩期管理宜具有多学科的医疗管理团队，包括产科医师、助产士、新生儿科医师、麻醉科医师、手术室人员等。另外，为确保母儿安全，应于临产前或剖宫产前备血，胎儿娩出前建立有效静脉通路。产后注意监测子宫收缩及阴道流血情况，及时发现产后出血风险。

不同国家IDA指南对产后贫血的血红蛋白阈值的定义不同，多定义为血红蛋白<100g/L，部分指南提出产后出血、产前未矫正贫血或产后出现贫血症状的产妇应在分娩后48小时内检查血常规，而也有研究认为围生期出现明显出血宜即时测定血红蛋白。

多个指南提出，对于患有轻中度产后贫血、血流动力学稳定、无症状或者症状轻微的产妇，宜给予口服铁剂3个月。当口服铁剂治疗无效或者无法耐受口服铁剂治疗者宜改为静脉注射铁剂。但对于补充铁剂的血红蛋白阈值及补铁的剂量略有不同。因此，对于合并IDA的双胎妊娠产妇产后补铁的用药剂量及疗程尚需临床研究进一步证实。

第十章 多胎妊娠的临床与基础研究进展

一、双胎妊娠早产预测方法的研究进展

早产发生率约 50%（＜孕 37 周分娩）、14%（＜孕 33 周分娩），早期早产（＜孕 32 周分娩）的发生风险是单胎妊娠的 8 倍，围产儿死亡及新生儿死亡的风险均显著增加。提前预测早产，减少早产发生率，改善新生儿的结局，是产科医生关心的问题。国内外学者对经阴道超声测量子宫颈长度（CL）、胎儿纤维连接蛋白（fFN）、中性粒细胞弹性蛋白酶（NE）测定及联合测定这些方法进行了比较研究，但有关其临床价值的结论却参差不齐。现将对目前双胎早产预测方法的研究进展进行综述。

1. 经阴道超声测量 CL 预测双胎早产　研究已表明，经阴道超声测量 CL 可作为预测单胎自发性早产的重要衡量标准。Prodan 等研究了 257 例孕 24～33^{+6} 周的双胎妊娠孕妇，得出超声测量 CL 有助于预测 7 天内的自发性早产，但有效性较低，并指出当 CL ≤ 10mm 时，自发性早产风险最高，而当 CL ≥ 25mm 时，自发性早产风险显著降低，这和 Melamed 等的研究结论一致。同时，在 Melamed 等对 216 例双胎妊娠孕妇进行的这项研究中发现，当 CL 为 28～30mm 时，超声测量 CL 对于自发性早产的发生可以达到 95% 的阴性预测值。2017 年国际妇产科超声学会指南中建议经阴道超声测量 CL 是预测双胎妊娠早产的首选方法，应从孕 14 周开始筛查，孕中期最常用的 CL 截断值为 25mm。而 Hester 等在 655 例双胎妊娠孕妇中发现，孕 16～20 周单次经阴道超声测量 CL 不能预测 34 周前的自发性早产，因而研究认为不推荐在此孕周进行 CL 筛查。2016 年的一项质量较高的荟萃分析共纳入 12 项研究，包括 4409 例双胎妊娠孕妇和 6188 次经阴道超声测量 CL，指出当 CL ＜ 30mm 时，在孕周 ≤ 18 周筛查 CL 能较准确地预测分娩孕周 ≤ 28 周，而在孕周 ＞ 22 周时筛查 CL 能较准确地预测分娩孕周为 28^{+1}～36 周，因此建议双胎妊娠孕妇应从孕周 ≤ 18 周开始进行经阴道超声 CL 筛查。但 Weitzner 等针对 103 例双胎妊娠孕妇，分别在孕 14～16 周和孕 21～24 周经阴道超声测量 CL，发现在孕 14～16 周和孕 21～24 周中进行的单次 CL 测量值与自发性早产的发生是没有统计学差异的，同时孕 14～16 周和 21～24 周 CL 的变化与自发性早产的发生也是没有

统计学差异的，因此认为经阴道超声测量 CL 并不能预测双胎自发性早产。关于 CL 变化，Hiersch 等研究了 527 例孕 18 ～ 22 周的双胎妊娠孕妇，每隔 1 周经阴道超声测量 CL，结果提示妊娠中期 CL 的变化与自发性早产有关，认为经阴道超声测量 CL 变化可能能够预测双胎妊娠早产，以识别高危患者，该研究为单中心回顾性研究，样本量小，选择偏倚较大，因此结论需慎重。而 2015 年的一项荟萃分析共纳入 12 项研究，包括 1 024 例双胎妊娠孕妇，发现孕 18 ～ 24 周进行单次经阴道超声 CL 测量较 CL 变化能更好地预测早产。这篇荟萃分析纳入的均为较高质量研究，严格遵循系统评价方法，因此结论具有借鉴意义。2020 年昆士兰早产指南建议，经阴道 CL 测量应从孕 14 ～ 24 周，每 2 周监测 1 次。

综上所述，单次或连续 CL 测量在预测双胎妊娠早产中的作用的相关研究存在矛盾的结果，尚无高级别证据支持多次连续测量 CL 更能有效预测双胎妊娠早产。目前国际上更多的文献支持行经阴道超声测量 CL 预测双胎妊娠早产是有效的，但何时筛查 CL 以及预测自发性早产的最佳 CL 尚无共识。Vielba 等研究了 177 例孕 19 ～ 21^{+6} 周的双胎妊娠孕妇，评估子宫颈角与 CL 分别用以预测双胎自发性早产，提示子宫颈角在预测分娩孕周＜ 28 周、＜ 32 周、＜ 34 周的准确性优于 CL，同时两者联合能够增加预测双胎自发性早产的准确性，但由于研究样本量较少，且并未进行严格的统计学校正混杂因素，因此结论需谨慎对待，未来还需进一步证实。另外，子宫颈管缩短的速度和自发性早产的发生也密切相关。Melamed 等进行了一项前瞻性研究，共纳入 441 例双胎妊娠孕妇，按子宫颈管变化模式分型，共进行了 2 826 次 CL 测量，该研究提示，子宫颈管缩短虽与双胎自发性早产相关，但其中影响自发性早产风险的最重要因素是子宫颈管缩短速率、子宫颈管开始缩短时的孕周和长度。Hiersch 等研究也提示双胎妊娠孕妇经阴道超声测量 CL 减少≥ 0.2 cm/w，自发性早产（＜孕 35 周）风险增加。

2. fFN 预测双胎早产　fFN 是由蜕膜分泌的一种糖蛋白，在绒毛膜和蜕膜之间起到连接作用，早孕期出现为正常生理现象，而≥孕 22 周，子宫颈阴道分泌物中检测到 fFN 为阳性，可能预示绒毛膜及蜕膜层之间的破裂，继而引发分娩。目前研究表明，fFN 可用于预测有症状或无症状的单胎妊娠的自发性早产。而针对于 fFN 在双胎妊娠的自发性早产预测价值还存在争议。2020 年的一项荟萃分析共纳入 193 项研究，包含 53 个亚组，该研究认为对于有或者无早产症状的双胎妊娠孕妇来说，fFN 都不应用来预测自发性早产，而是应该综合评估，考虑定量检测 fFN 并结合 CL 以及探索其他较新的生化标志物。从纳入研究中可以看出，在 fFN 被发现至今，其临床价值仍有待证明。2010 年的一项荟萃分析共纳入 15 项研究，包括 1 221 例双胎及多胎妊娠孕妇，得出 fFN 预测双胎及多胎妊娠孕妇 7 天内自发性早产的敏感性、特异性、阳性似然比和阴性似然比分别为 85%、

78%、3.9和0.2，研究认为，fFN能有效且准确地预测双胎自发性早产，但这篇荟萃分析纳入的研究质量不高，且样本量少，结论需谨慎对待。2020年的一项系统评价共纳入33项研究，包括6077例双胎妊娠孕妇，虽原始文献大多为队列研究，但质量均较高，提示fFN与双胎自发性早产密切相关。另外，Kuhrt等研究了130例孕22～27^{+6}周的双胎妊娠孕妇，孕期定量检测fFN，提示fFN可以准确预测≤孕30周的自发性早产。Chen等对双胎妊娠孕妇的fFN进行定量检测，结果发现fFN 10ng/mL、50ng/mL、200ng/mL和500ng/mL的敏感性分别为0.78，0.56，0.33和0.11；特异性分别为0.63，0.84，0.96和0.99，指出fFN 10ng/mL可能是预测自发性早产的新选择。然而，现有的研究都没有明确给出何时检测fFN能较准确的预测自发性早产，目前还需大样本、多中心试验来进一步研究。

3. NE预测双胎早产　感染可使下生殖道局部聚集浸润大量炎症细胞，释放炎性因子，这些炎性因子可介导中性粒细胞释放如NE等物质于羊水中，促进绒毛膜羊膜炎的发生，或作用于子宫颈，诱导更多的中性粒细胞活化，再释放大量的NE，参与对子宫颈组织的损伤，促进早产发生。目前国内外鲜有研究NE与早产的关系。Gomez-Lopez等通过对有早产先兆的单胎妊娠孕妇进行羊水穿刺，发现有急性绒毛膜羊膜炎时羊水NE明显升高，早产风险进行性升高，提示羊水NE与组织学绒毛膜羊膜炎和早产的关系密切。Kidokoro等对60例孕16～35周的单胎妊娠孕妇羊水中NE进行了定量分析，结果表明，羊水中NE预测绒毛膜羊膜炎发生的敏感性、特异性、阳性预测值和阴性预测值分别为88.9%、73.3%、90.9%和68.8%。研究认为，羊水中NE对于预测绒毛膜羊膜炎的发生准确性较高。除此之外，Hatakeyama等还发现羊水中NE可能是预测宫颈环扎术后继续妊娠时长的标志物，预测妊娠超过30、34和36周的NE最佳截断值为180ng/mL；在孕30周后，该临界值的敏感性、特异性、阳性预测值和阴性预测值分别为84.0%、77.8%、91.3%和63.7%；孕34周后分别为87.5%、80.0%、91.5%和72.3%；孕36周后分别为85.0%、71.4%、80.9%和76.9%。对于羊水中NE < 180ng/mL的孕妇，施行宫颈环扎到最终分娩的延长孕周时长显著长于羊水NE ≥ 180ng/mL的妇女（平均44.8±14.3天）。从这篇研究显示，使用羊水中NE作为宫内感染的标志物可以帮助临床医生评估治疗性宫颈环扎的有效性。并提供了关于宫颈环扎延长妊娠前瞻性研究的研究思路，如羊水中NE和其他炎性介质（IL-6）的对比、能否仅通过羊水中NE水平来确定手术适应证和时机、围产儿预后随访情况等。Nakai等定性检测161例孕22～28周的双胎妊娠孕妇子宫颈分泌物NE，子宫颈分泌物NE对34孕周前分娩预测的敏感性、特异性、阳性预测值和阴性预测值分别为53%、75%、22%和92%，研究中NE敏感性和阳性预测值相对较低，可能是由于此研究中的对象早产风险相对较低，NE

还没有足够的临床适用性。同时这篇研究指出子宫颈分泌物 NE 可能是通过对子宫颈组织细胞的降解从而促子宫颈成熟，参与早产的发生，为探索子宫颈成熟和早产的发病机制提供了新的见解。目前关于双胎妊娠的研究较少，能否使用该指标预测不同孕周的双胎早产，仍需要进一步的高质量研究证实。

4. 联合测定双胎早产　Holzer 等研究了 82 例由于出现先兆流产或早产症状、或在孕 34 周之前出现无痛性 CL 缩短而住院治疗的双胎妊娠孕妇，提示不能仅仅根据 CL 来评估自发性早产风险，因此开拓出使用 CL 与 fFN 联合预测自发性早产这一新的思路。Fox 等研究了 611 例孕 $22 \sim 31^{+6}$ 周的双胎妊娠孕妇，提示 CL、fFN 和孕周均与自发性早产显著独立相关，可能存在交互关系。Spiegelman 等对 635 例双胎妊娠孕妇进行研究，认为 CL ≤ 25mm 和 fFN 阳性均是分娩孕周≤ 35 周的独立危险因素。Matthews 等研究了 155 例孕 22 ~ 28 周且 CL ≤ 25mm 的双胎妊娠孕妇，发现 fFN 阳性与自发性早产发生风险显着相关，建议在对双胎妊娠孕妇进行 CL 筛查的同时，应进行 fFN 检测。但 Dehaene 等在一项系统评价中发现在 22 ~ 34 周的双胎妊娠孕妇中，联合测定方法与单一使用某一种方法相比并没有优越性，但由于本身纳入文献数量及样本量较少，因此需慎重对待结论。另外，Dong 等研究了 115 例孕 20 ~ 34 周的双胎妊娠孕妇，孕期监测 CL、fFN、NE，研究得出 CL 联合 fFN 的自发性早产检出率为 78.6%，CL 联合 NE 的检出率为 84.4%，fFN 联合 NE 的检出率为 88.9%，CL、NE 和 fFN 三者联合检出率为 100%，提示使用多种标志物预测双胎自发性早产的价值比单一标志物更关键，可适用于临床。但由于这篇研究样本量较小，且来自单中心，结论还需多中心、前瞻性研究来进一步证实。

二、双胎妊娠宫颈功能不全治疗方法的应用研究进展

1. 药物疗法在双胎妊娠宫颈功能不全治疗中的应用　近年研究发现，预防性使用 β 受体激动剂及孕激素对双胎妊娠孕妇宫颈功能不全具有一定治疗效果。

（1）预防性使用 β 受体激动剂：β 受体激动剂可激活腺苷酸环化酶，形成可降低肌球蛋白轻链激酶活性的环腺苷单磷酸，引起肌层松弛。目前临床常用的 β 受体激动剂具体类型包括包括 β_1 受体激动剂（异克舒令等）和 β_2 受体激动剂（利托君、沙丁胺醇、特布他林、异丙肾上腺素、奥西那林、非诺特罗等）。给予先兆早产孕妇口服 β 受体激动剂可使分娩延迟 2 ~ 7 天。一项纳入 5 项随机对照试验和 344 例双胎妊娠孕妇的 Cochrane 荟萃分析结果发现，在无症状双胎妊娠患者中，自孕 20 周起预防性口服 β 受体激动剂可显著降低自发性早产发生率（RR 0.37；95% CI 0.17 ~ 0.78），并提高新生儿平均出生体重（MD 111.22g，95% CI 22.21 ~ 200.24），但不能降低胎膜早破发生率

（RR 1.42；95% CI 0.42 ~ 4.82）、孕 34 周前早产率（RR 0.47；95% CI 0.15 ~ 1.50）、孕 37 周前早产率（RR 0.85；95% CI 0.65 ~ 1.10）、低出生质量发生率（平均 RR 1.19；95% CI 0.77 ~ 1.85，$I^2 = 54\%$）、小于胎龄儿发生率（平均 RR 0.90；95% CI 0.41 ~ 1.99，$I^2 = 40\%$）或新生儿死亡率（平均 RR 0.90；95% CI 0.15 ~ 5.37，$I^2 = 47\%$）。

在临床诊疗过程中，宫颈功能不全的双胎妊娠孕妇常口服或静脉滴注 β 受体激动剂预防宫缩，以达到预防自发性早产、延长孕周的目的。但由于目前相关研究数量、样本含量及证据等级有限，尚无充足证据支持预防性使用 β 受体激动剂可改善双胎妊娠孕妇的围生期结局。且目前已发表的文章中研究人群多为所有双胎妊娠孕妇，仅针对双胎妊娠宫颈功能不全孕妇这一特定人群的研究或亚组分析仍需进一步展开。

（2）孕激素：是一组通过结合和激活孕激素受体而起作用的激素，可以自然产生或人工合成。黄体酮及其代谢物 17- 羟基黄体酮是自然产生的。妊娠期孕妇体内会高浓度地产生黄体酮。17α - 羟基黄体酮己酸酯是一种合成的黄体酮，是蛋白质结合的亲脂性激素，需要肝脏代谢。孕激素类化合物可通过不同的形式和途径给药，不同剂型和给药方式的药物被人体吸收程度不同，从而产生不同的生物效应。

1）肌内注射：17α - 羟基黄体酮己酸酯（17α -OHPC）既往有早产史的单胎妊娠孕妇，每周肌内注射 17α -OHPC 可降低再次早产风险，但其在预防复发性早产中的确切作用机制尚不清楚。研究表明，17α -OHPC 的抗炎特性可能会抑制炎症介导的分娩发动。目前 17α -OHPC 对于双胎妊娠孕妇宫颈功能不全的治疗效果尚无定论。

LIM 等对 282 例双胎妊娠孕妇进行孕期宫颈长度监测后发现，是否使用 17α -OHPC 并不影响双胎妊娠孕妇的宫颈缩短过程。DURNWALD 等在孕 16 ~ 20 周对 221 例双胎妊娠孕妇进行经阴道超声测量宫颈长度，结果发现 52 例双胎妊娠孕妇经阴道超声宫颈长度测量值＜第 25 百分位（＜ 33 mm），其中 28 例孕妇每周肌内注射 250 mg 17α -OHPC，24 例孕妇肌内注射相同剂量的安慰剂。最终结果表明，17α -OHPC 并不能降低宫颈较短的双胎妊娠孕妇孕 35 周前的早产率（64.3% VS 45.8%；$P = 0.18$）。SENAT 等共招募了 161 例孕 24 ~ 31^{+6} 周的双胎妊娠孕妇，经阴道超声宫颈长度测量值均＜ 25 mm，其中 82 例孕妇每周两次肌内注射 17- 己酸羟黄体酮 500 mg 直至孕 36 周或早产，对照组 83 例不予特殊处理。结果发现，两者至分娩的时间间隔、孕 34 周前早产率和孕 37 周前早产率均无明显差异。另有研究发现，肌内注射 17α -OHPC 可导致双胎妊娠孕妇的孕 34 周前早产率升高（RR 1.54，95% CI 1.06 ~ 2.26），且黄体酮组围生期死亡率较高（average RR 1.45，95% CI 0.60 ~ 3.51，$I^2 = 71\%$），但该研究纳入文献的异质性较高，评估结果有相当大的不确定性，且证据质量较低。

在临床实践中，17α -OHPC 会被用于双胎妊娠宫颈功能不全孕妇，以期改善围生期结局。但结合当前循证医学证据，17α-OHPC 对于延缓双胎妊娠孕妇宫颈缩短进程、延长孕周、降低早产率、改善围生期结局均无明显改善作用。后续仍需要大规模、多中心随机对照试验来进一步验证此结论，临床决策时应根据患者具体情况慎重使用。

2）口服或阴道置入：黄体酮口服黄体酮可以预防单胎妊娠自发性早产发生率（RR 0.7，95% CI 0.54 ~ 0.92），降低孕 34 周前早产率。但口服黄体酮对双胎妊娠孕妇宫颈功能不全的治疗效果目前尚不明确，可考虑开展随机对照试验在双胎妊娠人群中进行疗效验证，并对其中宫颈功能不全人群进行亚组分析，以提供循证医学证据指导临床决策。相比于口服孕激素会在肝脏内经历显著的首过效应，阴道置入黄体酮可降低首过效应的影响。对经阴道超声发现的宫颈功能不全孕妇使用阴道用黄体酮，可以降低孕 34 周前早产率（RR 0.56，95% CI 0.36 ~ 0.86），但由于研究所纳入的双胎妊娠孕妇例数较少，仅发现阴道用黄体酮与双胎妊娠宫颈功能不全孕妇非显著的早产率降低相关。一项纳入 6 项随机对照研究和 303 例双胎妊娠孕妇的荟萃分析表明，对于妊娠中期经阴道超声宫颈长度测量值＜ 25mm 的双胎妊娠孕妇，使用阴道黄体酮可降低孕 33 周前早产率（RR 0.69；95% CI 0.51 ~ 0.93），降低孕 35 周前、孕 34 周前、孕 32 周前和孕 30 周前早产率（RR 0.47 ~ 0.83），降低新生儿病死率（RR 0.61；95% CI 0.34 ~ 0.98），降低呼吸窘迫综合征发生率（RR 0.70；95% CI 0.56 ~ 0.89），降低机械通气使用率（RR 0.54；95% CI 0.36 ~ 0.81），降低极低出生体重儿发生率（RR 0.53；95% CI 0.35 ~ 0.80）。且亚组分析显示，对于经阴道超声宫颈长度测量值介于 10 ~ 20mm 的患者，每天使用的阴道黄体酮剂量为 400mg 时似乎效果更好。一项纳入 1169 例双胎妊娠孕妇的多中心随机对照研究结果显示，对双胎妊娠孕妇不加选择地使用阴道黄体酮并不能降低孕 34 周前早产率。同时事后分析显示，孕 11 ~ 14 周经阴道宫颈长度测量值＜ 30mm 双胎妊娠孕妇，每天使用 600mg 阴道黄体酮可以降低孕 32 周前早产率（HR 0.23；95% CI 0.07 ~ 0.69），但该结论为探索性结论，后续仍需进一步验证。对于经阴道宫颈长度测量值＜ 25mm 的双胎妊娠孕妇，阴道置入黄体酮可降低早产率和新生儿发病率。对于经阴道宫颈长度测量值 25 ~ 30mm 的双胎妊娠孕妇，阴道置入黄体酮可能与孕 32 周前早产率、孕 34 周前早产率降低和新生儿不良结局减少相关。

2. 子宫托疗法在双胎妊娠宫颈功能不全治疗中的应用　子宫托是一种放置在子宫颈周围的硅胶环，既往常被临床用于治疗子宫脱垂。目前研究认为，子宫托可能对宫颈功能不全有治疗作用。子宫托的作用机制是紧密封闭宫颈管，防止上行感染，并通过改变宫颈管的角度来支撑宫颈。子宫托对改善双胎妊娠宫颈功能不全孕妇的围生期结局有积极意义。在 LIEM 等的研究中，短宫颈被定义为经阴道超声宫颈长度测量值＜第 25 百分位（＜ 38mm）。他们发现对双胎妊娠孕妇不加选择的应用子宫托治疗不能降低早产率、改善围产结局，但后续亚组分析结果显示，在短宫颈的双胎或多胎妊娠孕妇中，子宫托组（$n = 78$）28周前早产率（RR 0.23；95% CI 0.06 ~ 0.87）、32周前早产率（RR 0.49；95% CI 0.24 ~ 0.97）以及新生儿不良结局发生率（RR 0.40；95% CI 0.19 ~ 0.83）均低于对照组（$n = 55$）。一项纳入137例经阴道超声宫颈长度测量值 < 25 mm 的双胎妊娠孕妇的前瞻性、多中心随机对照研究结果发现，子宫托组34周前早产率显著低于对照组（RR 0.41；95% CI 0.22 ~ 0.76）。但 NICOLAIDES 等研究结果显示，经阴道超声宫颈长度测量值 ≤ 25 mm 的双胎妊娠孕妇（$n = 214$），子宫托组与对照组间34周前早产率、围生期死亡率及新生儿不良妊娠结局发生率间均无明显差异。一篇招募46例经阴道超声宫颈长度测量值 < 30 mm 的双胎妊娠孕妇的随机对照研究结果也显示，子宫托对于降低早产率、改善新生儿预后无明显作用。上述研究结果不一致主要表现在子宫托对双胎妊娠宫颈功能不全孕妇早产率及新生儿结局的影响，而且因为定义短宫颈的经阴道超声宫颈长度测量值不同，不同研究所纳入人群也有差异。因此，子宫托对于双胎妊娠孕妇宫颈功能不全的治疗价值尚无统一定论。

3. 子宫颈环扎术在双胎妊娠宫颈功能不全治疗中的应用 目前临床普遍认为，宫颈环扎术是治疗宫颈功能不全的唯一有效术式。宫颈环扎术可为宫颈结构提供了一定支持，保持宫颈长度和保留宫颈黏液栓。而宫颈黏液栓对防止阴道细菌微生物的上行感染十分重要。在单胎妊娠宫颈功能不全的人群中，宫颈环扎术的应用价值已有循证医学证据支持。但在双胎妊娠宫颈功能不全人群中，其应用价值仍存在争议。目前多数研究者选择进行前瞻性或回顾性队列研究。由于未对子宫颈环扎术的手术指征进行区分，既往研究认为，宫颈环扎术并不能改善双胎妊娠宫颈功能不全孕妇的早产率、活产率及新生儿结局，因此2014年美国妇产科医师协会、2015年中华医学会围产医学分会胎儿医学学组及中华医学会妇产科学分会产科学组均表示，依据当时循证医学证据，子宫颈环扎术并不能降低双胎妊娠宫颈功能不全孕妇的早产率。但在临床实践中，仍有许多双胎妊娠宫颈功能不全孕妇因非手术治疗效果欠佳要求行宫颈环扎术。且随着对子宫颈环扎术手术指征的进一步细分，部分学者对于双胎妊娠宫颈功能不全孕妇的手术治疗提出了新的见解。

（1）病史指征：在一项以色列的回顾性研究中，共评估了82例有既往早产史的双胎妊娠孕妇的资料，并根据患者是否因既往早产史进行环扎将患者分为环扎组和对照组。研究结果表明，环扎组的分娩胎龄高于对照组（中位数为35周 VS 30周；$P < 0.0001$），且环扎组低出生体重发生率、死产率及新生儿不良结局发生率均较低，环扎组24周前早产率（2.4% VS 19.5%；OR 0.10；95% CI 0.01 ~ 0.87；$P = 0.03$）、28周前早产率（12.2% VS 34.1%；OR 0.27；95% CI 0.09 ~ 0.84；$P = 0.03$）、32周前早产率

（22.0% VS 56.1%；OR 0.22；95% CI 0.08 ~ 0.58；$P = 0.003$）和 34 周前早产率（34.1% VS 82.9%；OR 0.11；95% CI 0.04 ~ 0.30；$P < 0.0001$）均显著低于对照组。但由于研究所纳入例数较少，此结论仍需后续进一步扩大样本量以进行验证。

（2）超声指征：ROMAN 等发表的一篇纳入 140 例双胎孕妇的回顾性队列研究表明，当经阴道宫颈长度测量值 ≤ 25mm 时，宫颈环扎术对双胎妊娠孕妇的早产率及新生儿预后均无显著影响，而经阴道宫颈长度测量值 ≤ 15mm 时，宫颈环扎术可显著延长孕周、降低 34 周前早产率并降低新生儿重症监护室入住率。一篇纳入 16 项研究、共 1211 例双胎孕妇的系统综述研究结果表明，当经阴道宫颈长度测量值 < 1.5cm 时，施行宫颈环扎术可使孕周平均延长 2.89 周（95% CI 2.19 ~ 5.59），从而降低 37 周前早产率（$RR = 0.86$，95% CI 0.74 ~ 0.99）。因此 2020 年中华医学会围产医学分会胎儿医学学组及中华医学会妇产科学分会产科学组发表的《双胎妊娠临床处理指南（2020 年更新）》提出，对于经阴道宫颈长度测量值 < 1.5cm 的双胎妊娠孕妇，宫颈环扎术可能降低早产率。另有研究结果发现，当经阴道宫颈长度测量值 < 1.5cm 时，环扎组 32 周前（0.61，$P = 0.024$）、34 周前（0.77，$P = 0.01$）及 37 周前（0.77，$P = 0.01$）早产率均低于对照组。但目前并不确定对经阴道宫颈长度测量值在 1.5 ~ 2.5cm 双胎妊娠孕妇施行宫颈环扎术是否能改善妊娠结局。

（3）体格检查指征：对于宫颈扩张 > 1cm 的双胎妊娠孕妇，宫颈环扎术可使孕周延长 6.78 周（95% CI 5.32 ~ 8.24），并降低 34 周前早产率（$RR = 0.56$，95% CI 0.45 ~ 0.69），同时改善围产儿结局。而对于孕 24 周出现无痛性宫颈扩张 1 ~ 4cm 的双胎妊娠孕妇，施行宫颈环扎术可以显著降低 28 周前早产率以及新生儿死亡率。因此，2019 年加拿大妇产科医师协会提出，对于宫颈扩张 > 1cm 的双胎妊娠孕妇，可以考虑进行紧急宫颈环扎术。2020 年《双胎妊娠临床处理指南（2020 年更新）》也提出，对于宫颈扩张 > 1cm 的双胎妊娠孕妇，宫颈环扎术可能降低早产率。

双胎妊娠宫颈功能不全的治疗方法较单胎妊娠宫颈功能不全有差异性，目前研究主要集中于阴道黄体酮、体格检查和超声检查指征的子宫颈环扎术对双胎妊娠宫颈功能不全孕妇妊娠结局的影响。其研究效果不确定性在于不同研究中对双胎妊娠宫颈功能不全的定义存在差异，且既往许多关于双胎妊娠宫颈功能不全孕妇宫颈环扎术的研究并未对手术指征进行区分，加之已有的部分研究中样本量较少。未来，还需要更多关于存在病史指征及超声指征的预防性宫颈环扎术对双胎妊娠宫颈功能不全孕妇妊娠结局影响的相关研究，以优化双胎妊娠宫颈功能不全治疗的循证医学证据。

三、双胎妊娠羊水过多的诊断研究进展

羊水是维持胎儿生命不可缺少的重要成分。羊水过多是指妊娠期羊水量（AFV）超过 2000mL。多数是在数周内的缓慢羊水增多，称为慢性羊水过多；少数系数日内急剧增多，称为急性羊水过多。羊水过多与母体糖尿病、巨大儿、胎儿结构异常（骨骼发育不良、开放性神经管缺陷、胎儿吞咽障碍）等有关，但约 40% 的羊水过多是特发性的。随着高龄产妇的增多和辅助生殖技术的发展，双胎妊娠发生率增加，美国的双胎妊娠发生率已达到了 3.3%。羊水过多在双胎妊娠中的发生率为 7% ~ 14%，约为单胎的 10 倍，以单绒毛膜性双胎（MC）居多。一项 Meta 研究发现，与双胎妊娠合并羊水过多相关的围生结局主要为新生儿死亡、低 Apgar 评分、高新生儿重症监护室入住率和低出生体质量。目前关于双胎合并羊水过多的相应诊断指标标准尚未形成统一意见。

现针对双胎妊娠合并羊水过多的相关诊断方法及临床意义综述如下，旨在为临床提供参考。

1. 双胎妊娠羊水量 单胎妊娠 AFV 的研究依据不同的测量方法所得到的结果不尽相同，但基本变化曲线都相近。一系列研究 AFV 值相比较，认为单胎正常 AFV 在 500 ~ 2000mL。除单羊膜囊双胎，在双胎妊娠中由于存在胎儿间隔膜，两胎儿均有独立的羊膜囊，研究者普遍认为双胎妊娠的 AFV 应分别测量单个羊膜腔内的 AFV 来进行评估，诊断的标准与单胎相同。

1995 年 Everett EF 等首次对 45 例双羊膜囊双胎的 AFV 进行定量测量，在超声引导下分别对两个羊膜腔穿刺行羊水染色，得到的 90 个 AFV 结果平均值为（877 ± 860）mL，和单胎 AFV 近似。双羊膜囊双胎中单个羊膜腔 AFV、两个羊膜腔 AFV 在妊娠 27 ~ 38 周均无变化。双胎儿体位、胎儿重量均非 AFV 变化的决定因素。

2. 双胎妊娠羊水量测定方法 产前检查时发现孕妇宫高腹围明显大于相应孕周、腹壁紧张、不易扪及胎儿或胎心遥远时，应考虑合并羊水过多的可能。最早应用侵入性羊膜腔穿刺术，以对氨基马尿酸盐进行羊水染色，伴随着胎儿的吞咽、排泄及呼吸等一系列的动作，连续检测实际 AFV，但由于其具有侵入性，临床工作中逐步停用。目前超声是测量 AFV 最常用的半定量方法。其测量指标如下：

（1）羊水指数（AFI）：是评估单胎 AFV 最常用指标，由 Phelen 于 1987 年提出。测量方式为孕妇头高 30° 平卧，以脐水平线和腹白线为标志将子宫分成 4 个象限，测量各象限最大羊水池垂直径线之和。AFI ≤ 5cm 时诊断为羊水过少，国外指南多认为 AFI ≥ 24cm 时为羊水过多。

在双胎妊娠中，采用该测量方法仅能计算两胎儿总的 AFI。Magann EF 于 1997 年报道了 62 例双羊膜囊双胎采用羊水染色超声测量总 AFI 来计算 AFV，结果发现测量总 AFI 将 94% 的双胎判定为 AFV 正常，但羊水染色法仅 52% 的双胎实际 AFV 正常。因此，两胎儿总 AFI 的测定不能很好地预测双胎间 AFV 的差异。有学者尝试采取改良后的 AFI 用于测量双胎儿的 AFV。Gerson 以隔膜为界，分别测量两个羊膜腔内最大垂直径线（无胎体及脐带）并相加得到总 AFI；Hill 分别以两胎儿各自的脊柱为纵轴、横膈膜为横轴将各自羊膜腔划分为 4 个象限，再将 4 个象限中的最大垂直径线相加得到各自 AFI；Magann EF 仍然采用四象限法，通常一个胎儿可占据 2 个象限，将此 2 个象限内的最大垂直径线相加得到该胎儿 AFI。但改良 AFI 的应用仍无法准确测量双胎儿的 AFV。

（2）最大羊水深度（DVP）：又称单个羊水池最大深度，单胎妊娠测量 DVP 时，超声探测器垂直于子宫壁，选择 AFV 相对最多的一个区域，测量出羊水池最大垂直径线，DVP ≥ 8 cm 即为羊水过多。双胎妊娠测量 DVP 时，找出胎儿间隔膜，采用同样的方法测量单个羊膜腔 DVP，截断值同单胎。以该方法对 299 例不伴有胎儿结构异常和双胎输血综合征（TTTS）证据的孕 17 ~ 37 周的双羊膜囊双胎进行连续超声检测，发现 DVP 在整个孕期保持恒定，不随胎龄增长而变化。采用 DVP 来评估双胎 AFV，比 AFI 可能具有更好的可行性，目前仍是多数医疗保健机构所采用的方法。

（3）两径线羊水池：测量最大羊水池垂直及水平径线，两者相乘之积为两径线羊水池（TDP），正常值范围 15 ~ 50 cm²，TDP ≤ 15 cm² 为羊水过少，TDP ≥ 50 cm² 为羊水过多。在双胎中，需要确定隔膜后，再测量及计算单个羊膜腔的 TDP。有研究发现采用 TDP 判定的双胎妊娠正常 AFV 与羊水染色法测得的一致率为 81%，羊水过少一致率为 57%，羊水过多一致率为 14%。

（4）其他：上述超声测量是以二维形式来反映三维、不规则的羊水池，频繁胎动、漂浮隔膜，脐带在羊水池中的位置以及腹壁脂肪的折射超声医生的操作经验均可能影响 AFV 测量。Cho HC 等首次提出基于深度学习的超声图像自动测量 AFI 的方法，避免传统 AFI 测量过程中孕妇体位、胎位等对 AFI 计算的影响，并认为这种方法不仅减少了超声科医师的工作负荷，同时也将检测结果的错误率及不同操作者报告的差异性最小化。该团队随后又在此基础上提出了利用简单高效的双路径网络（DPN）超声自动进行羊水池图像分割的方法，有效减少了来自母体腹壁脂肪、羊水池的无定形性、边界的不确定性及超声伪像（主要来自羊水中漂浮物、斑点）等造成的影响。该方法还处于探索阶段，需要更深入的研究以探讨其在单胎、双胎妊娠中的应用价值。除此之外，也有学者基于快速水成像投影技术、3D 稳态自由进动序列和 3D U-Net 深度学习模型，采用磁共振技术进行 AFV 的计算，但目前仅见于单胎研究。

一项纳入6项研究包含4278例孕妇的Meta研究发现单胎AFI会因为过度诊断羊水过少，而导致干预措施增加，从而可能导致不良妊娠结局，因此作者认为DVP应该是评估AFV作为衡量胎儿健康的首选方法。

3. 双胎妊娠羊水过多的分类

（1）急性羊水过多：双胎妊娠急性羊水过多较多始发于妊娠中期，占双胎妊娠的1.7%。多数发生在单卵双胎中，通常局限在其中一个羊膜腔内，另一个羊膜腔内AFV正常或减少。临床症状主要来自羊膜囊迅速扩张所造成的压迫。急性羊水过多一旦发生，可能导致临产征象，母体子宫的急剧扩张可引起疼痛、呼吸困难、肾盂扩张甚至肾衰竭的风险，对母体及胎儿均有潜在的高风险。文献报道可能的原因包括胎盘绒毛膜血管瘤、脐带因素、巨细胞病毒（CMV）感染、胎儿缺血缺氧和胎儿畸形等。双胎妊娠急性羊水过多具体发病机制仍不清楚，若胎儿宫内情况稳定，行羊膜腔穿刺羊水减量术也不失为一项治疗措施，可以明显减轻母体症状，并防止因子宫过度扩张所致早产、胎膜早破等，从而使妊娠延长以改善围产结局，但必要时可能需要反复多次羊膜腔穿刺术。

（2）慢性羊水过多：双胎妊娠慢性羊水过多比急性羊水过多常见，多发生在妊娠晚期，数周内羊水缓慢增多，临床上无明显不适或仅出现轻微压迫症状，较少出现胸闷、气急等，孕妇多能适应。其分度遵循单胎妊娠，即：DVP在8～11cm为轻度羊水过多，DVP在12～15cm为中度羊水过多，DVP ≥ 16cm为重度羊水过多。羊水过多的产前评估应结合羊水过多的程度、胎儿是否存在结构异常以及孕周等综合考虑。

综上所述，双胎妊娠合并羊水过多往往提示复杂性双胎的出现，孕期出现羊水异常的情况时应高度警惕母胎合并症，羊水过多可能是某些严重先天性疾病的唯一突出表现，应加强围生期检测，连续动态超声检测是一个重要的方法，必要时需及时转入上级医院治疗。目前关于双胎妊娠AFV的测量及评判还是以单个羊膜腔的DVP测定来实施，双胎合并羊水过多的围生结局的研究多为小样本回顾性研究，期待双胎妊娠羊水过多的诊断方法更加精准，并开展大样本的前瞻性研究对其行进一步的验证研究，以改善围产结局。

四、双胎绒毛膜性质与妊娠结局的研究进展

双胎妊娠中，单绒毛膜双胎、双羊膜双胎、单羊膜双胎均会产生胎盘间血管吻合，发生率为80‰～100%。胎盘间血管吻合是产生围产儿TTTS、双胎生长不一致、IUGR、双胎之一或全部死亡的重要因素。有研究报道，双胎妊娠发生胎盘间血管吻合时，双胎输血综合征、宫内生长受限的发生率将会大大提高，其中双胎输血综合征的发生率是

10% ~ 20%，宫内生长受限的发生率是 40% ~ 50%。双胎妊娠发生时，如果双胎妊娠绒毛膜性为单绒毛单羊膜性妊娠，则可以发生双胎儿脐带间相互缠绕，产生胎儿供血不足，最终导致围产儿死亡的发生。有研究证实了单绒毛膜双羊膜囊双胎的围生期死亡率是 30% ~ 40%，而单绒毛膜单羊膜双胎的围生期死亡率可高达 60%。因此，双胎妊娠的绒毛性质，直接影响了围产母胎的结局，不同的绒毛膜性产生的卫生母胎结局截然不同。临床上，诊断绒毛膜性质对于多胎妊娠围生期母胎有着重要的意义。因此，早期诊断双胎妊娠绒毛膜性，制订降低双胎妊娠母胎结局的不良结局，是改善双胎妊娠结局的重要方法。

双胎妊娠绒毛膜性质是双胎妊娠母胎的直接影响因素。临床检查一般采用彩色多普勒超声来诊断双胎绒毛膜性质。双胎妊娠绒毛膜性质包括，双绒双羊、单绒双羊、单绒双胎等三种。双绒双羊胎儿一般情况下，胎盘会融合在一起，双胎可以通过一个胎盘存活。血液循环结构单独存在，两者之间并不相同，虽然双绒双羊胎儿也会发生围产儿并发合并症，血液循环受阻等原因导致的胎儿围生期死亡现象，但是，与单绒双羊胎儿相比较，胎儿围生期死亡率很低。单绒双羊膜双胎大多数情况下，其胎盘存在极高的吻合现象，由于胎盘吻合度极高，因此单绒双羊胎儿血液循环系统相通，当双胎共用一个血液循环系统时，很容易造成不平衡，造成双胎发育不一致、大小不等，甚至可以导致输血综合征，双胎之一宫内死亡等严重的双妊娠围生期不良结果。因此单绒双羊双胎妊娠期合并症，胎儿死亡率远高于双绒双胎胎儿。单绒单膜胎儿自然发生率极低，但是单绒单膜双胎极易发生脐带缠绕现象，导致胎儿血液循环障碍。这也是单绒单膜胎儿围生期死亡率极高的主要原因。综上所述，双胎绒毛膜性不同，所导致的胎儿围生期合并症，围生期死亡等结局有很大的差别。

参考文献

[1] 赵岩，刘彩霞，魏军，等．双胎妊娠期缺铁性贫血诊治及保健指南（2023年版）[J]．中国实用妇科与产科杂志，2023，39（4）：419-430.

[2] 中国妇幼保健协会双胎妊娠专业委员会．双胎妊娠期缺铁性贫血诊治及保健指南（2023年版）[J]．中国实用妇科与产科杂志，2023，39（4）：419-430.

[3] 马静，霍飞霞，宋林琳．超声联合磁共振成像诊断单绒毛膜多胎妊娠畸形效果[J]．中国计划生育学杂志，2023，31（3）：624-627.

[4] 朱家豪，张卫社．双胎妊娠宫颈功能不全治疗方法的应用研究进展[J]．山东医药，2022，62（30）：94-98.

[5] 沈瑜，施海英，陆澄秋．双胎妊娠合并未足月胎膜早破对新生儿早期结局的影响[J]．中国优生与遗传杂志，2022，30（9）：1605-1607.

[6] 张珊珊．双胎妊娠与妊娠期高血压疾病的临床特点研究[J]．西安医学院临床医学硕士专业学位论文，2022，1-52.

[7] 刘倚君，陈瑞欣，刘兴会．双胎妊娠早产预测方法的研究进展[J]．实用妇产科杂志，2021，37（8）：591-594.

[8] 甘泉．双胎临床处置[M]．武汉：湖北科学技术出版社，2021.

[9] 覃桂灿，杨水华．超声在多胎妊娠中的应用进展[J]．影像研究与医学应用，2021，5（16）：6-7、10.

[10] 中国妇幼保健协会双胎妊娠专业委员会．双胎妊娠超声筛查与诊断技术规范（2021年更新版）[J]．中国实用妇科与产科杂志，2021，37（5）：550-553.

[11] 孙梦星，石慧峰，魏瑷．双胎妊娠缺铁性贫血的监测和管理研究进展[J]．中国实用妇科与产科杂志，2021，37（9）：978-981.

[12] 孙国强，肖梅，陈湘漪．产科诊疗常规[M]．武汉：华中科学技术大学出版社，2021.

[13] （以）Moshe Hod，（美）Vincenzo Berghella，Mary E.D'Alton，（意）Gian Carlo Di Renzo，et al．围产医学新技术 妊娠合并症预测与预防[M]．北京：中国科学技术出版社，

2021.

[14] 沈鸿飞，李佳钰，张立阳，等．双胎妊娠子痫前期预防和处理 [J]. 中国实用妇科与产科杂志，2021，37（5）：531–535.

[15] 郎景和．妇产科学新进展（2021 版）[M]. 北京：中华医学电子音像出版社，2021.

[16] 徐知菲．临床急重症与麻醉学 [M]. 西安：陕西科学技术出版社，2021.

[17] 颜建英．剖宫产术从基础到应用 [M]. 武汉：华中科技大学出版社，2021.

[18] 林冠．研究妊娠期糖尿病对双胎妊娠围产结局的影响价值 [J]. 糖辰病新世界，2021，24（20），46–48+52.

[19] 潘育林．双胎发育不均衡的危险因素及妊娠结局 [J]. 广州医科大学硕士学位论文，2020，1–37.

[20] 成立红．妇产科疾病临床诊疗进展与实践 [M]. 昆明：云南科技出版社，2020.

[21] 耿慧珍，王子莲．瘢痕子宫多胎妊娠的孕期管理 [J]. 中华产科急救电子杂志，2020，9（2）：83–86.

[22] 杨映霞．现代临床超声诊断技术与应用 [M]. 哈尔滨：黑龙江科学技术出版社，2020.

[23] 孙聪欣．实用产前超声诊断 [M]. 哈尔滨：黑龙江科学技术出版社，2020.

[24] 胡晗宇，张术波，周玉堂．现代常见疾病超声诊断技术 [M]. 汕头：汕头大学出版社，2020.

[25] 周光美．分析胎心监护在产科中的应用进展 [J]. 中国医疗器械信息，2020，57–59.

[26] 徐生芳，杨磊，钱吉芳，等．MRI 联合超声在异常双胎妊娠中的应用价值 [J]. 影像研究与医学应用，2020，4（10）：25–27.

[27] 李境．现代妇产科与生殖疾病诊疗 [M]. 开封：河南大学出版社，2020.

[28] 战军，邢爱耘，廖光东，等．多胎妊娠延迟分娩的研究现状 [J/CD]. 中华妇幼临床医学杂志（电子版），2020，16（2）：155–160.

[29] 蒋晨昱，鲍晨怡，刘兴会．胎儿生长受限的诊治 [J]. 实用妇产科杂志，2020，36（3）：170–173.

[30] 中国妇幼保健协会双胎妊娠专业委员会．双胎输血综合征诊治及保健指南（2020）[J]. 中国实用妇科与产科杂志，2020，36（8）：714–721.

[31] 中国妇幼保健协会双胎妊娠专业委员会．双胎反向动脉灌注序列征诊治及保健指南（2020）[J]. 中国实用妇科与产科杂志，2020，36（6）：524–530.

[32] 中国妇幼保健协会双胎妊娠专业委员会.选择性胎儿宫内生长受限诊治及保健指南（2020）[J].中国实用妇科与产科杂志，2020，36（7）：618-625.

[33] 中国医师协会介入医师分会妇儿介入专委会，中华医学会放射学分会介入学组生殖泌尿专委会，中国妇儿介入联盟.围分娩期产科出血介入治疗中国专家共识[J/OL].中华介入放射学电子杂志，2020，8（1）：1-5.

[34] 薛聪颖，杨慧霞.双胎妊娠合并妊娠期糖尿病的研究进展[J].中国妇产科临床杂志，2020，21（3）：332-334.

[35] 崔金晖，李萍，欧阳丽萍，等.双胎妊娠早期糖尿病相关危险因素分析及预测[J].中山大学学报（医学科学版），2020，41（6）：944-950.

[36] 刘碧岩.妇产科学（第2版）[M].长春：吉林科学技术出版社，2019.

[37] 刘彩霞.双胎妊娠孕期管理及临床研究热点[J].中华产科急救电子杂志，2019，8（1）：1-4.

[38] 黄林环，王子莲.多胎妊娠的孕期监护[M].实用妇产科杂志，2019，35（9）：647-650.

[39] 李勇.当代妇产科学临床诊治基础与进展[M].长春：吉林科学技术出版社，2019.

[40] 万燕南，程茜.双胎生长不一致的成因与结局研究进展[J].现代医药卫生，2019，35（19）：2999-3002.

[41] 邓春艳，王晓东，余海燕.多胎妊娠延迟分娩现状[J].实用妇产科杂志，2019，35（2）：109-112.

[42]（美）柯蒂斯·L.贝辛格，（美）布伦达·A.巴克林，（美）大卫·R.甘布林.产科麻醉学（原书第2版）[M].陈新忠，黄绍强，主译.合肥：中国科学技术出版社，2019.

[43] 林小凤，樊尚荣."羊水栓塞临床诊断与处理专家共识（2018）"解读[J/CD].中华产科急救电子杂志，2019，8（1）：32-37.

[44] 高爽.辅助生殖技术合并多胎妊娠的研究[J].中国冶金工业医学杂志，2019，36（6）：631-632.

[45] 赵君利，袁莹莹.辅助生殖治疗中多胎妊娠的防治[J].山东大学学报（医学版），2019，57（10）：20-26.

[46] 谭季春，董萌，李萍萍.辅助生殖技术常见的伦理问题及管理[J].山东大学学报（医学版），2019，57（10）：60-66.

[47] 王丽霞，王洪萍，李北氢，等.妇产科急危重症救治手册[M].开封：河南科学

技术出版社，2019.

[48] 黎嘉雅，易星，屈岩松，等 . 现代疼痛治疗学与临床麻醉技术 [M]. 开封：河南大学出版社，2019.

[49] 孙增勤 . 实用麻醉手册 [M]. 开封：河南科学技术出版社，2019.

[50] 朱丽丽，罗昭永，于婷儿，等 . 妇产科临床诊断要点与综合治疗（第 2 版）[M]. 长春：吉林科学技术出版社，2019.

[51] 阿依努尔古丽·艾买提，王冬梅 . 双胎绒毛膜性质对妊娠结局的研究进展 [J]. 临床医药文献杂志，2018，5（25）：196-198.

[52] 徐丛剑，华克勤 . 实用妇产科学（第 4 版）[M]. 北京：人民卫生出版社，2018.

[53] 中华医学会妇产科学分会产科学组 . 孕前和孕期保健指南（2018）[J]. 中华妇产科杂志，2018，53（1）：7-13.

[54] 谢幸，孔北华，段涛 . 妇产科学（第 9 版）[M]. 北京：人民卫生出版社，2018.

[55] 于文倩，刘彩霞 . 多胎妊娠如何预防子痫前期 [J]. 中国实用妇科与产科杂志，2018，34（5）：493-499.

[56] 张春红 . 实用妇产科手术学 [M]. 天津：天津科学技术出版社，2018.

[57] 李焕荣 . 双胎合并妊娠期高血压疾病临床特征研究 [J]. 天津医科大学硕士学位论文，2018，138.

[58] 国家卫生和计划生育委员会公益性行业科研专项《常见高危胎儿诊治技术标准及规范的建立与优化》项目组 . 射频消融选择性减胎术技术规范（2017）[J]. 中国实用妇科与产科杂志，2017，33（7）：699-701.

[59] 中华医学会生殖医学分会 . 多胎妊娠减胎术操作规范（2016）[J]. 生殖医学杂志，2017，26（3）：193-198.

[60] 石一复 . 剖宫产瘢痕妊娠及相关问题 [M]. 北京：人民军医出版社，2016.

[61] 刘风华，杨业洲，张松英，等 . 辅助生殖技术并发症诊断及处理共识 [J]. 生殖与避孕，2015，35（7）：431-439.

[62] 丁艳丽 . 临床妇产科常见急危重症 [M]. 西安：西安交通大学出版社，2014.

[63] 瞿晓娴，应豪 . 多胎妊娠早期母儿并发症预测及规范化管理 [J]. 国际妇产科学杂志，2013，40（6）：492-495.

[64] 林其德，马宁 . 多胎妊娠的早期管理 [J]. 国际妇产科学杂志，2013，40（6）：483-484.

[65] 雷曾静，何跃东，余海燕 . 双胎妊娠羊水过多的诊断意义 [J]. 中国计划生育和妇产科 2013，15（3）：55-58.

[66] 鞠衍馨，王晓明 . 双胎妊娠剖宫产术中发生羊水栓塞 1 例 [J]. 实用医药杂志，2012，29（03）：228.

[67] 吴星光 . 双胎妊娠合并妊娠期肝内胆汁淤积症临床特点分析 [J]. 海南医学，2012，23（16）：81–83.

[68] 张惜明 . 实用妇产科学（第 2 版）[M]. 北京：人民卫生出版社，2011.

[69] 郝天羽，李云飞，刘海萍，等 . 临床生殖医学与进展 [M]. 天津：天津科学技术出版社，2011.

[70] 庞国明 . 院前急救指南 [M]. 北京：中国医药科技出版社，2011.

[71] 王子莲 . 妇产科疾病临床诊断与治疗方案 [M]. 北京：科学技术文献出版社，2010.

[72] 罗欣，漆洪波 . 多胎妊娠的营养管理 [J]. 中国实用妇科与产科杂志，2009，25（6）：407–410.

[73] 张俊丽 . 肝素在产科的应用研究进展 [J]. 中国煤炭工业医学杂志，2008，11（5）：782–783.

[74] 董素贞，朱铭，张弘 . 双胎胎儿畸形的磁共振诊断 [J]. 放射学实践，2007，22（4）：380–383.

[75] 汪希鹏，林其德 . 双胎未足月胎膜早破的处理 [J]. 中国实用妇科与产科杂志，2006，（06）：415–416.

[76] 陈金铃 . 肝素在产科领域中的应用 [J]. 医学综述，2006，12（24）：1531–1532.

[77] 李孝芳 . 双胎妊娠产后出血的预防和护理 [J]. 现代中西医结合杂志，2005，14（4）：525.

[78] 褚红女，黄荷凤 . 肝素在产科中的应用 [J]. 中华妇产科杂志，2003，38（4）：252–253.

[79] 林秋华 . 疑难妇产科学 [M]. 武汉：湖北科学技术出版社，2002.

[80] 李巨 . 产科理论与手术 [M]. 北京：辽宁科学技术出版社，1998.

附录1 双胎早产诊治及保健指南（2020年版）

一、背景

随着辅助生殖技术的不断发展，全球各个国家的双胎妊娠率均明显增加。美国基于人群的报道双胎妊娠率从 1980 年的 1.89% 增加到 2009 年的 3.33%，2018 年为 3.26%。2019 年英国国家卫生与临床优化研究所（NICE）双胎及多胎妊娠指南中基于人群的报道双胎妊娠率为 1.60%。我国基于人群的双胎妊娠率尚不清楚，中国妇幼保健协会双胎妊娠专业委员会根据对 2019 年全国不同地区、不同层次的 64 家医疗单位的最新统计表明，分娩量 556 298 例、双胎妊娠 20 547 例，双胎妊娠率为 3.69%。

早产是双胎妊娠最主要的并发症。2018 年美国基于人群的双胎早产的发生率高达 60.32%，是单胎的 6 倍。李洋洋等回顾性分析 2016 年 1 ~ 12 月参加我国国家卫生和计划生育委员会公益性行业科研专项项目的三甲医院 2 825 例双胎妊娠患者数据，发现早产率为 60.78%。中国妇幼保健协会双胎妊娠专业委员会根据对 2019 年全国不同地区、不同层次的 48 家医疗单位的最新统计表明，双胎早产约占双胎妊娠的 58.71%。双胎早产给社会及家庭带来巨大的经济和精神负担。中国妇幼保健协会双胎妊娠专业委员会结合国内外研究进展制定的"双胎早产诊治及保健指南（2020 年版）"，旨在降低双胎早产风险，改善妊娠结局。本指南循证证据等级和推荐等级分类标准参考英国皇家妇产科学院（RCOG）2017 年发布的单绒毛膜（MC）双胎管理指南。本指南标出的循证证据等级见 2020 年本刊第 7 期《选择性胎儿宫内生长受限诊治及保健指南（2020）》。

二、发病原因及病理生理

双胎早产的病因是多因素的，除了与单胎早产一致的病因外，宫腔压力大、胎盘面积大、遗传等因素也增加早产风险，复杂性双胎治疗性早产也是双胎早产的重要原因

（推荐等级：D）。

1. **宫腔压力大**　由于双胎的子宫容积增加，宫腔压力大，子宫平滑肌细胞过度扩张，子宫肌层应力增加促进前列腺素与缩宫素产生，容易诱发宫缩或导致胎膜早破，导致早产发生（循证证据等级：4）。

2. **胎盘面积大**　双胎妊娠的胎盘面积较大，分泌的促肾上腺皮质激素释放激素和胎儿肺部分泌的表面活性蛋白 A 也较多，也会刺激子宫收缩，诱发早产（循证证据等级：4）。

3. **双胎妊娠治疗性早产**　在双胎妊娠早产中比例很高，约为 1/3。主要因为双胎妊娠的合并症和并发症，如子痫前期等，需提前终止妊娠。复杂性双胎如选择性胎儿生长受限（sIUGR）、双胎输血综合征（TTTS），尤其是宫内治疗后早产发生率较高（循证证据等级：3）。

4. **遗传因素**　来自双胎和家族的早产研究证明，基因遗传因素与早产之间存在联系，其遗传率为 15% ~ 35%（循证证据等级：4）。针对单胎早产的研究中，来自辛辛那提儿童医院医学中心早产研究中心的一项研究对 43 568 例孕妇采用全基因组关联研究（GWAS）方法分析发现，早期 B- 细胞因子 1（EBF1）、真核硒代半胱氨酸 tRNA 特异性延伸因子（EEFSEC）和血管紧张素 Ⅱ 受体 2（AGTR2）等基因变异与早产显著相关。

三、诊断及鉴别诊断

1. **双胎早产诊断标准**　参照 2014 年中华医学会妇产科学分会产科学组的《早产临床诊断与治疗指南》，本指南双胎早产定义为妊娠满 28 周至不足 37 周分娩的双胎妊娠（推荐等级：D）。

早产的上限全球统一，即妊娠不满 37 周分娩。由于各国新生儿诊治水平不同，早产下限设置也不相同。不少发达国家采用妊娠满 20 周，也有一些采用妊娠满 22 周、24 周，包括中国在内的大多数发展中国家沿用世界卫生组织（WHO）20 世纪 60 年代的定义，即妊娠满 28 周或新生儿出生体重≥ 1000 g。早产临产指妊娠满 28 周至不足 37 周，出现规则宫缩（20 分钟≥ 4 次，或 60 分钟≥ 8 次）；内诊检查提示宫颈管进行性缩短（宫颈缩短≥ 80%），伴有宫口扩张（循证证据等级：4）。

2. **鉴别诊断**　应与妊娠晚期出现的生理性子宫收缩相鉴别，后者多为不规则、无痛感，且不伴有宫颈管缩短和宫口扩张等改变。

四、双胎早产的治疗

推荐双胎孕妇同单胎一样，对于有早产症状者应用宫缩抑制药延长孕周，为胎儿宫内转运及促胎肺成熟赢得时机（推荐等级：C）。推荐对于孕周小于 32 周双胎早产患者在无其他用药禁忌情况下常规使用硫酸镁进行胎儿神经保护（推荐等级：C）。推荐对 1 周内早产风险较高的双胎妊娠 34 周前可按单胎妊娠的处理方式进行糖皮质激素促胎肺成熟治疗（推荐等级：C）。对于早产胎膜早破及有绒毛膜羊膜炎症状的双胎早产孕妇应用抗生素是有益的（推荐等级：A）。

1. 宫缩抑制药　抑制宫缩药物主要有钙离子通道阻断剂、β 肾上腺素能受体激动剂、缩宫素受体拮抗药等，这些药物用于预防与治疗单胎妊娠早产的研究较多，但对双胎妊娠早产的临床研究较少。无论单胎还是多胎妊娠，宫缩抑制药只是为了尽量延长孕周，为促胎肺成熟及宫内转运争取时机。在胎死宫内、致死性胎儿畸形、胎儿窘迫、母体出血伴血流动力学不稳定者、重度子痫前期、胎盘早剥、绒毛膜羊膜炎等情况禁用宫缩抑制药（循证证据等级：4）。

（1）钙通道拮抗药：2011 年 Derbent 等观察了硝苯地平用于自发性早产治疗的妊娠结局，其中单胎 58 例、双胎 32 例，研究提示两组均能明显延长孕周，两组间并发症无明显差异，均未出现严重的心血管不良反应。硝苯地平用于双胎自发性早产的治疗是安全有效的，但仍需大样本的研究证明（循证证据等级：2+）。

关于硝苯地平的具体剂量及用法，目前的研究均参照单胎妊娠。起始剂量 20mg 口服，若 30 分钟后宫缩持续存在，再次口服 20mg；可再次观察 30 分钟，若宫缩仍不明显缓解，仍可给予 20mg 口服。持续剂量：若血压稳定，硝苯地平 20mg/6h，持续 48 小时，最大剂量 160mg/d。硝苯地平对于双胎妊娠，更需注意低血压等风险（循证证据等级：4）。

（2）β 肾上腺素能受体激动剂：可与子宫平滑肌上受体结合，达到抑制宫缩效果，但同时也会兴奋心血管受体，使母胎心率增快、血糖升高、水钠潴留、血钾降低（循证证据等级：4）。双胎妊娠的血容量较单胎大，且胶体渗透压更低，β 肾上腺素能受体激动剂应用于双胎孕妇时，需要更加警惕母体发生心力衰竭或肺水肿的风险。日本的一项回顾性队列研究纳入了从 2009—2016 年的 226 例双胎早产病例，结果提示静脉应用 β 肾上腺素能受体激动剂能明显延长孕周，但同时母体肺水肿发生率高达 13.6%，且与总剂量相关，提示 β 肾上腺素能受体激动剂应用于双胎早产时更需谨慎（循证证据等级：2+）。

2015 年的一项 Meta 分析纳入了 5 项随机对照研究，共 344 例双胎患者，均比较了安慰剂及 β 肾上腺素能受体激动剂预防无症状双胎早产的效果，结果提示 β 肾上腺素能受体激动剂虽能减少双胎自发性早产发生率，但不能降低早产胎膜早破的发生率（循证证据等级：1+）。

目前关于 β 肾上腺素能受体激动剂在双胎中的应用剂量仍然参照于单胎剂量，起始剂量 50 ~ 100 μg/min 静脉滴注，每 10 分钟增加剂量 50 μg/min，至宫缩停止，最大剂量不超过 350 μg/min，共 48 小时，因为双胎应用中发生肺水肿的可能性明显高于单胎，因此在具体应用中需适当减量（循证证据等级：4）。

（3）前列腺素合成酶抑制药：2016 年的一项多中心回顾性队列研究提示，在 24 孕周前宫颈扩张 ≥ 1cm 的无症状双胎妊娠中应用吲哚美辛可显著延长从诊断到分娩时间，降低自发性早产发生率并改善围生期结局（循证证据等级：1+）。2020 年昆士兰卫生组织（QLD）指南指出，由于吲哚美辛对胎儿及新生儿可能有不利影响，包括动脉导管早闭、胎儿血流改变、肾功受损、坏死性小肠炎等，药物需在 28 孕周前，且其他宫缩抑制药无效或存在禁忌时使用。使用时需密切监测胎儿状态。我国 2014 年早产指南推荐 32 孕周前使用，起始剂量 50 ~ 100mg 经阴道或直肠给药，或口服，之后 25mg/6h，持续 48 小时。禁忌证包括：孕妇血小板功能不良、出血性疾病、肝功能不良、胃溃疡、有对阿司匹林过敏的哮喘病史（循证证据等级：4）。

（4）缩宫素受体拮抗药：2016 年一项针对 60 例 24 ~ 33 孕周双胎妊娠的随机对照研究，比较了阿托西班 18 小时短方案与 45 小时长方案治疗晚期流产及早产的疗效与安全性，结果提示阿托西班能明显延长双胎妊娠孕周，且不良反应少见（循证证据等级：2+）。目前临床上对于缩宫素受体拮抗药的应用剂量仍然是参照单胎，具体剂量用法为起始剂量 6.75mg 静脉滴注 1 分钟，继之 18mg/h 维持 3 小时，接着 6mg/h 持续 45 小时（循证证据等级：4）。

2. 双胎早产中糖皮质激素的应用　2014 年美国妇产科医师学会（ACOG）指南指出，1 周内早产风险高的双胎妊娠可按照单胎妊娠方式进行促胎肺成熟处理。2018 年加拿大妇产科医生协会（SOGC）指南指出，不推荐常规重复或多次（≥ 2 次）给予糖皮质激素，但对于小于 34 孕周、并在未来 1 周内极有可能发生早产的孕妇，如果前次应用糖皮质激素的时间至少超过 14 天，可以重复应用 1 个疗程的糖皮质激素。对于明确绒毛膜羊膜炎者，不建议应用糖皮质激素促胎肺成熟。具体剂量：倍他米松 12mg 肌内注射，24 小时重复 1 次，共 2 次。地塞米松 6mg 肌内注射，12 小时重复 1 次，共 4 次（循证证据等级：4）。

3. 硫酸镁的神经保护作用　2017 年的 Mete 分析表明，产前应用硫酸镁能够预防脑瘫，降低胎儿 / 婴儿死亡或脑瘫风险（循证证据等级：1-）。2019 年 SOGC 指南推荐对于即将早产者（< 34 孕周），应考虑产前使用硫酸镁进行胎儿神经保护。"即将早产"至少包含以下 1 种情况：①宫颈扩张 ≥ 4cm，伴或不伴未足月临产前胎膜早破；②胎儿或母体指征所致的计划性早产。对于因胎儿或母体因素导致的计划性早产，推荐尽可能在接近分娩前 4 小时使用硫酸镁。对于早产不再进展或已使用 24 小时最大剂量的患者应停用硫酸镁，同时已进入第二产程时也应停用硫酸镁。目前没有足够证据表明产前硫酸镁用于胎儿神经保护需重复疗程，但根据硫酸镁的母体血清半衰期为 4 小时及抑制母体细胞因子产生是一种重要的神经保护机制，如果最后 1 次使用硫酸镁在 12 小时之前，那么对即将早产的妇女进行再次治疗是合理的。2020 年 QLD 指南推荐首剂 4g 静脉推注（大于 20 分钟），然后 1g/h 持续 24 小时或至分娩（循证证据等级：4）。硫酸镁用于双胎早产的临床研究报道较少，鉴于硫酸镁作用的药理机制，对于双胎妊娠早产儿神经系统可能也具有一定的保护作用（循证证据等级 2+）。

4. 抗生素　对于胎膜完整无感染征象的孕妇不推荐预防性应用抗生素。双胎早产胎膜早破病例中，应用青霉素或头孢菌素和（或）大环内酯类广谱抗生素已显示可改善新生儿结局，降低绒毛膜羊膜炎的风险（循证证据等级：1+）。在有绒毛膜羊膜炎症状的双胎早产孕妇中应用抗生素，能有效减少感染带来的风险，尽力延长胎儿宫内发育时间，为促胎肺成熟、营养胎儿神经治疗赢得时间；同时也能减少母胎发生感染造成不良结局的可能性（循证证据等级：1+）。

五、保健

1. 分级保健（推荐等级：D）

（1）筛查机构与诊断机构：有能力进行孕期产前检查以及超声检查的各级医院及孕妇保健机构。

（2）治疗机构与分娩机构：具有新生儿抢救能力的三甲医院。

（3）随访机构：应由分娩机构及各级妇幼保健单位进行（循证证据等级：4）。

2. 转诊机制（推荐等级：D）　根据双胎妊娠孕妇的孕周、胎儿宫内情况、母体产科并发症以及是否存在双胎妊娠特有的并发症等情况，结合当地基层医院的产科及儿科等医疗诊治水平综合考虑。不具备早产儿抢救及治疗能力的机构，一旦出现先兆早产，应当尽快转诊至上级能够进行治疗的单位进行进一步治疗及评估，以免延误新生儿抢救（循证证据等级：4）。

3. 筛查与预测

（1）早产分娩史是双胎早产的独立危险因素。双胎早产风险与孕妇年龄、肥胖及种族等有关（推荐等级：B）。宫颈锥切术能够增加双胎早产的风险（推荐等级：C）。

Berveiller 等进行一项回顾性分析提出，自发性单胎早产史是双胎妊娠早产的独立危险因素。Easter 等通过一项多中心随机对照研究发现，有早产分娩史的孕妇发生早产的概率是无早产史孕妇的 2 倍（循证证据等级：1+）。

Noehr 等研究中纳入 9868 例双胎妊娠孕妇，分析得出宫颈锥切明显增加双胎早产率（循证证据等级：2–）。

2018 年一项涉及 2 930 958 例双胎妊娠的系统研究，研究对象为单绒毛膜和双绒毛膜双胎妊娠妇女，目的是评估临床早产的预测因素，研究结果显示：胎膜早破、子痫前期、糖尿病、妊娠合并内科疾病、前置胎盘、瘢痕子宫等、年龄 < 20 岁、肥胖（BMI > 35）、非白人种族、黑人种族等因素均与早产风险显著增加有关（循证证据等级：1+）。McLennan 等在一项纳入 955 882 例双胎妊娠的大型人群队列研究中发现，早产风险在孕妇年龄为 15 ~ 17 岁时最高，随着年龄的增长逐渐降低，后续当孕妇年龄达到 40 岁及以上时风险会逐渐上升（循证证据等级：2+）。对于双胎早产高危人群，临床需要重点筛查监测。

（2）经阴道超声宫颈长度测量预测双胎早产应从 14 孕周开始，截断值为 25 mm（推荐等级：D）。

Melamed 等研究了 441 名双胎孕妇，总共进行了 2826 次超声宫颈测量，从 14 ~ 18 孕周开始，直到 28 ~ 32 孕周，每 2 ~ 3 周测量 1 次。提示宫颈缩短孕周越早或短期内进行性缩短与早产发生密切相关（循证证据等级：2+）。2020 年 QLD 指南建议，宫颈长度测量应从 14 孕周到 24 孕周，每 2 周监测 1 次（循证证据等级：4）。

2016 年一项 Meta 分析包括了 4409 例双胎，研究认为在 18 孕周之前测量宫颈长度 < 30 mm 对于预测 28 孕周前分娩最有意义，而 22 孕周以后测量宫颈长度则是预测 28^{+1} ~ 36 孕周分娩的最佳孕周，该研究建议在 18 孕周以前进行宫颈长度测量以预测双胎妊娠早产（循证证据等级：1+）。2010 年一项 Meta 分析包括 3523 例双胎，研究认为无症状妇女中，在 20 ~ 24 孕周时宫颈长度 ≤ 20 mm 是 32 孕周和 34 孕周前早产最准确的预测因子。在 20 ~ 24 孕周时宫颈长度 ≤ 25 mm，可以预测 28 孕周前早产，其阳性似然比为 9.6（循证证据等级：1+）。2016 年 ISUOG 指南中建议宫颈长度测量是预测双胎妊娠早产的首选方法，孕中期最常用的宫颈长度截断值为 25 mm（循证证据等级：4）。

（3）胎儿纤连蛋白（fFN）：可预测双胎早产，结合宫颈长度能增强预测价值（推荐等级：C）。

2020 年一篇来自英国伦敦玛丽女王大学 WHO 妇女健康合作中心的 Meta 分析，包括了 6077 例双胎，该研究认为无论是对于有早产症状还是无症状的双胎孕妇，若 fFN 呈阳性，早产发生的可能性会增加，14 天内分娩的可能性也会增加（循证证据等级：1+）。Matthews 等研究了 155 例 22 ~ 28 孕周超声提示宫颈长度 ≤ 25 mm 的双胎，在宫颈缩短的无症状双胎中，fFN 阳性与自发性早产显著相关。如果对双胎孕妇进行宫颈长度筛查，fFN 检测可同时进行（循证证据等级：2+）。Kuhrt 等在一项纳入 130 例双胎妊娠的前瞻性研究中同样指出在 22 ~ 27^{+6} 孕周进行 fFN 定量检测能准确预测 < 30 孕周的自发性早产，结合宫颈长度或早产史能明显增强预测价值（循证证据等级：2+）。

4. 孕期监测　2020 年 QLD 指南建议对有早产症状的患者除了 fFN 检测及超声测量宫颈长度以外，还应行腹部触诊评估宫缩情况、阴道窥器检查、宫颈扩张程度评估、细菌性阴道病检查、B 族链球菌检查、中段尿的细菌学检查（推荐等级：D，循证证据等级：4）。

2020 年 QLD 指南建议当孕妇出现以下情况时，应考虑进一步评估及住院监测及治疗（推荐等级：D）。① fFN 阳性并且大于 50 ng/mL；②经阴道超声监测宫颈长度 ≤ 25 mm；③ 2 ~ 4 小时宫颈发生变化；④规律宫缩和腹痛；⑤宫颈扩张，伴或不伴有腹痛；⑥需要进一步观察；⑦其他母儿因素（循证证据等级：4）。

六、预防

1. 对于 16 ~ 24 孕周阴式超声显示宫颈长度 ≤ 25 mm 的双胎孕妇　推荐每日阴道使用黄体酮 400 mg 预防自发性早产（推荐等级：D）。

2020 年 SOGC 指南提出，对于 16 ~ 24 周阴式超声显示宫颈长度 ≤ 25 mm 的双胎孕妇，阴道黄体酮预防自发性早产是安全有效的，从 16 ~ 24 孕周开始，持续用到 34 ~ 36 孕周。双胎妊娠推荐每日阴道使用黄体酮 400 mg 预防自发性早产（循证证据等级：4）。

2. 预防性宫颈环扎不能预防双胎早产　宫颈长度 < 15 mm 或宫颈扩张 > 10 mm 的双胎孕妇进行宫颈环扎术能获得较大收益（推荐等级：B）。

目前国际上对于宫颈环扎术预防双胎早产的研究结论仍不一致。Métairie 等为明确预防性宫颈环扎在预防双胎早产中的作用，纳入 2002—2017 年共 69 例伴 34 孕周前晚期流产或早产的双胎妊娠孕妇，发现预防性宫颈环扎并不能降低 34 孕周前双胎早产发生率（循证证据等级：1+）。2015 年，Saccone 等的研究发现，在 49 例于 24 孕周前宫颈长度 < 25 mm 的双胎患者中，环扎组与非环扎组 < 34 孕周的早产率差异无统计学意义，而极低出生体重儿与新生儿呼吸窘迫综合征的发生率环扎组反而更高（循证证据等级：

2－）。Li 等对 16 项随机对照研究进行 Meta 分析发现，伴宫颈长度＜ 15 mm 或宫颈扩张
＞ 10 mm 的双胎孕妇进行宫颈环扎能明显降低早产发生率并延长妊娠周数（循证证据等
级：2－）。2019 年 SOGC 临床实践指南指出，对于双胎妊娠宫颈长度＜ 15 mm 者，环扎
手术可能是有利的，仍需进一步研究证实。当宫颈扩张＞ 1 cm 时与单胎妊娠一样，可考
虑实施紧急宫颈环扎术，可获得较大收益（循证证据等级：4）。

3. 不推荐单纯使用宫颈托预防双胎早产（推荐等级：D） 2019 年 NICE 指南中指出，
在双胎妊娠中不建议常规使用宫颈托预防自发性早产（循证证据等级：4）。

七、分娩方式

双胎妊娠分娩方式取决于双胎的绒毛膜性、胎先露、孕龄和临床医生的经验。双胎
妊娠本身并不是剖宫产指征。

1. 单羊膜囊双胎应在妊娠 32 ～ 34 周剖宫产终止妊娠（推荐等级：C） 单绒毛膜单
羊膜囊易发生脐带缠绕，妊娠期及围生期都有可能因为脐带因素发生胎死宫内。因此，
单绒毛膜单羊膜囊双胎，建议选择剖宫产术终止妊娠（循证证据等级：2+）。

2. 双羊膜囊双胎中，第一胎为非头位的双胎终止妊娠时建议剖宫产（推荐等级：D）
2019 年 NICE 指南中建议，双胎的第一胎为非头位时，因阴道分娩风险较高，例如会发
生脐带脱垂等情况，应选择剖宫产终止妊娠（循证证据等级：4）。

3. 双羊膜囊双胎中，在 32 孕周及以后的孕周，若第一胎为头先露，无论第二胎是
什么胎位，都可考虑阴道分娩（推荐等级：B） 2019 年的一项随机对照研究将 2804 例
自然发动分娩双胎孕妇分为剖宫产组和阴式分娩组进行研究。这些双胎的分娩时间为
32 ～ 38^{+6} 孕周，并且第一胎为头位，研究发现两组在新生儿和母体结局方面无明显差
异（循证证据等级 1+）。2014 年发表的包括 1424 例大于 32 孕周双胎的多中心研究表明，
第一胎为头位、第二胎为非头位的双胎在阴道分娩后转为剖宫产的比例为 6.2%，而双头
位的孕妇阴道分娩后转剖宫产的比例为 0.9%，两组有显著差异，但两组的死产率、新生
儿死亡率、新生儿监护病房入住率均无显著差异（循证证据等级：2+）。

4. 小于 32 孕周的早产双胎分娩方式需根据患者具体情况决定（推荐等级：C） 对
于小于 32 孕周、或估计胎儿体重＜ 1500 g 的早产儿，剖宫产和阴道分娩仍存在争议。
Barzilay 等研究发现，对于双胎中第二胎体重较低（＜ 1500 g）的双胎，无论是头位－头
位，还是头位－非头位，阴式分娩会增加新生儿脑出血的风险。但该研究样本数仅 193
例，需要进一步大样本量的随机对照试验来进一步验证（循证证据等级：2－）。Hunter 等
对 6636 例 24 ～ 32^{+6} 孕周的双胎进行回顾性分析研究发现，剖宫产组的新生儿神经系

统损伤的发生小于阴道分娩组，但呼吸窘迫综合征的发生率增高（循证证据等级：2+）。2020 年 Mol 等对于 26 ~ 32 孕周的早产双胎进行回顾性研究，研究包括 1655 例双胎，其中剖宫产 212 例、阴道分娩 1443 例，结果提示剖宫产的围产儿死亡率高于阴式分娩（10% VS 6.5%）。该研究认为对与小于 32 孕周双胎早产，阴式分娩是更好的选择（循证证据等级：2+）。因此，对于小于 32 孕周的双胎早产，还需要根据患者具体情况决定分娩方式。

八、产时及产后管理

1. 产时管理

（1）阴道试产需配备经验丰富的产科医生、助产士及新生儿科医生　产程中持续同时监测双胎胎心，并配备床旁超声（推荐等级：D）。

双胎阴道试产分娩中影响因素多并且极易出现突然的病情变化，应与患者及家属充分沟通，试产时需持续、同时监测双胎胎心，配备床旁超声设备，以便能随时评估胎产式和先露（循证证据等级：2-）。

（2）双胎阴道试产除医生要掌握阴道手术助娩技术外，还需同时具备急诊剖宫产条件（推荐等级：D）。

双胎行阴道试产，除了需要接产人员能够施行阴道手术助娩，可以行内倒转术及臀位助产外，第一胎娩出后，第二胎有发生胎儿窘迫、脐带脱垂以及胎盘早剥等可能，需要具备急诊剖宫产条件（循证证据等级：2-）。

（3）延迟结扎脐带应用于双胎的安全性及有效性研究证据不足（推荐等级：D）。

2017 年 ACOG 建议对单胎早产儿进行延迟结扎脐带，延迟夹闭时间至少推迟 30 ~ 60 秒。

单胎早产儿延迟结扎脐带能够增加新生儿血容量，改善血液循环，减少输血并且降低坏死性小肠结肠炎和脑室出血的发生率。并且未发现会增加新生儿红细胞增多症、黄疸以及母体产后出血的风险。由于证据不足且理论上存在不利于血流动力学变化的风险，该指南不反对也不推荐双胎妊娠延迟结扎脐带（循证证据等级：4）。

（4）延迟分娩可提高双胎第二胎生存率，潜在感染风险应充分告知并注意防治（推荐等级：B）。

延迟分娩指双胎妊娠第一胎娩出后可将第二胎保留在子宫内维持妊娠以增加第二胎生存机会。2015 国内双胎指南认为延迟分娩条件为：第一胎阴道分娩；延迟分娩的胎儿胎膜完整，胎儿宫内状况良好；无胎儿窘迫、胎盘早剥、羊膜腔感染或其他不利于继续妊娠的母体因素（循证证据等级：4）。

2009 年 Arabin 等进行的一项回顾性研究，研究对象包括延迟分娩的双胎 38 例（第一胎分娩 25 孕周前 18 例，25 ~ 31 孕周 20 例），双胎第一胎在 25 孕周前分娩第一胎无存活，第二胎存活率为 60%。双胎第一胎分娩在 25 孕周后，第一胎及第二胎存活率分别为 50% 及 94%，差异显著。25 孕周后延迟分娩也给第二胎赢得了糖皮质类固醇激素治疗的机会。该研究中包含 4 例单绒毛膜双羊膜囊双胎，延迟分娩平均天数为 9 天，明显少于双绒毛膜双羊膜囊双胎的 19 天（循证证据等级：2-）。

2020 年 Cheung 等对 16 篇关于延迟分娩的文献进行荟萃分析，共纳入 432 例双胎孕妇。结果提示延迟分娩能显著改善第二胎儿的存活率，但 39% 的母体出现严重并发症，如局部感染 / 败血症、绒毛膜羊膜炎、出血、胎盘早剥和子宫切除术（循证证据等级：2-）。执行延迟分娩治疗前应向患者及家属充分告知并取得知情同意（循证证据等级：4）。

2. 产后管理　产后应积极防治产后出血，加强第三产程管理（推荐等级：C）。

双胎妊娠为产后出血高危因素，研究表明第三产程预防性使用宫缩剂可有效降低出血风险。一旦发生产后出血，应组织一个包括妇产科、麻醉科以及血液科的多学科小组进行抢救。给予宫缩药物，宫腔填塞或双腔球囊压迫，子宫动脉栓塞甚至开腹手术干预，持续监测保障心血管功能的稳定并且执行有效的大量输血方案（循证证据等级：2-）。

九、心理支持

对孕妇进行心理护理，给予心理安慰及支持，同时还需要让患者得到家属的理解和帮助（推荐等级：D）。

双胎妊娠的孕妇及丈夫可能会面临精神压力加大、经济负担加重及婴儿照顾等诸多问题，有发生抑郁症或焦虑障碍的风险，双胎早产常与各种并发症相关，也会使他们产生压力。此外，早产儿需要进一步的住院治疗而导致母婴分离时，压力和焦虑可能增加，需要心理、社会支持（循证证据等级：2+）。

国外有研究发现，经历严重的应激生活事件是自发早产的预测因素。应安排护理人员与孕妇进行必要的交流和讨论，让产妇了解早产的相关知识；给患者必要的安慰和支持，减轻患者的心理压力和负担，使其保持乐观向上的心情；同时，还需要让患者得到家属的理解和帮助（循证证据等级：2-）。

十、预后及随访

双胎早产儿神经发育障碍风险增加，根据国家早产儿保健工作规范，双胎早产儿应酌情增加随访次数（推荐等级：D）。

1. 预后　2016年一项关于32孕周前早产儿的回顾性研究中，包括194例单胎及89例双胎，在儿童2岁时进行评估，发现单绒毛膜双胎与同孕龄双绒毛膜双胎或单胎相比，发生包括脑瘫在内的严重神经发育障碍的风险升高（循证证据等级：2++）。亦有回顾性研究发现，双胎晚期早产儿与同孕龄的单胎晚期早产儿相比预后相似，但存在体重差异（循证证据等级：2-）。

一项系统评价报道称，神经运动障碍风险增加在某种程度上似乎是由双胎的出生体重较轻、胎龄较小引起的。然而研究存在一些局限性，如未充分控制混杂因素、研究的样本量较小。但双胎与单胎在认知障碍或孤独症的发生风险方面无差异（循证证据等级：2+）。在Wadhawan等发表的关于1996—2005年出生的超低出生体重儿（出生体重≤1000g）的文章中，对8296例单胎与2164例双胎在纠正月龄18～22孕周时进行评估，logistic回归分析显示，与单胎相比，双胎神经发育障碍有增加趋势（循证证据等级：2++）。

2. 随访　建议除常规行新生儿随访工作以外，可于胎儿出生后2年内，每6个月对早产儿随访评估智力、运动、能力、神经系统发育情况等，以后每年1次，直至出生后5年（循证证据等级：4）。

附录2 双胎妊娠临床处理指南（2020年更新）

前　言

2015年，中华医学会围产医学分会胎儿医学学组及中华医学会妇产科学分会产科学组围绕双胎妊娠领域的重要临床问题，参考国内外相关文献、指南及共识，结合我国临床实践，共同编制发布了我国的"双胎妊娠临床处理指南"（以下简称"2015双胎指南"）。2015双胎指南第1部分的主要内容为双胎妊娠孕期的产前检查规范、孕期监护、早产的预防，以及分娩方式的选择；第2部分的主要内容为双胎妊娠特殊问题的处理。这部建立在循证医学证据基础上的临床实践指南，在过去5年里，对建立我国双胎妊娠的规范诊治及转诊流程、开展复杂性多胎妊娠的管理及宫内干预，以及组织多中心双胎妊娠的临床流行病学研究等起到了重要的指导作用。

近年来，国内外关于双胎领域的临床及基础研究十分活跃，不断有新的循证医学证据涌现。为确保指南推荐的质量及时效性，中华医学会围产医学分会胎儿医学学组及中华医学会妇产科学分会产科学组决定基于近5年（尤其是近2～3年）发表的相关文献及专家共识，对原有指南进行更新。本指南更新中的推荐/证据等级的界定方法与原指南保持一致，采用GRADE方法对系统评价的证据质量和推荐强度分级（表1）。如果发现临床研究证据的质量优于2015双胎指南的相关证据，则对证据进行更新，并对相关推荐进行再评估，以决定原有推荐条款是否需要更新，或增加新的推荐。

基于2015双胎指南梳理的临床问题，本次指南更新包括如下3部分内容。第1部分是原有推荐需要更新，或需要增加新的推荐；第2部分是推荐无须更新，但形成推荐的证据需要更新；第3部分是双胎研究领域最新的临床热点问题。

表1 本指南的证据质量和推荐强度等级

	证据质量等级		推荐强度等级
Ⅰa	来自对随机对照研究的 Meta 分析文献	A	有良好和一致的科学证据支持（有随机对照研究支持，如Ⅰ级证据）
Ⅰb	至少来自 1 个随机对照研究		
Ⅱa	至少来自 1 个设计严谨的非随机对照研究	B	有限的或不一致的文献的支持（缺乏随机性的研究，如Ⅱ或Ⅲ级证据）
Ⅱb	至少来自 1 个设计严谨的试验性研究		
Ⅲ	至少来自 1 个设计良好的、非试验性描述研究，如相关性分析研究、比较性分析研究或病例报告		
Ⅳ	来自专家委员会的报告或权威专家的经验	C	主要根据专家共识（如Ⅳ级证据）
		E	经验性结论，为临床实践的经验推荐，缺乏科学文献支持

一、原有推荐需要更新，或需要增加新的推荐

1. 双胎妊娠的产前筛查及产前诊断

问题 1：无创产前检测（NIPT）是否适用于双胎妊娠常见非整倍体异常筛查？

专家观点或推荐：早孕期应用母体血浆中胎儿游离 DNA（cffDNA）筛查 21- 三体具有较高的敏感性和特异性，筛查效能与单胎妊娠近似，且优于早孕期联合筛查或中孕期母体生化筛查（推荐等级：B）。

2019 年，英国胎儿医学基金会（FMF）采用母体血浆 cffDNA 对 997 例孕 10 ~ 14^{+1} 周的双胎妊娠进行 18-、21- 和 13- 三体的筛查，首次检测失败率为 10.5%。其中，双绒毛膜双胎检测失败率（11.3%）高于单绒毛膜双胎（4.9%）及单胎妊娠（3.4%）。该研究发现，孕妇年龄、体重、种族、双胎绒毛膜性、受孕方式、血清游离 β - 人绒毛膜促性腺激素和妊娠相关血浆蛋白 -A 浓度是检测失败的独立预测因素。双绒毛膜双胎检测失败率高于单胎的主要原因可能与参与此研究的双绒毛膜双胎多为辅助生育技术受孕，且多为初产妇有关。首次检测失败的孕妇接受了重复检测，最终成功获得 NIPT 结果的人群中，21-、18- 和 13- 三体的检出率分别为 16/17、9/10 和 1/2，总筛查特异度为 99.4%（962/968）（证据等级：Ⅱb）。

将 FMF 的这项临床研究与另外 7 项相关临床研究（均为前瞻性队列研究，共 3 807 例双胎妊娠）做 Meta 分析发现，21- 三体（8 项研究、3 774 例双胎）和 18- 三体（5 项

研究、3 101 例双胎）的检出率（OR 值及其 95% CI）分别为 98.2%（83.2% ~ 99.8%）和 88.9%（64.8% ~ 97.2%），假阳性率分别为 0.05%（0.01% ~ 0.26%）和 0.03%（0 ~ 0.33%）；而 13- 三体由于筛查阳性样本过少（3 项研究、2572 例双胎），检出率有待进一步评估。目前认为，采用母体血浆 CffDNA 在早孕期筛查双胎 21- 三体的敏感性和特异性较高，筛查效能与单胎近似，且优于早孕期联合筛查或中孕期母体生化筛查。但因总体研究样本量较少，难以评价筛查双胎 18- 三体与 13- 三体的效果。国际上的其他研究也基本支持 FMF 的结论（证据等级：Ⅱ b）。

2. 双胎妊娠早产的筛查、诊断、预防和治疗

问题 2：预测双胎妊娠早产的母体危险因素有哪些？

专家观点或推荐：

（1）既往早产史或既往早期足月单胎分娩史与双胎妊娠早产密切相关。（推荐等级：B）

（2）孕妇年龄、种族、产次、孕前体重指数（BMI）、吸烟史，以及妊娠合并糖尿病，与双胎妊娠早产密切相关（推荐等级：B）。

Berveiller 等对 618 例有足月分娩史的双胎经产妇进行回顾性临床研究发现，270 例（43.7%）发生了早产（＜孕 37 周），其中 57 例（21.1%）有早期足月单胎（孕 37 ~ 38^{+6} 周）自然分娩史。Logistic 回归分析提示，具有早期足月单胎自然分娩史的双胎妊娠孕妇，发生自发性早产（＜孕 32 周、＜孕 34 周和＜孕 37 周）的风险高于对照组（OR = 3.51，95% CI 1.59 ~ 7.46；OR = 3.56，95% CI 1.88 ~ 6.61；OR = 3.52，95% CI 2.10 ~ 5.94）（证据等级：Ⅱ a）。

此外，Marleen 等对 59 篇双胎妊娠文献、共 2 930 958 例双胎孕妇进行系统回顾发现，孕妇年龄＜ 20 岁、BMI ＞ 35、初产妇或有早产分娩史者早产风险均增加。非白人种族、吸烟史、妊娠合并糖尿病也增加＜孕 34 周早产风险。其中，早产分娩史与双胎妊娠早产的关系最为密切（OR = 2.67，95% CI 2.16 ~ 3.29）。

因此，在对双胎妊娠孕妇进行咨询及妊娠管理时，应仔细询问上述病史，考虑到上述危险因素对早产造成的额外风险（证据等级：Ⅱ a）。

问题 3：宫颈环扎术可以预防双胎妊娠早产的发生吗？

专家观点或推荐：对于宫颈长度＜ 1.5 cm 或宫颈扩张＞ 1 cm 的双胎妊娠，宫颈环扎术可能延长妊娠，并减少早产的发生（推荐等级：B）。

2019 年发表的 1 篇纳入 16 项研究、共 1 211 例双胎孕妇的系统综述及 Meta 分析表明，当宫颈长度＜ 1.5 cm 时，施行宫颈环扎术可使孕周平均延长 3.89（95% CI 2.19 ~ 5.59）周，从而降低早产（＜孕 37 周）的风险（RR = 0.86，95% CI 0.74 ~ 0.99）。

对于宫颈扩张＞1cm 的孕妇，宫颈环扎术使孕周延长 6.78（95% CI 5.32 ~ 8.24）周，并降低＜孕 34 周早产的风险（RR ＝ 0.56，95% CI 0.45 ~ 0.69），同时改善围产儿结局。然而，由于数据有限，对于宫颈长度 ≥ 1.5cm 的双胎妊娠，无论有无早产史，宫颈环扎术的疗效均不能确定（证据等级：Ⅱ b）。

问题 4：孕激素可以预防双胎妊娠早产的发生吗？

专家观点或推荐： 无症状且中孕期超声显示宫颈管短的双胎孕妇，阴道使用孕激素可降低＜孕 35 周早产的风险，降低新生儿死亡率以及部分新生儿疾病的患病率。没有证据提示阴道使用孕激素对新生儿远期神经发育有显著影响（推荐等级：A）。

Romero 等对 6 项以中孕期超声显示宫颈长度 ≤ 2.5cm 的双胎妊娠孕妇为研究对象的随机对照研究进行系统综述和 Meta 分析，共纳入 303 例双胎孕妇（治疗组 159 例，对照组 144 例）。治疗组从孕 18 ~ 24 周开始阴道使用孕激素（100 ~ 400mg/d），对照组使用安慰剂或期待观察。比较 2 组的妊娠结局发现，与对照组相比，治疗组孕 33 周前早产的风险较低（RR ＝ 0.69，95% CI 0.51 ~ 0.93），新生儿死亡、呼吸窘迫综合征、机械通气和极低出生体重儿等发生率亦较低，且子代 4 ~ 5 岁时智力发育缺陷的风险未见明显增加（证据等级：Ⅰ a）。

3. 双绒毛膜双胎的孕期并发症

问题 5：如何诊断双绒毛膜双胎生长不一致？

专家观点或推荐： 双绒毛膜双胎生长不一致的诊断标准为双胎中一胎估测体重＜同胎龄第 3 百分位数；或一胎符合以下 3 个条件中的至少 2 个：①一胎估测体重＜第 10 百分位数；②2 个胎儿估测体重差异 ≥ 25%；③较小胎儿的脐动脉搏动指数＞第 95 百分位数（推荐等级：E）。

长期以来，双绒毛膜双胎生长不一致的诊断标准一直未达成共识。我国 2015 双胎指南采纳了英国皇家妇产科学会、加拿大妇产科学会和美国妇产科医师学会的诊断标准，定义为双胎估测体重相差 15% ~ 25%。2016 年，国际妇产科超声学会定义为双绒毛膜双胎之一估测体重＜第 10 百分位。因既往各研究采用的诊断标准不一致，难以将这些研究结果进行比较或 Meta 分析。为了形成统一的诊断标准，指导多中心临床研究，2019 年国际上 60 名相关领域专家采用 Delphi 法，经过 4 轮网上问卷调查，达成了专家共识。

问题 6：早孕期筛查双绒毛膜双胎头臀长的差异能预测不良妊娠结局吗？

专家观点或推荐： 早孕期超声筛查头臀长的差异预测不良妊娠结局的价值有限（推荐等级：B）。

2020 年 Litwinska 等探讨了 4896 例双绒毛膜双胎孕妇孕 11 ~ 13 周 2 个胎儿头臀长

的差异［（较大胎儿的头臀长－较小胎儿的头臀长）/ 较大胎儿的头臀长 ×100%］与不良妊娠结局（胎儿丢失、围产儿死亡、早产等）的相关性，结果发现双绒毛膜双胎头臀长的差异 ≥ 15% 时，孕 20 周及 24 周前胎儿丢失的风险明显大于头臀长的差异 < 15% 者（RR 值分别为 4.811 和 3.620，95% CI 分别为 1.838 ~ 10.924 和 1.900 ~ 6.897），因此建议孕期加强监测。但采用早孕期超声筛查头臀长的差异预测不良妊娠结局的灵敏度及特异度较低，筛查价值有限（证据等级：Ⅱ b）。

4. 单绒毛膜性双胎妊娠孕期特殊并发症

问题 7：如何诊断选择性胎儿生长受限（sFGR）?

专家观点或推荐： 诊断 sFGR 需符合双胎中一胎估测体重＜第 3 百分位数，或符合以下 4 项中的至少 2 项：①一胎估测体重＜第 10 百分位数；②一胎腹围＜第 10 百分位数；③ 2 个胎儿估测体重差异 ≥ 25%；④较小胎儿的脐动脉搏动指数＞第 95 百分位数（推荐等级：E）。

关于单绒毛膜双胎 sFGR 的诊断标准，长期以来一直未达成共识。我国 2015 双胎指南采用的标准是单绒毛膜双胎中，任一胎儿估测体重＜相应孕周的第 10 百分位数。2016 年国际妇产科超声学会将 sFGR 定义为单绒毛膜双胎之一估测体重＜第 10 百分位数，并且双胎估测体重差异＞ 25%。

2019 年国际上 60 名相关领域专家采用 Delphi 法，经过 4 轮网上问卷调查，达成了上述共识，以指导今后的临床研究及实践（证据等级：E）。

问题 8：如何诊断双胎贫血 – 多血质序列征（TAPS）?

专家观点或推荐： TAPS 的产前诊断标准为临床排除双胎输血综合征（TTTS），多血质儿大脑中动脉收缩期峰值流速（MCA-PSV）≤ 0.8 中位数倍数（MoM），贫血儿 MCA-PSV ≥ 1.5 MoM，或 2 个胎儿 MCA-PSV 差值 ≥ 1.0 MoM。

产后的诊断标准为 2 个胎儿血红蛋白水平差异 ≥ 80 g/L，并且贫血儿与多血质儿的网织红细胞比值 ≥ 1.7（推荐等级：E）。

Tollenaar 等和 Tavaresde Sousa 等发现，若采用双胎 MCA-PSV 的 MoM 差值作为 TAPS 产前诊断的标准，准确率可能更高，但仍需更多的研究进行验证（证据等级 Ⅱ B）。

2019 年，国际 50 名相关领域专家采用 Delphi 法，经过 3 轮网上问卷调查，达成了上述共识，在定义中增加了 "2 个胎儿 MCA-PSV 差值 ≥ 1.0 MoM" 作为诊断标准，删除了原产后诊断中 "需胎盘灌注测量血管吻合直径" 的内容。

二、推荐未更新，但形成推荐的证据需要更新

1. 双胎妊娠分娩方式及分娩孕周

问题 1：双胎延迟分娩如何处理?

专家观点或推荐：双胎妊娠延迟分娩过程中存在严重母儿感染的风险。需向患者及其家属详细告知风险利弊，仔细评估，慎重决定（推荐等级：B）。

2020 年，Cheung 等对 16 篇、包含 432 例双胎孕妇（153 例为双绒毛膜双羊膜囊双胎，6 例为单绒毛膜双羊膜囊双胎，273 例绒毛膜性不详）的文献进行 Meta 分析发现，当第 1 个胎儿分娩孕周为 13 ~ 31^{+6} 周时，可考虑延迟分娩。第 2 个胎儿延迟分娩的时间为 29（1 ~ 153）天（$n = 127$），但第 2 个胎儿分娩的存活率主要与其实际分娩孕周有关。第 2 个胎儿在孕 22 ~ 24^{+6} 周、孕 25 ~ 27^{+6} 周和 > 孕 28 周分娩的存活率分别为 28%、58% 和 100%。延迟分娩能提高双绒毛膜双胎第 2 个胎儿的存活率（OR = 14.89，95% CI 6.19 ~ 35.84，10 项研究、87 例）。但目前关于单绒毛膜双羊膜囊双胎延迟分娩的数据有限（2 例），尚不足以说明延迟分娩对单绒毛膜双羊膜囊孕妇妊娠结局的影响。还需注意的是，延迟分娩存在较高的母体并发症风险（39%），如感染、败血症、绒毛膜羊膜炎、出血等。故实施延迟分娩前，应充分告知孕妇及家属，必须使其全面了解双胎延迟分娩的过程及利弊，提供个性化咨询，慎重选择（证据等级：Ⅱb）。

实施延迟分娩还需具备如下条件：第 1 个胎儿阴道分娩；延迟分娩的胎儿胎膜完整，胎儿宫内状况良好；无胎儿窘迫、胎盘早剥、羊膜腔感染或其他不利于继续妊娠的母体因素。

2. 双绒毛膜双胎孕期并发症

问题 2：对妊娠中晚期的双绒毛膜双胎生长不一致如何管理?

专家观点或推荐：建议将双胎生长不一致的孕妇转诊至有经验的产前诊断中心进行详细的胎儿结构筛查，并咨询及决定是否需要进行胎儿遗传学检查（推荐等级：B）。

双绒毛膜双胎生长不一致者发生死胎的风险更高。2018 年 D'Antonio 等包括 10 877 例双胎妊娠的 Meta 分析显示，在双绒毛膜双胎生长不一致 ≥ 15%、≥ 20%、≥ 25% 和 ≥ 30% 时，发生死胎的 OR 值（95% CI）分别是 9.8（3.91 ~ 29.4）、7.0（4.15 ~ 11.8）、17.4（8.27 ~ 36.7）和 22.9（10.2 ~ 51.6），其中小胎儿的死亡率高于大胎儿。当双胎中至少一胎是小于胎龄儿时，发生胎死宫内的风险更高，但新生儿死亡风险并没有显著增加。因此建议，如发现双绒毛膜双胎生长不一致，晚孕期应加强监护，综合考虑胎儿估测体重、孕周、母体情况等因素，选择适宜的分娩时机（证据等级：Ⅱb）。

问题 3：双绒毛膜双胎中一胎胎死宫内对母胎的影响以及临床处理？

专家观点或推荐：双绒毛膜双胎胎盘之间无吻合血管，其中一胎胎死宫内一般不会因血管交通因素对另一胎造成不良影响。但早产是双绒毛膜双胎中一胎胎死宫内后的最大风险，共存胎儿发生胎死宫内的风险也较高（推荐等级：B）。

2019 年，Mackie 等更新了其团队发表于 2011 年的 Meta 分析。新的研究发现，当双绒毛膜双胎中的一胎于孕 14 周后胎死宫内时，另一胎胎死宫内的发生率（OR 值及其 95% CI）为 22.4%（16.2% ~ 30.9%）、早产的发生率为 53.7%（40.8% ~ 70.6%），产后新生儿颅脑影像学异常、神经发育异常和新生儿死亡率分别为 21.2%（10.6% ~ 42.4%）、10%（3.9% ~ 27.7%）和 21.2%（14.5% ~ 31.2%）。该研究所揭示的双绒毛膜双胎一胎胎死宫内后，共存胎儿的死亡率及神经发育异常的风险高于以往的文献报道。尽管作者指出，对发表文章的选择偏倚可能导致结果中的风险增高，但应强调对存活的共存胎儿产前密切监测的重要性（证据等级：ⅡB）。

3. 单绒毛膜双胎孕期特殊并发症

问题 4：如何治疗 TTTS？

专家观点或推荐：对于 Quintero 分期Ⅱ期及以上的孕 16 ~ 26 周的 TTTS，可提供胎儿镜激光术治疗。TTTS 的治疗应该在有能力进行宫内干预的胎儿医学中心进行（推荐等级：A）。

胎儿镜下胎盘吻合血管激光电凝术能明显改善 TTTS 患儿的预后，最佳手术孕周为孕 16 ~ 26 周。但对于Ⅰ期 TTTS 采用期待治疗、羊水减量或胎儿镜激光术治疗，尚未形成共识。尽管相关随机对照研究已开展数年，但尚未得出结论性意见。根据已有文献，期待治疗者双胎存活率为 57.9% ~ 76.6%，至少一胎存活率为 75.8% ~ 90.2%。10% ~ 59% 的Ⅰ期 TTTS 可能出现进展（样本量 9 ~ 49 例）。当羊水减量作为一线治疗时，双胎存活率为 59% ~ 90%，至少一胎存活率为 90% ~ 96%，0 ~ 47.7% 出现病情进展（样本量 19 ~ 30 例）。当胎儿镜作为一线治疗时，双胎存活率为 71% ~ 83%，至少一胎存活率为 86% ~ 95%，未报道术后进展（样本量 20 ~ 110 例）。这些研究提示，对Ⅰ期 TTTS 直接行胎儿镜治疗，其胎儿存活率与期待治疗和羊水减量相近，但可能有助于减缓病情进展。由于相关研究样本量较少，且缺乏新生儿结局和儿童远期神经系统结局，以上结果仍期待大样本随机对照研究予以证实（证据等级：Ⅱb）。

随着胎儿镜手术的广泛开展，TTTS 围产儿结局已得到极大改善。胎儿镜术后至少一胎存活率为 81% ~ 88%，双胎存活率为 56% ~ 69%，平均分娩孕周超过 32 周。随着胎儿镜术式的发展，与选择性激光电凝术相比，Solomon 技术可显著降低吻合血管残留所致的继发性 TAPS（3% 与 16%）和 TTTS 复发的风险（1% 与 7%）。与围产儿相关的近期并发症还包括胎儿丢失（10%～30%）、胎膜早破（15%～40%）和羊膜束带综合征（2.2%）等（证据等级：Ⅱb）。

胎儿镜术后 TTTS 胎儿生后的远期并发症，尤其是神经系统损伤，一直是关注的重点。2020 年发表的一项 Meta 分析发现，TTTS 胎儿生后发生神经系统并发症和严重神经系统并发症的风险分别为 10% 和 6%。其他远期并发症包括受血儿心功能不全和右心室流出道梗阻等。但经过近 10 年的随访，大多数存活双胎儿童期心脏功能也未见异常。随着手术例数的积累，胎儿镜术后母体并发症也越来越受到关注。据报道，胎儿镜母体并发症总体发生率为 6.2%，其中严重并发症（包括胎盘早剥、严重感染、肺水肿等）的发生率为 1.7%（证据等级：Ⅱb）。对接受胎儿镜激光治疗的孕妇进行长期随访，未发现胎儿镜激光治疗对母体的生育存在远期不良影响。

问题 5：如何对 sFGR 进行分型、预后和临床干预的咨询？

专家观点或推荐：sFGR 的临床转归和处理较为复杂。应尽可能在有经验的产前诊断中心或胎儿医学中心接受详细的评估，制订诊疗方案（推荐等级：B）。

sFGR 的预后与分型有关，分型方法与原指南保持一致。

Ⅰ型 sFGR 预后一般良好，小胎儿出现病情恶化（如脐血流缺失或倒置）的情况较少见。2019 年一篇 Meta 分析发现Ⅰ型 sFGR 胎死宫内的比例仅为 3.1%，存活胎儿中仅 2.1% 出现神经系统并发症。但近期文献报道，Ⅰ型 sFGR 出现病情进展的比例为 11.1%～26%，提示对Ⅰ型 sFGR 孕妇也应加强监测。对于病情稳定的Ⅰ型 sFGR，可期待妊娠至 34～36 周分娩（证据等级：Ⅱb）。

Ⅱ型 sFGR 的小胎儿多存在严重的胎盘灌注不良，70%～90% 的胎儿在孕 30 周前出现病情恶化。有学者对Ⅱ型 sFGR 的临床结局进行分析发现，接受期待治疗的小胎儿存活率为 70%～88%。但由于相关研究样本量少（8～47 例），且各研究中心对 sFGR 的定义、监测频率、分娩时机以及胎儿存活率的定义均不相同，导致各研究结果之间缺乏可比性。因此亟待采用统一定义、统一诊治流程的多中心、大样本的研究。目前推荐每周评估胎儿羊水与血流，每 2 周评估胎儿生长发育与趋势。若小胎儿病情稳定，建议一般不超过孕 32 周终止妊娠（证据等级：Ⅱb）。

Ⅲ型 sFGR 小胎儿的健康情况多能在孕 32～34 周之前保持稳定，有 10.1%（95% CI 4.9%～16.9%）可能发生恶化。15%～20% 的Ⅲ型 sFGR 会发生小胎儿突然死亡。即使双胎均活产，大胎儿存在脑损伤的风险为 15%～30%。这是由于Ⅲ型 sFGR 多存在较大直径的动脉与动脉吻合，虽然可以通过"代偿"对小胎儿起保护作用，但当小胎儿发生胎心率下降或血压降低时，大胎儿会通过粗大的吻合血管迅速向小胎儿体内急性输血，导致大胎儿死亡或发生神经系统损伤。接受期待治疗的Ⅲ型 sFGR 中，双胎存活率为 87% ～ 92%，大胎儿娩出后头颅影像学异常的发生率显著高于小胎儿（16.3% 与 7.5%）。目前对Ⅲ型 sFGR 建议的宫内监测频率与Ⅱ型一致，建议一般不超过孕 34 周终止妊娠（证据等级：Ⅱ b）。

当超声提示Ⅱ型和Ⅲ型 sFGR 出现小胎儿病情恶化或濒死的表现，如小胎儿静脉导管 A 波持续性倒置、羊水过少、胎儿水肿或生长停滞时，可考虑宫内干预，提供选择性减胎术或胎儿镜下胎盘吻合血管激光电凝术（证据等级：Ⅱ b）。

常用的选择性减胎术包括射频消融减胎术、超声下双极电凝术和胎儿镜下脐带凝固术等。Ⅱ型和Ⅲ型 sFGR 减胎术后，新生儿存活率为 73% ～ 93%（样本量 15 ～ 50 例）。选择性减胎术的母体风险包括胎膜早破、出血、绒毛膜羊膜炎等（证据等级：Ⅱ b）。

对于小胎儿宫内状况恶化但有保留双胎意愿的家庭，可尝试胎儿镜手术。与 TTTS 的胎儿镜治疗相比，sFGR 的小胎儿羊水多在正常范围，且受到操作空间和可视度制约，手术较为困难。胎儿镜手术的优势在于通过阻断吻合血管。当单绒毛膜双胎之一胎死宫内时，胎儿镜手术可显著降低另一胎神经系统损伤的风险，且有机会保留双胎（Ⅱ型和Ⅲ型 sFGR 接受胎儿镜治疗后，双胎存活率分别为 38.7% 和 67%）。但胎儿镜手术也存在一些弊端。与期待治疗相比，胎儿镜术后小胎儿死亡率上升，且大胎儿存活率略低于选择性减胎术。胎儿镜的母体风险与选择性减胎术相同（证据等级：Ⅱ b）。

由于各中心对 sFGR 的定义、宫内干预时机和干预经验均有所不同，对于Ⅱ型和Ⅲ型 sFGR，尚不明确宫内治疗是否能真正改善围产儿结局，仍需统一定义下的多中心、大样本研究进一步证实。在临床实践中应该告知孕妇及家属其胎儿的可能预后，在充分咨询的基础上根据病情的严重程度、家属的意愿，以及医院是否具备宫内干预的条件，制订个体化的治疗方案。

问题 6：单绒毛膜双胎一胎胎死宫内后，如何咨询存活胎儿的预后？

专家观点或推荐：由于单绒毛膜双胎的特殊性，建议由有经验的专科医师负责存活胎儿的预后咨询（推荐等级：B）。

在单绒毛膜双胎妊娠中，关于早孕期双胎之一胎死宫内对另一胎儿的潜在风险及严重程度，目前尚无研究证实。中、晚孕期单绒毛膜双胎一胎死亡后，另一胎会通过胎盘吻合血管对死亡胎儿进行急性宫内输血，从而导致供血儿脑损伤甚至死亡。

2019 年 Mackie 等的一项 Meta 分析发现，当单绒毛膜双胎一胎于孕 14 周死亡后，共存胎儿胎死宫内的发生率（95% CI）为 41.0%（33.7% ～ 49.9%）。存活胎儿中，20.0%（12.8% ～ 31.1%）产前 MRI 出现异常影像学表现。早产、新生儿颅脑影像学异常、神经发育异常和新生儿死亡率分别为 58.5%（33.7% ～ 49.9%）、43%（32.8% ～ 56.3%）、28.5%（19.0% ～ 42.7%）和 27.9%（21.1% ～ 36.9%）。这个研究结果提示，单绒毛膜双胎一胎胎死宫内后，共存胎儿的死亡率高于以往的文献报道。单绒毛膜双胎一胎发生胎死宫内的孕周是影响存活胎儿预后的关键因素。与孕 28 周后死亡者相比，孕 28 周前发生一胎死亡者，存活胎儿胎死宫内和新生儿死亡的风险均显著增高［OR 值（95% CI），2.31（1.02 ~ 5.25）和 2.84（1.18 ~ 6.77）］。当合并 sFGR 和早产时，新生儿的死亡风险明显增高［4.83（1.14 ~ 20.47）和 4.95（1.71 ~ 14.30）］（证据等级：Ⅱ b）。

问题 7：如何处理双胎反向动脉灌注（TRAP）序列征？

专家观点或推荐： 应将 TRAP 序列征的孕妇及时转诊到有经验的产前诊断中心或胎儿医学中心进行监测，给予相应的咨询，提供合理的治疗方案（推荐等级：C）。

TRAP 序列征的治疗方式和手术指征与 2015 双胎指南保持一致。但对于宫内治疗的时机，目前存在较大争议。传统的 TRAP 序列征宫内治疗在孕 16 周后进行，其成功率可达 80% ~ 90%。但在等待宫内治疗的过程中，约有 1/3 的泵血儿面临宫内死亡的风险。宫内干预成功的 TRAP 序列征病例，泵血儿发生早产和低出生体重的风险增加，可能会影响个体远期的健康发育，增加远期救治的社会经济成本。因此，也有学者主张在早孕期发现 TRAP 序列征后，于孕 16 周前进行宫内干预。但这仍需更大样本的数据支持。对于手术指征或手术时机的选择，建议临床医生进行个体化评估（证据等级：Ⅱ b）。

问题 8：如何诊断及处理单绒毛膜单羊膜囊（MCMA）双胎妊娠？

专家观点或推荐： MCMA 双胎妊娠因为脐带缠绕风险较高，孕期需加强监测。MCMA 双胎的分娩方式以剖宫产为宜，分娩时机以孕 32 ~ 34 周为宜（推荐等级：E）。

目前认为，对 MCMA 双胎的最佳诊断时机为孕 11 ~ 14 周。由于卵黄囊的分裂时间接近于羊膜囊，故以往有学者提出采用早孕期计数卵黄囊数目诊断 MCMA 双胎的方法。但 2019 年的一项 MCMA 双胎队列研究发现，有 32% 的 MCMA 双胎存在双卵黄囊，所以建议将 MCMA 双胎的诊断时间推迟到至少胎龄 8 周后，在经阴道超声准确排除双胎间羊膜分隔后再诊断（证据等级：Ⅲ）。

MCMA 双胎围产儿发病率和病死率较高。因此一旦诊断为 MCMA 双胎，应严密监护。但对于采用何种手段监测，以及监测频率如何，目前并无统一认识。2019 年的一项多中心前瞻性队列研究了 MCMA 双胎的妊娠结局，发现孕 24 周前胎儿死亡率为 31.8%，主要与自然流产、胎儿畸形有关；孕 24 周后围产儿的死亡率仅为 14.7%，低于以往研究，且死亡率随着孕周增大而下降，死亡孕周分布在孕 24 ~ 30 周，30 ~ 32 周和 ≥ 33 周的比例依次为 69.2%、11.8% 和 4.5%，这可能得益于近年来对单绒毛膜双胎管理策略的改进，包括超声早期诊断、严密监测以及适时（孕 32 ~ 34 周）分娩等。当 MCMA 双胎估测体重相差 ≥ 20% 时，胎儿死亡的风险增大，应适当增加胎儿监测频率。这些研究提示，对不合并结构异常和其他单绒毛膜双胎并发症（如 sFGR、TTTS 等）的 MCMA 双胎，可考虑期待治疗（证据等级：Ⅱ b）。

问题 9：如何治疗 TAPS？

专家观点或推荐： TAPS 一经诊断，建议每周监测 1 次。目前对于 TAPS 进行宫内治疗的指征尚无共识。2019 年的一篇 Meta 分析发现，对 TAPS 进行期待治疗、胎儿宫内输血和胎儿镜激光术，围产儿死亡率分别为 14.3%（13/91）、15.8%（12/76）和 10.3%（3/29），存活胎儿发病率为 23.5%（8/34）、25.6%（10/39）和 0，差异无统计学意义。2020 年发表的一项多中心研究纳入了 249 例原发的 TAPS 病例，比较期待治疗、宫内输血、胎儿镜激光术和选择性减胎术的妊娠结局，结果围产儿死亡率分别为 11.9%（12/101）、3.8%（2/52）、12.9%（21/163）和 2/17，新生儿严重并发症的发生率分别为 28.0%（26/93）、44.0%（22/50）、30.3%（44/145）和 4/17，差异均无统计学意义。目前尚无证据支持何种方法更为有效（证据等级：Ⅱ b）。

三、双胎临床研究领域最新热点问题

为了降低多胎妊娠的发病率和死亡率，改善多胎妊娠远期不良结局，减轻家庭的负担，2017 年，由英国双胎和多胎协会、澳大利亚双胎研究协会和英国圣乔治大学共同牵头，采用 James Lind Alliance 的方法，对从事双胎及多胎专业领域的临床医生、护理人员、研究员，以及多胞胎和多胞胎父母进行问卷调查。通过对调查问卷以及相关指南问题的汇总和筛选，最终提出多胎研究领域中十大亟待解决的问题，用以指导国际上该领域的研究方向，并为相关资助政策及指南的制订提供参考。现列举这十大问题如下。

1. 对相关工作人员开展多胎妊娠的专业培训，能否改善多胎妊娠孕妇的妊娠结局？

2. 如何降低多胎妊娠新生儿的住院率？如何缩短已住院新生儿的住院周期？

3. 如何预防或疏导多胎父母的产后心理健康问题？

4. 如何预防多胎妊娠的母体并发症？

5. 多胎妊娠的近远期结局如何？产前事件和医疗干预是如何影响这些结局的？

6. 三胎及三胎以上妊娠的最佳管理方案是什么？

7. 多胎妊娠中，小于胎龄儿的预期生长模式是什么？如何评估并有效管理多胎的生长？

8. 父母怎样才能更好地促进多胎妊娠胎儿出生后的成长发育（语言能力和教育等）？

9. 多胎妊娠产妇的近远期健康风险有哪些？

10. 哪些产前因素（如生活方式的改变、健康史、性格特征），以及对多胎父母提供哪些支持，最有利于多胎妊娠胎儿的分娩，以及多胎妊娠胎儿生后及其父母的健康管理及发展？

本次更新后，本指南的全部推荐条款见表2。

表2 双胎妊娠临床处理指南（2020年更新后）的全部推荐条款

问题	推荐条款	推荐等级
一、双胎绒毛膜性的判断		
如何判断双胎妊娠的绒毛膜性？	早、中孕期（孕6~14周）超声检查发现为双胎妊娠时，应该判断绒毛膜性，保存相关的超声图像	B
	如果判断绒毛膜性有困难时，需要及时转诊至区域性产前诊断中心或胎儿医学中心	E
二、双胎妊娠的产前筛查及产前诊断		
如何对双胎妊娠进行产前非整倍体筛查及双胎结构筛查？	孕11~13⁺⁶周超声筛查可以通过检测胎儿颈项透明层厚度评估胎儿发生唐氏综合征的风险，并可早期发现部分严重的胎儿畸形	B
	不建议单独使用中孕期生化血清学方法对双胎妊娠进行唐氏综合征筛查	E
	建议在孕18~24周进行超声双胎结构筛查。双胎容易因胎儿体位的关系影响结构筛查质量，有条件的医院可根据孕周分次进行包括胎儿心脏在内的结构筛查	C
无创产前检测是否适用于双胎妊娠常见非整倍体异常筛查？*	早孕期应用母体血浆中胎儿游离DNA筛查21-三体具有较高的敏感性和特异性，筛查效能与单胎妊娠近似，且优于早孕期联合筛查或中孕期母体生化筛查*	B*
如何对双胎进行细胞遗传学诊断？	对于有指征进行细胞遗传学检查的孕妇，要及时给予产前诊断咨询	E
	双胎妊娠有创性产前诊断操作带来的胎儿丢失率要高于单胎妊娠。建议转诊至有能力进行宫内干预的产前诊断中心进行	B
	对于双绒毛膜双胎，应对2个胎儿进行取样。对于单绒毛膜双胎，通常只需对其中任一胎儿取样；但如出现一胎结构异常或双胎大小发育严重不一致，则应对2个胎儿分别取样	B
三、双胎的妊娠期监护		
如何进行双绒毛膜双胎的妊娠期监护？	双绒毛膜双胎较单胎需要进行更多次的产前检查和超声监测，需要有经验的医师对此种高危妊娠进行孕期管理	B

问题	推荐条款	推荐等级
如何进行单绒毛膜双胎的妊娠期监护？	单绒毛膜双羊膜囊双胎的孕期监护需要产科医师和超声医师的密切合作。发现异常时，建议及早转诊至有条件的产前诊断中心或胎儿医学中心	B
	在充分知情告知的基础上，晚孕期加强对单绒毛膜单羊膜囊双胎的监护，酌情适时终止妊娠	C
四、双胎妊娠早产的筛查、诊断、预防和治疗		
预测双胎妊娠早产的母体危险因素有哪些？	既往早产史或既往早期足月单胎分娩史与双胎妊娠早产密切相关*	B*
	孕妇年龄、种族、产次、孕前体重指数、吸烟史，以及妊娠合并糖尿病，与双胎妊娠早产密切相关*	B*
宫颈长度测量能否预测早产？	经阴道宫颈长度测量及经阴道检测胎儿纤维连接蛋白可用于预测双胎妊娠早产的发生，但目前没有证据表明哪种方法更具优势	B
卧床休息可以减少双胎妊娠早产发生吗？	没有证据表明卧床休息和住院观察可以改善双胎妊娠的结局	A
宫颈环扎术可以预防双胎妊娠早产的发生吗？	对于宫颈长度＜1.5 cm 或宫颈扩张＞1 cm 的双胎妊娠，宫颈环扎术可能延长妊娠，并减少早产的发生*	B*
孕激素可以预防双胎妊娠早产的发生吗？	无症状且中孕期超声显示宫颈管短的双胎孕妇，阴道使用孕激素可降低＜孕 35 周早产的风险，降低新生儿死亡率以及部分新生儿疾病的患病率。没有证据提示阴道使用孕激素对新生儿远期神经发育有显著影响*	A*
双胎的促胎肺成熟方法与单胎不同吗？	对早产风险较高的双胎妊娠，可按照单胎妊娠的处理方式进行糖皮质激素促胎肺成熟治疗	C
宫缩抑制药可以预防双胎妊娠早产的发生吗？	与单胎妊娠类似，双胎妊娠中应用宫缩抑制药可以在较短时期内延长孕周，以争取促胎肺成熟及宫内转运的时机	B
五、双胎妊娠的分娩方式和分娩孕周		
双胎妊娠如何选择分娩方式？	双胎妊娠的分娩方式应根据绒毛膜性、胎方位、孕产史、妊娠合并症及并发症、子宫颈成熟度及胎儿宫内情况等综合判断，制订个体化的指导方案，目前没有足够证据支持剖宫产优于阴道分娩	C
	鉴于国内各级医院医疗条件存在差异，医师应与患者及家属充分沟通交流，使其了解双胎阴道分娩过程中可能发生的风险及处理方案、剖宫产的近期及远期的风险，衡利弊，个体化分析，共同决定分娩方式	E

问题	推荐条款	推荐等级
绒毛膜性能影响双胎妊娠分娩方式的选择吗？	无合并症的单绒毛膜双羊膜囊双胎及双绒毛膜双羊膜囊双胎可以选择阴道试产。单绒毛膜单羊膜囊双胎建议行剖宫产终止妊娠	B
如何决定双胎妊娠最佳分娩孕周？	建议对于无并发症及合并症的双绒毛膜双胎，可期待至孕 38 周时再考虑分娩	B
	无并发症及合并症的单绒毛膜双羊膜囊双胎，可以在严密监测下至孕 37 周分娩	B
	建议单绒毛膜单羊膜囊双胎的分娩孕周为孕 32 ~ 34 周，也可根据母胎情况适当延迟分娩孕周	C
	复杂性双胎（如 TTTS、sFGR 及双胎贫血 – 多血质序列征等）需要结合每个孕妇及胎儿的具体情况制订个体化的分娩方案	C
双胎的胎方位影响分娩方式选择吗？	双绒毛膜双胎、第 1 个胎儿为头先露的孕妇，在充分知情同意的基础上可以考虑阴道分娩	B
双胎延迟分娩如何处理？ [a]	双胎妊娠延迟分娩过程中存在发生严重母儿感染的风险，需向患者及其家属详细告知风险利弊，慎重决定	B
六、双绒毛膜双胎的孕期并发症		
如何诊断双绒毛膜双胎生长不一致？	双绒毛膜双胎生长不一致的诊断标准为双胎中一胎估测体重<同胎龄第 3 百分位数；或符合以下 3 个条件中的至少 2 个：①一胎估测体重<第 10 百分位数；②2 个胎儿估测体重差异≥ 25%；③较小胎儿的脐动脉搏动指数>第 95 百分位数 [*]	E[*]
对妊娠中晚期的双绒毛膜双胎生长不一致如何管理？ [a]	建议将双胎生长不一致的孕妇转诊至有经验的产前诊断中心进行详细的胎儿结构筛查，并咨询及决定是否需要进行胎儿遗传学检查	B
七、双绒毛膜双胎中一胎胎死宫内		
双绒毛膜双胎中一胎胎死宫内对母胎的影响以及临床处理 [a]	双绒毛膜双胎由于胎盘之间无吻合血管，其中一胎胎死宫内一般不会对另一胎造成影响（但早产是双绒毛膜性双胎中一胎胎死宫内后的最大风险，共存胎儿死胎等风险也较高 [*]）。发生神经系统后遗症的风险为 1%，最主要的风险为早产。如果存活胎儿不存在危险因素或孕周远离足月，通常选择期待观察，结局良好	B
八、双绒毛膜双胎中一胎异常		
早孕期筛查双绒毛膜双胎头臀长的差异能预测不良妊娠结局吗？	早孕期超声筛查头臀长的差异预测不良妊娠结局的价值有限 [*]	B[*]

问题	推荐条款	推荐等级
九、单绒毛膜双胎妊娠孕期特殊并发症		
1．TTTS		
如何诊断 TTTS？	对于单绒毛膜双胎孕妇，若短期内出现腹围明显增加或腹胀明显时应警惕 TTTS 的发生。如超声发现羊水量异常，建议转诊至区域性有条件的产前诊断中心或胎儿医学中心以明确诊断	E
如何对 TTTS 进行分期？	目前最常用的是 QuintEro 分期	E
如何治疗 TTTS？ [a]	对于 QuintEro 分期 Ⅱ 期及以上的孕 16 ~ 26 周的 TTTS，可提供胎儿镜激光术治疗。TTTS 的治疗应该在有能力进行宫内干预的胎儿医学中心进行	A
2．sFGR		
如何诊断 sFGR？ [a]	诊断 sFGR 需符合双胎中一胎估测体重<第 3 百分位数，或符合以下 4 项中的至少 2 项：①一胎估测体重<第 10 百分位数；②一胎腹围<第 10 百分位数；③2 个胎儿估测体重差异≥25%；④较小胎儿的脐动脉搏动指数>第 95 百分位数 [*]	E[*]
如何对 sFGR 进行分型、预后和临床干预的咨询？ [a]	sFGR 的临床转归和处理较为复杂，应尽可能在有经验的产前诊断中心或胎儿医学中心接受详细的评估，制订诊疗方案	B
3．单绒毛膜双胎中一胎胎死宫内	发现单绒毛膜双胎发生一胎胎死宫内后，建议转诊至区域性产前诊断中心或胎儿医学中心进行详细的评估	B
单绒毛膜双胎一胎胎死宫内后，如何咨询存活胎儿的预后？ [a]	由于单绒毛膜双胎的特殊性，建议由有经验的专科医师负责存活胎儿的预后咨询	B
如何进行单绒毛膜双胎发生一胎胎死宫内后的妊娠管理？	建议产前诊断中心或胎儿医学中心对于单绒毛膜双胎中一胎胎死宫内孕妇制定个体化的诊疗方案	B
4．单绒毛膜双胎中一胎畸形		
单绒毛膜双胎中一胎畸形如何诊断、咨询及处理？	单绒毛膜双胎胎儿畸形的发生率为单胎妊娠的 2 ~ 3 倍。单绒毛膜双胎孕妇发生一胎异常应进行个体化咨询，并给予相应的监测和手术治疗	B
5．双胎反向动脉灌注序列征		
如何处理双胎反向动脉灌注序列征？ [a]	应将双胎反向动脉灌注序列征的孕妇及时转诊到有经验的产前诊断中心或胎儿医学中心进行监测，给予相应的咨询，提供合理的治疗方案	C
6．单绒毛膜单羊膜囊双胎妊娠		

续表

问题	推荐条款	推荐等级
如何诊断及处理单绒毛膜单羊膜囊双胎妊娠?	单绒毛膜单羊膜囊双胎妊娠因为脐带缠绕风险较高,孕期需加强监测。单绒毛膜单羊膜囊双胎的分娩方式以剖宫产为宜,分娩时机以孕32～34周为宜	E
如何诊断双胎贫血－多血质序列征?	双胎贫血－多血质序列征的产前诊断标准为临床排除 TTTS,多血质儿 MCA-PSV ≤ 0.8 MoM,贫血儿 MCA-PSV ≥ 1.5 MoM,或 2 个胎儿 MCA-PSV 差值 ≥ 1.0 MoM。产后的诊断标准为 2 个胎儿血红蛋白水平差异 ≥ 80 g/L,并且贫血儿与多血质儿的网织红细胞比值 ≥ 1.7[*]	E[*]

注:[*]为对 2015 年"双胎妊娠临床处理指南"相应推荐意见做出更新,或本次更新时新增推荐意见;[a]推荐意见无须更新,但更新了形成推荐的证据;TTTS:双胎输血综合征;sFUR 选择性胎儿生长受限;MoM 中位数倍数;MCA-PSV 大脑中动脉收缩期峰值流速。

DOI:10.1002/uog.20116.

附录3 双胎贫血-红细胞增多序列征诊治及保健指南（2020）

一、背景

双胎贫血－红细胞增多序列征（TAPS）是发生在单绒毛膜性双胎妊娠中胎儿间慢性输血的一种胎儿并发症。2006 年，Robyr 等在激光治疗双胎输血综合征（TTTS）的术后病例中首次发现；2007 年，Lopriore 等首次对该病进行了报道并命名。TAPS 可为原发，也可以继发于胎儿镜激光治疗 TTTS 术后残留的微小血管吻合，总体胎儿生存率在 82% 左右，是影响胎儿预后的严重并发症。TAPS 在单绒毛膜性（MC）双胎中的总发生率为6% 左右，其中自发性 TAPS 与医源性 TAPS 所占比例大致相同。自发性 TAPS 的发生率为 3%～5%；而医源性 TAPS 由于选择的激光治疗技术不同，各研究中心报道的发生率差异较大，为 2%～16%。有文献报道，应用 Solomon 技术治疗 TTTS 可以尽量避免术后 TAPS 的发生，但仍有约 3% 的发生率。目前国内文献报道的 TAPS 病例较少，且均为自发性 TAPS，这与我国胎儿镜下激光凝固术尚未普遍开展有关。中国妇幼保健协会双胎专业委员会根据 2019 年全国不同地区不同层次的 48 家医疗单位的最新数据统计表明，在 4 876 例单绒毛膜性双胎中，自发性 TAPS 有 72 例，发生率为 1.48%。由于该疾病 2006 年才被发现，发病率低，病例稀少，国内外各中心的研究结果各异，目前尚未形成规范的诊治策略。而近年来，随着我国双胎妊娠率的不断升高与胎儿医学的迅速发展，TAPS 等双胎并发症的规范化诊治与围生期保健成为迫在眉睫的需要，因此，中国妇幼保健协会双胎专业委员会参考国内外最新的相关指南以及研究进展，结合我国国情，制定了《双胎贫血－红细胞增多序列征诊治及保健指南（2020）》，以提高围产儿的生存率，改善新生儿的预后。

本指南循证医学证据等级标准和推荐等级分类标准参考英国皇家妇产科学院（RCOG）2017 年发布的单绒双胎管理指南。本指南标出的循证证据等级见 2020 年本刊第 7 期《选择性胎儿宫内生长受限诊治及保健指南（2020）》。

二、病因及病理生理

1. 胎盘血管吻合　TAPS 是由两胎儿间存在细小的（直径 < 1 mm）、单向的动脉 - 静脉吻合（A-V）导致双胎间发生慢性输血而引起的。供血儿向受血儿以 5 ～ 15 mL/24 h 的血流量输血，最终导致了 TAPS 特征性的两胎儿间血红蛋白水平不一致。由于这一过程进展缓慢、持续时间长，两胎儿有充足的时间进行血流动力学调节，避免像 TTTS 一样引起肾素 - 血管紧张素系统失衡而发生双胎羊水过多 - 过少序列（TOPS）（证据等级：4，推荐等级：D）。动脉 - 动脉吻合（A-A）普遍存在于正常 MC 双胎胎盘中，其双向血流的特点通常被认为对 MC 并发症的发生起保护性作用；而在 TAPS 胎盘中 A-A 的数目明显减少，仅存在于 10% ～ 20% 的 TAPS 胎盘中，且平均只有 3 ～ 4 个（正常 MC 双胎平均血管吻合支为 8 个），这种保护作用不足，也可能是 TAPS 发生的另一原因。此外，有研究发现，TAPS 胎盘中的 A-A 直径明显小于正常 MC 双胎（0.4 mm VS 2.2 mm，$P < 0.05$），不能完全代偿由 A-V 导致的血液失衡。原发性 TAPS 胎盘中几乎不存在静脉 - 静脉吻合（V-V），其作用机制有待进一步探究（证据等级：2-，推荐等级：D）。

2. 脐带帆状附着　Lanna 等研究显示，TAPS 中脐带帆状附着的发生率较正常 MC 双胎增加，而 Zhao 等的研究并未发现显著差异（证据等级：2+，推荐等级：C）。

3. 胎盘因素　Zhao 等的研究显示，65% 的供血儿有较大的胎盘份额，而 90% 的供血儿体重却较轻，提示供血儿在慢性输血的同时还伴有蛋白等其他营养物质的流失。此外，TAPS 胎盘的另一显著特点是颜色差异，供血儿胎盘的母体面颜色苍白，而受血儿的颜色暗红。这种颜色差异可能与两胎儿血红蛋白水平差异相关（证据等级：2+，推荐等级：C）。

4. 分子生物学水平研究进展　Mao 等研究发现，在 TAPS 两胎儿胎盘组织中 CAIX、LC3 Ⅰ / Ⅱ 及 LAMP1/2 等因子的表达水平差异明显，提示 TAPS 的疾病进展可能与缺氧及自噬等相关分子生物学水平的功能改变相关，但仍有待进一步研究。

三、诊断及分期

TAPS 最常用的产前诊断标准为：供血儿 MCA-PSV > 1.5 MoM，受血儿 MCA-PSV < 1.0 MoM，并以此为依据结合供血儿的宫内情况将产前的 TAPS 分为 5 期（推荐等级：B）。

产后诊断标准为：两胎儿血红蛋白浓度差 > 80 g/L，且网织红细胞计数比例 > 1.7 或胎盘灌注发现仅有直径＜1mm的血管吻合，依据两胎儿血红蛋白浓度差的水平，将产后的TAPS亦分为5期（推荐等级：B）。

1. 产前诊断及分期

（1）绒毛膜性判断：绒毛膜性的判断是诊断复杂性双胎妊娠的前提条件，妊娠早期可通过宫腔内胎囊的数量以及妊娠11~13^{+6}周通过判断胎膜与胎盘插入点呈"双胎峰"或者"T"字征来判断双胎的绒毛膜性（证据等级：2++）。

（2）诊断标准：2006年，Robyr等首次通过测量TTTS激光治疗术后两胎儿大脑中动脉收缩期峰值血流速度（MCA-PSV），经验性指出"供血儿MCA-PSV＞1.5MoM、受血儿MCA-PSV＜0.8MoM"与胎儿贫血–红细胞增多序列相关。2010年，Slaghekke等发现，在一些病例中，受血儿MCA-PSV值持续在1.0MoM左右，且发生了非预期的宫内死亡，于是提出新的产前诊断标准，即"供血儿MCA-PSV＞1.5MoM，受血儿MCA-PSV＜1.0MoM"，该诊断标准为目前大多数临床和研究中心所采用（证据等级：2++）。由于MCA-PSV在预测受血儿的红细胞增多状态时存在一定的假阴性率，因此，对于受血儿MCA-PSV的界值一直是各研究中心讨论的焦点问题。因此，2019年Tolle-naar等利用ΔMCA-PSV＞0.5MoM，即供血儿与受血儿MCA-PSV的差值作为TAPS的产前诊断标准，与目前的诊断标准相比，预测灵敏度（83% VS 46%）及阴性预测值（88% VS 70%）都有所提高，但仍需更多的数据支持。最近，Khalil等利用Delphi法收集132位专家的意见，提出了两种TAPS产前诊断标准：①供血儿MCA-PSV ≥ 1.5MoM，且受血儿MCA-PSV ≤ 0.8MoM；②ΔMCA-PSV ≥ 1.0MoM。但此标准尚未应用于临床及研究（证据等级：2-）。

（3）分期：目前仍采用2010年的诊断标准对TAPS进行产前分期，Ⅰ期：供血儿MCA-PSV＞1.5MoM，受血儿MCA-PSV＜1.0MoM，不伴有其他胎儿并发症；Ⅱ期：供血儿MCA-PSV＞1.7MoM，受血儿MCA-PSV＜0.8MoM，不伴有其他胎儿并发症；Ⅲ期：在Ⅰ、Ⅱ期的基础上供血儿出现心功能受损迹象，定义为多普勒血流异常，包括脐动脉舒张末期血流消失或反向、脐静脉出现搏动性血流或静脉导管搏动指数增加或血流反向；Ⅳ期：供血儿水肿；Ⅴ期：一胎或双胎胎死宫内（证据等级：2++）。

2. 产后诊断及分期　产后诊断标准为两胎儿血红蛋白浓度差＞80g/L，伴网织红细胞计数比例（供血胎儿/受血胎儿）＞1.7或胎盘灌注发现仅有直径＜1mm的血管吻合（证据等级：2++）。近年来研究发现，相比于正常MC双胎的胎盘，TAPS胎盘的比色度（CDR）明显升高（CDR＞1.5），但特异性较差，也可见于一些TTTS的胎盘中（证据等级：2-）。根据两胎儿出生后血红蛋白浓度差的水平，将产后诊断的TAPS分为5期：Ⅰ期：80~110g/L；Ⅱ期：110~140g/L；Ⅲ期：140~170g/L；Ⅳ期：170~200g/L；

V期：> 200 g/L（证据等级：2++）。

3. 鉴别诊断　主要与 TTTS 相鉴别，虽然有 15% 左右的 TTTS 中存在胎儿贫血 – 红细胞增多状态，但是否存在 TOPS 是两者的本质区别。分娩后，TAPS 特有的胎盘血管吻合支及供血儿的网织红细胞计数增加，是其与 TTTS 的主要区别。

四、治疗

胎儿镜下胎盘血管交通支凝固术是 TAPS 唯一的病因治疗手段，其他治疗手段还包括期待治疗、宫内输血、选择性减胎术等，临床医生需要根据孕周、疾病分期、家属意愿及医疗水平选择合理的治疗方案（推荐等级：D）。

中国妇幼保健协会双胎专业委员会根据 2019 年全国不同地区、不同级别的 48 家医疗单位的最新数据统计表明，72 例自发性 TAPS 中，接受胎儿镜治疗的病例为 13 例（18.06%），选择性减胎术 16 例（22.22%），宫内输血 1 例（1.34%）。

1. 胎儿镜下胎盘血管交通支凝固术　主要包括选择性血管交通支凝固术（SLPCV）和 Solomon 技术。激光治疗可以去除 TAPS 的病理基础，但相比于 TTTS 而言，其在操作上缺少 TOPS 带来的操作空间，且胎盘血管交通支细小不易观察，因此有研究者推荐使用 Solomon 技术，但也不能完全避免 TAPS 的复发。一项 110 例选择激光手术治疗的回顾性分析中，13% 的病例术后又进行了宫内输血、减胎或者再次激光手术治疗，术后未足月胎膜早破（PPROM）的发生率为 37%，平均分娩孕周为 32 周，围产儿病死率为 18%。另一项包含 52 例 TAPS 的回顾性系统综述中，胎儿镜激光治疗后的胎儿生存率为 94%（证据等级：3）。

2. 期待治疗　需充分告知患者期待治疗预后的不确定性，有因病情进展而改行其他治疗方法的可能。期待治疗期间，需密切超声监测两胎儿羊水量、血流多普勒情况、心脏功能，并观察是否发生胎儿水肿。一项 113 例选择期待治疗的回顾性分析中，12% 的病例因病情进展改行其他治疗方法，平均分娩孕周为 33 周，围产儿病死率为 17%。另一项系统综述显示，37 例选择期待治疗的病例中，胎儿病死率为 10.8%；在存活新生儿中，有 23.5% 的新生儿合并呼吸窘迫综合征等严重并发症（证据等级：3）。

3. 宫内输血　主要包括对供血儿的宫内输血（IUT）及受血儿的部分换血（PET），用以缓解供血儿的贫血及受血儿的红细胞增多状态。其中，宫内输血包括经脐静脉输血与经腹腔输血 2 种途径，前者主要于孕 20 周之后进行，优点是可以快速纠正贫血状态，但若穿刺到脐动脉可引起血管痉挛，导致胎儿心动过缓；后者通常用于妊娠 18 ~ 20 周，优点是红细胞吸收缓慢，延缓输血治疗后受血儿血红蛋白再次下降的速度，延长输血间隔。临床上常联合使用脐静脉与腹腔输血，若供血儿需多次进行宫内输血，建议对受血儿同时进行 PET。一项含有 70 例 TAPS 选择宫内输血的研究中，21% 同时行 PET，13% 进行了 2 次输血，7% 进行了 3 次输血，6% 进行了 4 次输血，14% 后续又进行了减胎或者激光治疗，平均分娩孕周为 31 周，围产儿病死率为 18%。

另一项系统综述显示，42 例宫内输血治疗的病例中，胎儿病死率为 16.7%，25.6% 的存活新生儿合并严重的并发症。甚至也有学者认为，宫内输血并不能有效地延长孕周及提高胎儿生存率（证据等级：3）。

4. 选择性减胎术　其适应证和有效性尚缺乏大样本的证据，主要针对病情严重的 TAPS（证据等级：3）。由于目前尚无明确的 TAPS 治疗方案，2016 年，Tollenaar 等基于 TAPS 的分期及孕周，推荐了一个治疗流程：1 期及 2 期无进展型且孕周大于 28 周，建议期待治疗；≥ 2 期且孕周小于 28 周，建议胎儿镜激光治疗；≥ 3 期及 2 期快速进展型，且孕周 28 ~ 32 周，建议行宫内输血；≥ 3 期及 2 期快速进展型，且孕周 > 32 周，建议终止妊娠。但该治疗流程同样需要多样本 / 高质量的临床研究来验证（证据等级：4）。因此，对于 TAPS 的治疗，要充分考虑患者及家属的意愿，基于本医疗单位的胎儿及新生儿医疗水平，选择个体化的综合治疗方案。

五、保健

1. 分级保健（推荐等级：C）

（1）筛查机构：有能力进行孕期超声检查的各级医院及孕产妇保健机构。

（2）诊断机构：各级产前诊断中心或母胎医学中心。

（3）治疗机构：具备胎儿宫内治疗资质的母胎医学中心（或胎儿医学中心），能够为 TAPS 宫内治疗提供可靠的诊断和评估，并且具备宫内治疗的设备条件和人员储备。机构需要拥有成建制的母胎医学团队，其中包括产科、新生儿内科、新生儿外科、麻醉科、手术室、超声科、影像科、遗传科等相关科室，并且治疗机构需要建立伦理委员会和多学科会诊制度。

（4）监测机构：接受胎儿宫内治疗的病例应当在接受胎儿宫内治疗的单位进行术后监测；未行胎儿宫内治疗的病例应在各级产前诊断中心或母胎医学中心进行监测。

（5）分娩机构：接受胎儿宫内治疗的病例应当在接受胎儿宫内治疗的单位分娩，未行胎儿宫内治疗的病例应在三甲医院分娩。

（6）随访机构：应由病例分娩单位进行，需要各级保健单位的积极配合（证据等级：2–）。

（7）胎儿宫内手术人员资质：从事产科临床工作 5 年及以上的主治医师，经过正规胎儿医学中心培训。

2. 转诊机制　不具备产前诊断和宫内治疗的机构，筛查出 TAPS 病例之后，应当尽快转诊至上级能够进行宫内治疗的单位进行进一步诊断和评估，以免延误评估和诊治时间。建议各地区以区域治疗中心为单位建立转诊联系，并且充分发挥网络会诊、网络转诊等平台的潜力，合理分配医疗资源，做好筛查、早期指导告知和转诊的工作。

3. 筛查及预测　对于单绒毛膜性双胎，推荐自妊娠 16 ~ 18 周起每 2 周常规行 MCA-PSV 检查；对于胎儿镜激光治疗术后的 TTTS 患者，每周行 MCA-PSV 检查（推荐等级：D）。在筛查 MCA-PSV 的同时，应注意胎盘回声 / 厚度不一致、供血儿心脏增大、受血儿星空肝、羊水量不一致等超声征象（推荐等级：C）。

（1）MCA-PSV 检查

1）行 MCA-PSV 检查的必要性：2019 年，Nicholas 等基于以下几点，强烈建议对单绒毛膜性双胎常规检查 MCA-PSV，以尽早发现 TAPS。①TAPS 的预后较差，严重威胁胎儿生命并影响预后，有研究显示，TAPS 的平均分娩孕周只有 32 周，其中 48% 为原发性（证据等级：1-）；②TAPS 的诊断孕周越早，妊娠结局越好（证据等级：1-）；③有效的产前干预，如胎儿镜激光治疗等，可以改善 TAPS 胎儿的预后；④许多研究已经证明，MCA-PSV 多普勒对于胎儿贫血、红细胞增多症和 TAPS 是一种无创且准确的方法，敏感度和特异度都很高（证据等级：2+）。

2）超声测量 MCA-PSV 时的注意事项：由于 MCA-PSV 的影响因素较多，因此在检测时，胎儿应该处于非运动、无心率加速的状态；准确地获得包含丘脑、透明隔腔、蝶骨大翼、Willis 环的大脑轴位切片；从大脑中动脉在颈内动脉的起始处或接近起始处、离探头最近的位置取样，尽可能使用接近 0° 且始终小于 30° 的角度测量波形峰值（证据等级：4）。连续动态的 MCA-PSV 测量可将预测的假阳性率降低至 5% 以下（证据等级：2+）。

3）TAPS 的筛查时机及频次：对于单绒毛膜性双胎，虽然目前尚无明确的指南推荐行常规 TAPS 筛查，但大多数专业医生建议对单绒毛膜性双胎进行常规的 MCA-PSV 检查，以筛查 TAPS；近一半的专业医生建议从 16 ~ 18 周开始进行常规筛查，每 2 周 1 次（证据等级：4）。医源性 TAPS 可发生于激光治疗术后的任何时间（1.2 ~ 11.2 周），因此，建议对于激光治疗术后的 TTTS 病例每周行 MCA-PSV 检查（证据等级：3）。

（2）TAPS 的其他典型超声征象

1）胎盘差异：Bamberg 等的研究表明，TAPS 胎盘回声与 MCA-PSV 值相关，供血儿的胎盘回声明显高于受血儿，胎盘厚度也明显大于受血儿（证据等级：2+）。

2）供血儿心脏肥大与受血儿"星空肝"：Tollenaar 等的研究表明，供血儿心脏肥大、受血儿"星空肝"在 TAPS 中很常见，发生率分别为 70% 和 66%，这些超声征象可为 TAPS 的产前诊断提供重要依据（证据等级：2+）。

（3）羊水量不一致：Hiersch 等的研究发现，羊水量不一致（双胎间羊水最大深度差值 ≥ 3 cm）可能与 TAPS 的发生相关，但仍需进一步的前瞻性研究（证据等级：2+）。

（4）遗传学筛查：目前尚无针对 TAPS 的特殊遗传学筛查方法。推荐 MC 双胎于妊娠 11 ~ 13^{+6} 周行颈项透明层厚度、胎儿鼻骨、静脉导管等超声检查评估唐氏综合征的发生风险，并尽可能地发现某些严重的结构畸形。于妊娠 18 ~ 22 周行详细的超声结构筛查，条件允许时可行胎儿心脏超声检查（证据等级：2+，推荐等级：B）。一项 Meta 分析显示，双胎妊娠母血游离胎儿 DNA 检测对双胎妊娠 21- 三体综合征的检测效能与单胎妊娠相近，在双胎非整倍体疾病筛查中具有一定的临床应用价值（证据等级：1+）。

4. 监测　推荐对确诊的 TAPS 建议每周至少 1 次超声检查（推荐等级：C）。

采取各种治疗措施的 TAPS 病例，根据其治疗效果，调整监测频率（推荐等级：D）。

（1）超声监测：除监测胎儿一般生长发育情况外，供血儿建议重点监测：羊水量、MCA-PSV 变化趋势、脐动/静脉血流频谱、静脉导管血流频谱、胎儿水肿征象（头皮水肿，胸腹腔积液等）；胎儿心脏功能包括心胸比、心室大小、心室壁厚度、心输出量、心肌肥大、心包积液及二、三尖瓣反流等。受血儿重点监测：羊水量、大脑中动脉收缩期峰值血流速度变化趋势、有无"星空肝"等；≥ 3 期的病例，建议增加监测频率（证据等级：2+）。

（2）胎儿镜激光治疗术后的监测：术后第 1 日复查胎儿超声，监测胎儿心率、羊水量、胎儿血流等情况；术后 1 周，病情稳定后每周门诊复查超声，除上述常规监测外，重点监测有无胎膜早破、胎盘早剥、胎儿窘迫、胎死宫内等并发症（证据等级：2-，推荐等级：D）。若 TAPS 病情明显好转，超声检查间隔可延长至 2 周（证据等级：2+，推荐等级：C）。

（3）IUT 术后监测：由于 IUT 术后效果差异较大，术后 1 日应检查两胎儿的 MCA-PSV，评估治疗效果，制订个体化的随诊计划，重点监测两胎儿的心脏功能，此外，还应注意是否存在：胎儿水肿、心动过缓、心动过速、穿刺点出血、脐带闭锁、胎膜早破等并发症（证据等级：3，推荐等级：D）。

（4）双胎发生一胎死亡后的监测：3 ~ 4 周后对存活胎儿进行头 MRI 扫描，建议 2 岁时进行神经发育评估（证据等级：3，推荐等级：D）。

（5）胎儿宫内安危监测：胎儿有存活能力后，建议每日监测胎动及胎心，定期进行电子胎心监测（证据等级：3，推荐等级：D）。

5. 孕期管理　复杂性双胎属于高危妊娠，早产及胎儿窘迫、产后出血等并发症的发生率明显增高，孕期应进行规范化诊疗与管理，改善妊娠结局（证据等级：4，推荐等级：良好的实践参考）。TAPS 具有较高的围产儿病死率，应增加产前检查频率，积极做好应对早产发生的准备，包括加强孕期营养、促进胎儿肺发育成熟等。在妊娠期间应关注孕产妇的生命体征、母体合并症、宫缩情况、阴道流血及腹痛情况（证据等级：4，推荐等级：良好的实践参考）。

6. 终止妊娠时机及分娩方式　在保障胎儿存活的前提下，应尽量延长分娩孕周，计划分娩，适当放宽剖宫产指征（推荐等级：良好的实践参考）。

在荷兰的一项回顾性研究中，2002—2018 年的 61 例 TAPS 产妇的平均分娩孕周为 31.0（28.0 ~ 33.3）周，其中剖宫产率为 55.7%。有研究认为，对于 TAPS ≥ 3 期及 2 期快速进展型，且孕周＞ 32 周时，可以考虑计划分娩（证据等级：3）。因此，对于 TAPS 病例应在保障胎儿存活的前提下，尽量延长孕周，根据医疗单位的围生期治疗水平以及家属的意愿等方面，制订个体化的诊治方案，选择合适的终止妊娠时机，以争取最佳的妊娠结局（证据等级：4）。

对于 TAPS 孕妇分娩方式的选择目前缺少大样本临床研究，与所有双胎妊娠一样，应尊重患者对分娩方式的选择意向。多个研究中心的数据表明，50% 左右的 TAPS 病例最终选择了剖宫产终止妊娠。在 Ashwal 等的关于期待治疗病例的回顾性研究中，建议将多普勒血流异常作为终止妊娠的指征。因此，若行阴道试产，双胎妊娠的阴道分娩应在二级或三级医院实施，并且由有丰富经验的产科医师及助产士共同观察产程，且需有新生儿科医生在场处理新生儿。产时严密监测胎心率，并作好急诊剖宫产及处理严重产后出血的准备工作。而对于孕周较大、评估胎儿预后较好的病例，应适当放开剖宫产指征，以保证新生儿存活（证据等级：4）。

7. 产后管理　产后应详细检查胎盘，有条件的单位建议行胎盘染色灌注，以明确诊断（证据等级：3，推荐等级：D）。

8. 心理　临床工作中，确诊为 TAPS 孕妇的心理问题不容忽视，应做好沟通，以减轻孕妇及其亲属的紧张、焦虑情绪，可参考"音乐疗法"等方法转移、分散孕妇心理压力。产后护理工作中应加强对 TAPS 产妇的心理关注，做好心理疏导，必要时介入心理治疗（证据等级：2-，推荐等级：D）。

9. 随访与预后　推荐对 TAPS 的新生儿进行随访，包括生长发育评估、神经发育评估、认知能力评估等，2 岁内半年 1 次，以后每年 1 次至 5 岁（推荐等级：良好的实践参考）。

（1）近期预后：TAPS 的总体胎儿生存率在 82% 左右，但可能会出现呼吸窘迫综合征等严重新生儿疾病。2020 年的一个回顾性分析显示，经不同方式治疗后分娩的新生儿中出现严重新生儿疾病的概率为 25% ~ 49%，出现严重脑损伤的概率为 0 ~ 11%。另有新生儿出现肢体缺血性损伤、供血儿肌酐高出受血儿等并发症的病例报道（证据等级：3)。

（2）远期预后：有报道对 47 例 TTTS 激光治疗术后出现 TAPS 的患儿进行了长期随访评估，发现神经发育障碍发生率为 9%，有 17% 的患儿检测出轻、中度认知延迟，接受宫内输血治疗的 TAPS 存活胎儿的认知得分最低，其危险因素为低出生胎龄及体重（证据等级：3)。此外，2015 年有报道指出，两个 TAPS 存活胎儿分别于 9.5 岁和 2 岁时发生双侧耳聋和痉挛性瘫痪（证据等级：3)。